エキスパートに学ぶ

パーキンソン病・パーキンソニズム Q&A

〈監修〉髙橋良輔　〈編集〉大江田知子　金子　鋭　斎木英資
　　　　　　　　　　　　澤本伸克　髙橋牧郎　山門穂高

南山堂

監 修

髙橋　良輔　京都大学大学院医学研究科 脳病態生理学講座 臨床神経学（神経内科）教授

編 集

大江田知子　国立病院機構 宇多野病院 神経内科／臨床研究部 臨床研究部長

金子　　鋭　関西医科大学 神経内科学講座 准教授

斎木　英資　公益財団法人 田附興風会医学研究所 北野病院 神経内科 副部長

澤本　伸克　京都大学大学院医学研究科 人間健康科学系専攻
　　　　　　近未来型人間健康科学融合ユニット 教授

髙橋　牧郎　日本赤十字社 大阪赤十字病院 神経内科 部長

山門　穂高　京都大学大学院医学研究科 脳病態生理学講座 臨床神経学（神経内科）

（五十音順）

執筆者一覧(執筆順)

髙橋　良輔	京都大学大学院医学研究科 脳病態生理学講座 臨床神経学(神経内科) 教授
樽野　陽亮	京都大学大学院医学研究科 脳病態生理学講座 臨床神経学(神経内科)
奥田　真也	京都大学大学院医学研究科 脳病態生理学講座 臨床神経学(神経内科)
生野　真嗣	京都大学大学院医学研究科 脳病態生理学講座 臨床神経学(神経内科)
金子　鋭	関西医科大学 神経内科学講座 准教授
中西　悦郎	京都大学大学院医学研究科 脳病態生理学講座 臨床神経学(神経内科)
山門　穂高	京都大学大学院医学研究科 脳病態生理学講座 臨床神経学(神経内科)
澤本　伸克	京都大学大学院医学研究科 人間健康科学系専攻 近未来型人間健康科学融合ユニット 教授
髙坂　雅之	国立病院機構 宇多野病院 神経内科／臨床研究部
大江田知子	国立病院機構 宇多野病院 神経内科／臨床研究部 臨床研究部長
梅村　敦史	国立病院機構 宇多野病院 神経内科／臨床研究部
朴　貴瑛	国立病院機構 宇多野病院 神経内科／臨床研究部
陣上　直人	京都大学大学院医学研究科 脳病態生理学講座 臨床神経学(神経内科)
髙橋　牧郎	日本赤十字社 大阪赤十字病院 神経内科 部長
上村　紀仁	京都大学大学院医学研究科 脳病態生理学講座 臨床神経学(神経内科)
八木　宏樹	京都大学大学院医学研究科 脳病態生理学講座 臨床神経学(神経内科)
冨田　聡	国立病院機構 宇多野病院 神経内科／臨床研究部
丸浜伸一朗	京都大学大学院医学研究科 脳病態生理学講座 臨床神経学(神経内科)
斎木　英資	公益財団法人 田附興風会医学研究所 北野病院 神経内科 副部長
澤田　秀幸	国立病院機構 宇多野病院 神経内科 副院長
奥宮　太郎	京都大学大学院医学研究科 脳病態生理学講座 臨床神経学(神経内科)

序

　パーキンソン病は，振戦などの運動症状を特徴としますが，しばしば自律神経障害や認知症などの非運動症状の合併もみられる疾患です．その症状の多彩さ，経時変化，ならびに類縁疾患との鑑別の難しさにより，神経内科専門医であっても治療法や薬剤の選択に頭を悩まされた経験があるのではないでしょうか．

　2002年以来，9年ぶりに改訂された「パーキンソン病治療ガイドライン2011」では，近年新たに登場した抗パーキンソン病薬の情報が盛り込まれましたが，2011年以降もさまざまな治療の選択肢が目覚ましく増えつつあり，つぎのガイドラインの改訂準備が現在，進められています．このようななか，パーキンソン病治療においては，個々の患者さんの病状の把握と治療法の選択がますます重要となってきています．

　これまで，パーキンソン病の鑑別，治療法の選択（ウェアリングオフの問題なども含む）ならびに非運動症状にどのように対処するかなど，さまざまな研究成果により「パーキンソン病治療ガイドライン2011」として，一定の見解がまとめられてきました．しかし，実臨床においては，医学的な知見と患者さんの希望をもとに，つねに多くの新しい選択肢のなかから最良と思われるものを選び取っていくことが求められます．この選び取る過程で，エキスパートが日々行っている思考プロセスは広く共有されるべきであり，これらを個人の経験としてとどめることなく，ケーススタディとして学んでいくことには大きな意義があるものと考えました．

　本書は，パーキンソン病治療において，併存疾患や固有の問題を抱える患者さんに向き合いながら，エビデンスに基づいた試行錯誤を求められている神経内科専門医，専門医を目指す医師，さらに専門医との連携を考える医師のために企画されました．パーキンソン病診療の経験豊富なエキスパートにより，診療に用いている思考プロセスをわかりやすく解説いただき，読者が，エキスパートの智慧を第一線の診療に生かしていただくことを目指しています．

　本書が，高齢化社会の進展により，ますます増えつつあるパーキンソン病の患者さんを診る神経内科専門医をはじめ，一般内科医やかかりつけ医の日々の診療，ひいてはパーキンソン病と向き合う患者さんの療養生活への一助となることを願っています．

2016年12月

京都大学大学院医学研究科 臨床神経学 教授

髙橋 良輔

本書での情報は，正確を期すよう最善の努力をしておりますが，正確かつ完全であることを保証するものではありません．関連する最新情報をご参照のうえ，ご利用ください．本書でふれられている薬品については，製品に添付されている製造者による情報を十分にご確認ください．

目　次

I　序論

i. パーキンソン病の再定義
―疾患概念の広がりと
MDSの診断基準― ……………………………… 髙橋良輔　樽野陽亮　奥田真也　生野真嗣　2
- パーキンソン病の再定義の背景 …………………………………………………………… 2
- パーキンソン病の新しい診断基準の構想 ………………………………………………… 4
- パーキンソン病の新しい診断基準 ………………………………………………………… 5
- 前駆期パーキンソン病（prodromal PD）の研究用診断基準 …………………………… 7

II　パーキンソン病と類縁疾患の鑑別

1. パーキンソン病の鑑別診断に有用なテストは？ ……………………… 金子　鋭　12
- L-ドパチャレンジテストとは？ ………………………………………………………… 16

2. パーキンソン症候群との鑑別は？―(1) ………………………………… 樽野陽亮　17

3. パーキンソン症候群との鑑別は？―(2) …………………… 中西悦郎　山門穂高　25

4. パーキンソン症候群との鑑別は？―(3) ………………………………… 澤本伸克　33

5. レヴィ小体型認知症とアルツハイマー病との
鑑別は？ ……………………………………………………… 髙坂雅之　大江田知子　39
1. レヴィ小体型認知症（DLB）の臨床像 ……………………………………………… 43
2. レヴィ小体型認知症（DLB）とアルツハイマー病（AD）との鑑別に役立つ検査 …… 44
3. レヴィ小体型認知症（DLB）の病理学的特徴 ……………………………………… 44

❻ 病初期から易転倒性を呈する症例の鑑別とは？　　梅村敦史　大江田知子　47
- 1．進行性核上性麻痺（PSP）の症候と診断　50
- 2．進行性核上性麻痺（PSP）の病理　51
- 3．進行性核上性麻痺（PSP）の画像診断　52
- 4．進行性核上性麻痺（PSP）の治療　52

❼ 脳血管性パーキンソニズムとの鑑別は？　　朴　貴瑛　大江田知子　54
- 1．脳血管性パーキンソニズムの疾患概念　58
- 2．脳血管性パーキンソニズムの臨床症状　59
- 3．脳血管性パーキンソニズムの画像検査　60
- 4．脳血管性パーキンソニズムの病因・病理所見　60
- 5．脳血管性パーキンソニズムの診断　61
- 6．脳血管性パーキンソニズムの治療　61

❽ 大脳皮質徴候を呈する症例における鑑別とは？　　梅村敦史　大江田知子　62
- 1．大脳皮質基底核症候群（CBS）の症候と診断　65
- 2．大脳皮質基底核症候群（CBS）の背景病理　66
- 3．大脳皮質基底核変性症（CBD）の治療　67

❾ 急速に進行するパーキンソン病の背景とは？　　陣上直人　山門穂高　69
- 1．パーキンソン病のリスク因子　72
- 2．*GBA*の変異を有するパーキンソン病の臨床像　72

❿ 若年発症パーキンソン病の背景とは？　　金子　鋭　74

⓫ 診断における画像データの有用性とは？　　髙橋牧郎　78
- ● HPHAとは？　82

III パーキンソン病・パーキンソニズムの運動症状の治療

1. パーキンソン病の初期治療は？ ………………………………………… 上村紀仁　86

2. 若年発症患者の上肢の巧緻運動障害・筋強剛に対する
有効な治療とは？ ………………………………………………………… 髙橋牧郎　92

3. ドパミンアゴニストの功罪とは？ ……………………………………… 山門穂高　96
　　1. アパシーへの対応 …………………………………………………………………… 98
　　2. pundingへの対応 …………………………………………………………………… 99
　　3. 下腿浮腫への対応 ………………………………………………………………… 100

4. 進行期パーキンソン病の治療は，どのようにするか？ ………… 樽野陽亮　102
　　1. 発症早期パーキンソン病 ………………………………………………………… 106
　　2. 進行期パーキンソン病とジスキネジアへの対応 ……………………………… 106
　　3. 進行期パーキンソン病とウェアリング・オフへの対応 ……………………… 107
　　4. 合併する認知症への対応 ………………………………………………………… 108

5. ウェアリング・オフへの治療は，どのようにするか？ ………… 八木宏樹　111
　　1. 運動症状の日内変動 ……………………………………………………………… 115
　　2. ロチゴチン貼付剤の活用 ………………………………………………………… 115
　　3. off時のレスキュー治療 ………………………………………………………… 116

6. 症状の日内変動が著しい進行期パーキンソン病に対して，
どのように L-ドパ治療をしていくべきか？ ……… 冨田　聡　大江田知子　119
　　1. 運動症状の日内変動 ……………………………………………………………… 123
　　2. ジスキネジア ……………………………………………………………………… 124
　　3. 非運動症状 ………………………………………………………………………… 125

7. off 症状に対する有効な治療とは？ …………………………………… 金子　鋭　127

8. 服薬内容の変更によって
　　生じうる症状とその対応とは？　　　　　　　　　生野真嗣　山門穂高　133
　　　　1. パーキンソン病の姿勢異常とドパミンアゴニスト　　135
　　　　2. ドパミンアゴニスト離脱症候群（DAWS）とは　　135
　　　　3. ドパミンアゴニスト離脱症候群（DAWS）への対応　　136

9. 体幹の傾きには，どのように対応するか？　　　　　　　丸浜伸一朗　138
　　　　1. ピサ症候群とは　　141
　　　　2. ピサ症候群への対応　　141

10. 腰曲がりには，どのように対応するか？　　　　　　　　金子　鋭　144
　　　　1. 振戦の治療　　145
　　　　2. 腰曲がりとは　　146
　　　　3. 後側弯症との鑑別　　146
　　　　4. 腰曲がりの治療　　147

11. 服薬内容の調整によって
　　ウェアリング・オフを改善できるか？　　　　　　　　　金子　鋭　150
　　　　1. ウェアリング・オフとは？　　151
　　　　2. ウェアリング・オフとジスキネジア　　152

12. 日内変動のある衝動制御障害を呈する患者に対し，
　　どのように対応するか？　　　　　　　　　　　　　　髙橋牧郎　156

13. 高齢患者における振戦と姿勢異常への治療とは？　　　　髙橋牧郎　160

14. STN-DBS を導入する際の適応判断は？　　　　　　　　斎木英資　163

15. 衝動制御障害を有する症例での
　　STN-DBS の適応判断は？　　　　　　　　　　　　　斎木英資　172

16. GPi-DBS を導入する際の適応判断は？　　　　　　　　斎木英資　179

17. DBS のターゲットを決定するには？　　　　　　　　　斎木英資　184

IV パーキンソン病・パーキンソニズムの非運動症状・合併症の治療とケア

1. 痛みには，どのように対応するか？ ……………………………… 髙橋牧郎　190

2. 運動症状とあわせて，うつ症状の改善を図るには？ ……………… 髙橋牧郎　195

3. どのような患者に幻覚・妄想のリスクが高いか？ …………… 梅村敦史　澤田秀幸　198
　　1. パーキンソン病の幻覚・妄想の特徴とリスク因子 …………………………… 202
　　2. 幻覚・妄想の治療 ……………………………………………………………… 202

4. 運動症状を改善させたいが，幻覚や妄想の悪化は避けたい場合，どのように対応するか？ ……………………………………………… 奥宮太郎　205
　　1. パーキンソン病でみられる幻覚とは …………………………………………… 207
　　2. 幻覚に対する治療と運動症状に対する治療の両立 …………………………… 208

5. 多系統萎縮症で起こる声帯外転麻痺に対しては，いつ，どのように備えるべきか？ ……………………… 冨田　聡　澤田秀幸　210
　　1. 多系統萎縮症（MSA）の全経過 ……………………………………………… 213
　　2. 多系統萎縮症（MSA）における死因 ………………………………………… 214
　　3. 多系統萎縮症（MSA）にみられる声帯外転麻痺の特徴，治療 …………… 215

6. 開眼失行を合併した場合，どのように対応するか？ ………… 髙坂雅之　澤田秀幸　217
　　1. 進行性核上性麻痺（PSP）の診断 …………………………………………… 220
　　2. 進行性核上性麻痺（PSP）に対する治療とケア …………………………… 221
　　3. 開眼失行の合併頻度 …………………………………………………………… 221
　　4. 開眼失行の診断と病態 ………………………………………………………… 221
　　5. 開眼失行に対する治療 ………………………………………………………… 221

7. 夜間の異常行動に対して，どのように対応するか？ .... 朴　貴瑛　澤田秀幸　224
　　1. レム睡眠行動障害(RBD)の診断と鑑別 229
　　2. パーキンソン病(PD)とレム睡眠行動障害(RBD) 229
　　3. レム睡眠行動障害(RBD)の治療 230

8. 病的買い物衝動には，どのように対応するか？ .... 大江田知子　澤田秀幸　232
　　1. 衝動制御障害(ICD)とは 235
　　2. 衝動制御障害(ICD)のリスクとなる患者背景 235
　　3. ドパミンアゴニストと衝動制御障害(ICD) 236
　　4. 衝動制御障害(ICD)の病態生理 236
　　5. 衝動制御障害(ICD)のコントロール 237

日本語索引 241
外国語索引 246

I

序論

I 序論

i. パーキンソン病の再定義
─疾患概念の広がりとMDSの診断基準─

はじめに

　1817年，J. Parkinson によるパーキンソン病 Parkinson's disease（PD）についての原著論文の記載以来，パーキンソン病は，古典的には運動障害性の疾患であり，その原因は黒質ドパミン神経の変性脱落によると理解されてきた．しかしながら，現在，パーキンソン病の疾患概念において，前駆症状を含めた広範な非運動症状が存在することが認識され，H. Braak によりα-シヌクレイン病理の進展様式の仮説が提唱され，家族性パーキンソン病の20にも及ぶ遺伝子の同定ならびに遺伝子変異による病態の解明が大きく進んできたなか，新たな知見の蓄積によって疾患概念は改訂を迫られている[1]．

　国際パーキンソン病・運動障害疾患学会 The International Parkinson and Movement Disorder Society（MDS）では，パーキンソン病の再定義 redefinition を行うためのタスクフォースが結成され，2015年に，新たな「パーキンソン病の臨床診断基準」および「前駆期パーキンソン病の研究用診断基準」を発表した[2〜4]．これは，現在までに得られたパーキンソン病に関する臨床・病理・遺伝学的知見を診断基準のなかに統合しようとする点で画期的なものである．

　本書は，パーキンソン病とその類縁疾患の診断と治療を，症例を通して理解し実践する目的で企画編集された．MDS の診断基準は，現在，改訂作業が進んでいる日本神経学会監修の「パーキンソン病治療ガイドライン」でも紹介される予定である（2016年12月現在）．MDS のパーキンソン病の診断基準に照らして，各症例を見直してみれば，さらに，それぞれの症例への理解が深まるものと考えられる．その目的で，MDS による「パーキンソン病の再定義」について解説を行い，これを序論に代えるものである．

パーキンソン病の再定義の背景

　現在のパーキンソン病の診断基準で，ゴールドスタンダードとされているのは「UK PD ブレインバンクのパーキンソン病の診断基準」である（p.29, 図3-3）[5]．これは，生前に特発性パーキンソン病と診断された100例の剖検例をもとに，神経病理学的にレヴィ小体を中脳黒質ドパミン神経に認めるものを特発性パーキンソン病と定め，診断率を検証した診断基準である．パーキンソン病に特徴的な運動症状と L-ドパへの反応性を中心に，症候性パーキンソニズムをきたす他疾患を除外するように作成されており，これによる正診率は82％であった．

　この診断基準に対して，MDS タスクフォースが投げかけた疑問は，以下．

①現在は，病理診断で黒質ドパミン神経変性とレヴィ小体に代表されるα-シヌクレインの蓄積が認められることがパーキンソン病診断のゴールドスタンダードとなっている．それは妥当か，

②パーキンソン病の診断に，どのような臨床症状が適合するのか．とくに認知症をともなう場合はパーキンソン病ではない別の診断，すなわちレヴィ小体型認知症（DLB）になるのか，
③パーキンソン病は，運動症状発症以前に診断できるのか[2]．

の3点である．まず，パーキンソン病の診断基準のゴールドスタンダードである「UK PD ブレインバンクの診断基準」に関しては，

①病理診断をゴールドスタンダードにすると，剖検が得られないかぎり確定診断ができない，
②一部の家族性パーキンソン病（*Parkin*，*LRRK2* 変異）ではレヴィ小体病理がみられないことがあるが，それはパーキンソン病とはよばないのか，

といった問題点があげられる．これらについて MDS タスクフォースでは，以下，

①病理診断で α-シヌクレインの蓄積（α-シヌクレイノパチー）を確認するという現在のゴールドスタンダードを認めつつ，将来は α-シヌクレイン蓄積のバイオマーカーを開発し，病理診断に代替しうるものとする，
②家族性パーキンソン病に関しては，シヌクレイノパチーの有無にかかわらず，臨床遺伝学的なカテゴリーを設ける，
③現在の家族性パーキンソン病の PARK 分類を見直し，原因遺伝子とリスク遺伝子を峻別する．また，表現型の違いに留意する．さらに，将来的には「防御因子」をも組み込む，

の3点の提案がなされている．

つぎに，パーキンソン病という診断のもとにどのような臨床症状の疾患を組みこむか，という点である．ここでは，①レヴィ小体型認知症，②パーキンソン病のサブタイプ，③パーキンソン病の発症の定義が取り上げられている．

まず1番目に，レヴィ小体型認知症については，認知症の発症がパーキンソン病発症以前または1年以内か否かによって，レヴィ小体型認知症（DLB）か，認知症をともなうパーキンソン病（PDD）に診断が分かれてしまう，いわゆる1年ルール 1-year rule の不合理性が指摘されている．レヴィ小体型認知症と認知症をともなうパーキンソン病には臨床的・病理学的に連続性があることを根拠に，1年ルールを撤廃し，パーキンソニズムをともなうレヴィ小体型認知症をパーキンソン病（DLB サブタイプ）とすることを提案している．

2番目に，パーキンソン病をサブタイプに分けること（若年性パーキンソン病，振戦優位型，認知症リスクのある型など）の是非についても議論されている．ここではパーキンソン病の表現型が多様性に富むことを認めたうえで，分子病態の違いを含め，サブタイプとして分類する十分な根拠がある場合に限って，サブタイプを認めることとするとの提案を行っている．

3番目には発症の定義である．運動症状以前に嗅覚低下などの非運動症状があり，ドパミントランスポーターシンチグラフィーによりドパミン神経終末の変性が示唆された場合，パーキンソン病であると診断してはいけないのか，という問題である．これに対してMDSタスクフォースは，確かに運動症状は発症していないが，preclinical（前臨床期）またはprodromal（前駆期）といえる状態のパーキンソン病は存在するので，前駆期パーキンソン病（prodromal PD）の診断基準を作成することを提案した．のちに述べるが，これは実際に作成された[4]．

パーキンソン病の定義が変われば，診断基準は必然的に変わる．次項で，パーキンソン病の再定義に基づくMDSの新しい診断基準の構想について述べる．

パーキンソン病の新しい診断基準の構想

これまでに最も用いられてきた診断基準は，先に示したUK PDブレインバンクのものであるが，これはMDSのような国際的組織のタスクフォースによって作成されたものではなかった．また，UK PDブレインバンクの診断基準においても家族歴のあるものや自律神経症状のあるものを除外するといった時代遅れになった項目もあり，改訂が必要と考えられた．レヴィ小体型認知症をパーキンソン病のなかに取り込むという考えかたの変化により，認知症も除外基準から外れることになる．

パーキンソン病の新しい診断基準を策定するうえで考慮されたのは以下の6項目である[2]．

①運動症状の明確な定義

25〜50％の健康な高齢者でも軽度のパーキンソニズムを呈することが示されており，これらとパーキンソン病を明確に区別できなければならない．また前駆期からのパーキンソン病への転換が明確に示されなければならない．

②エキスパートによる診断の尊重

エキスパートによる正診率は，しばしば診断基準による正診率に勝る．エキスパートオピニオンを診断基準に系統的に組み込んだ．

③診断基準の重みづけに多様性を付与

エキスパートの正診率が正しいのは，臨床症状・症候を総合的に考慮し，それぞれの重みづけが的確だからである．これを診断基準に反映させ，基準により，その重要性に応じて異なった重みづけをもたせる．

④時間経過と診断の確度

パーキンソン病診療では，「後医は名医」といわれるように，時間経過とともに診断の確度が上昇する．発症からの時間の要素を組み入れる．

⑤確実度のグレードづけ

偽陽性と偽陰性を減らす試みは相反する．目的に応じてどちらを優先すべきかを考えられる診断基準とする．

⑥補助診断の活用

補助診断なしに診断基準を策定できれば応用可能性が広がるが，バイオマーカーやニューロイメージングが補助診断として，きわめて有用なこともある．

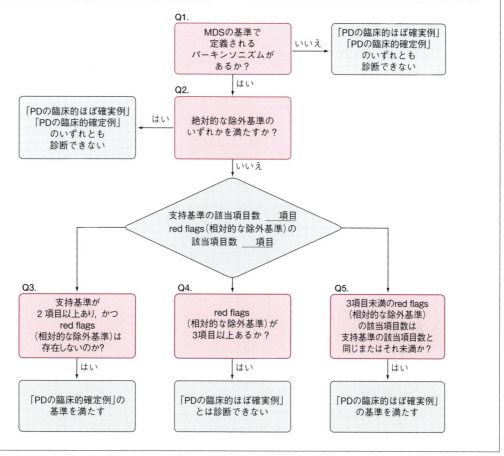

図 I-1　MDSパーキンソン病（PD）の臨床診断基準
絶対的な除外基準，支持基準，red flags（相対的な除外基準）は図 I-2 参照．

［Postuma RB, et al.: Mov Disord, 30: 1591-1599, 2015を一部改変］

パーキンソン病の新しい診断基準

　以上のような MDS タスクフォースの提案は論文として発表され，MDS の会員へ新しいパーキンソン病診断基準への意見募集も呼びかけられた．その過程を経て，2015年10月号の Movement Disorders 誌に「MDS によるパーキンソン病の臨床診断基準」が発表された[3]（図 I-1，図 I-2）．
　そのおもな特徴は，上記の「診断基準の構想」と重なるが，以下の5点である．

絶対的な除外基準：これらの所見のいずれかが存在する場合はパーキンソン病を除外する	red flags（相対的な除外基準）
① 小脳性歩行，四肢運動失調，小脳性眼球運動異常などの明白な小脳異常 ② 下方垂直性核上性注視麻痺，または下方垂直性サッケードの選択的緩徐化 ③ 発症後5年以内にMDSの基準（コンセンサスクライテリア）の定義に基づき，行動型の前頭側頭型認知症のほぼ確実例または原発性進行性失語と診断されている ④ 3年を超える下肢に局限するパーキンソン徴候 ⑤ 薬剤性パーキンソニズムと矛盾しない用量および時間経過におけるドパミン受容体遮断薬またはドパミン枯渇薬の投与 ⑥ 少なくとも中等度の病態であるにもかかわらず，高用量のL-ドパに対する観察可能な反応がない ⑦ 明白な皮質性感覚消失（すなわち，皮膚書字覚障害．正常な一次感覚領域をともなう立体認知障害），明らかな四肢観念運動失行，または進行性失語 ⑧ シナプス前ドパミン作動系の機能的神経画像検査の正常所見 ⑨ パーキンソニズムの原因となることが知られており，その患者の症状と妥当性に関連づけられる別の病態が実証されているか，または評価を担当した専門医が十分な診断的評価に基づく，パーキンソン病以外の別の症候群である可能性のほうが高いとの見解を示している	① 発症から5年以内に，車椅子の日常的使用が必要となるような歩行障害の急速な進行がみられる ② 運動症状または運動徴候の進行が5年以上，まったくみられない（ただし，治療によって病態が安定している場合は除く） ③ 早期の延髄機能障害：発症から5年以内に，高度の発声障害または構音障害（ほぼ常に発音不明瞭），あるいは高度の嚥下障害（ソフト食，NGチューブまたは胃瘻栄養を要する）がみられる ④ 吸気呼吸障害：日中または夜間の吸気性喘鳴または頻回の吸気性ため息 ⑤ 発症から5年以内の高度の自律神経障害：以下を含む 　a）起立性低血圧：立位後3分以内に収縮期血圧の少なくとも30 mmHgの低下または拡張期血圧の少なくとも15 mmHgの低下がみられ，自律神経障害の妥当な説明となる脱水，薬物投与または他の疾患が存在しない．または 　b）発症から5年以内に高度の尿閉または尿失禁がみられ，単なる機能性尿失禁ではない場合．男性では，尿閉の原因は前立腺疾患ではなく勃起障害をともなう必要がある（女性では，長期または少量の腹圧性尿失禁は除く） ⑥ 発症から3年以内のバランス障害による反復性転倒（＞年1回） ⑦ 発症から10年以内の（ジストニア性）首下がりdisproportionate antecollisまたは手足の拘縮 ⑧ 罹病期間が5年に達してもパーキンソン病の一般的な非運動症状が認められない．これらの非運動症状には，睡眠障害（睡眠維持困難の不眠症，日中の過度の傾眠，REM睡眠行動障害の症状），自律神経障害（便秘，日中の尿意切迫，起立時症状），嗅覚低下，精神障害（抑うつ，不安または幻覚）が含まれる ⑨ 説明のつかない錐体路徴候．錐体路障害による脱力または明らかかつ病的な反射亢進（軽度の反射非対称および単独の趾伸筋足底反応を除く）として定義される ⑩ 両側性で対称性のパーキンソニズム．患者または介護者が左右差のない両側性の症状の発現を報告し，かつ，客観的検査でも左右差がみられない

支持基準

① ドパミン補充療法による明確かつ劇的な反応・効果（劇的な反応とは用量の増量にともなう著明な改善または減量にともなう著明な増悪．明白かつ著明なon/offの症状変動．予期可能な薬の切れ際のウェアリング・オフ現象）
② L-ドパ誘発性ジスキネジア
③ （過去あるいは現在の）診察で，四肢の安静時振戦が確認されている
④ 嗅覚消失または¹²³I-MIBG心筋シンチグラフィーによる心臓交感神経の脱落の所見

図I-2　MDSパーキンソン病（PD）の臨床診断基準の除外基準ならびに支持基準

［Postuma RB, et al.: Mov Disord, 30: 1591-1599, 2015を一部改変］

①運動症状を中心とする

パーキンソン病を定義する際に運動症状を中心とする姿勢を要素とするのは，従来の診断基準と変わらない．しかし，非運動症状，非ドパミン反応性症状の重要性はよく認識され，診断基準に組み込まれている．

②エキスパートによる診断を比較の基準とする

さまざまな要素を総合的に判断することによって高い正診率を実現しているエキスパートを見習い，その診断過程を診断基準に反映させる．

③2つの異なる診断カテゴリーを設ける

診断の確度に関して，「パーキンソン病の臨床的確定例 clinically established PD（90％以上確実）」と「パーキンソン病の臨床的ほぼ確実例 clinically probable PD（感度，特異度ともに80％以上）」という2つの異なったレベルの診断カテゴリーを設け，用途に応じて診断基準を使えるようにした．

「パーキンソン病の臨床的確定例」は，①絶対的な除外基準を満たさない，②2項目以上

の支持基準を満たす，③red flags（相対的な除外基準）を満たさない，の3点で診断される．「パーキンソン病の臨床的ほぼ確実例」は，①絶対的な除外基準を満たさない，②red flags（相対的な除外基準）が1項目か2項目あるが，支持基準によってバランスが保たれているもの．すなわち，red flags（相対的な除外基準）1項目で支持基準1項目以上，red flags（相対的な除外基準）2項目で支持基準2項目以上のもの，を基準とした．

④除外基準と支持基準を設定する

除外基準のなかでも重みづけをおこない，絶対的な除外基準（パーキンソン病でみられる確率は3％未満）と，より確実性の低いred flags（相対的な除外基準）に分類する，などの工夫を行った．

⑤上記以外の事項

認知症を除外基準にしない，補助診断（嗅覚テスト，^{123}I-MIBG心筋シンチグラフィー，ドパミントランスポーターシンチグラフィー）を活用するなど，前項で述べたことを診断基準に取り入れた．

前駆期パーキンソン病（prodromal PD）の研究用診断基準

パーキンソン病は長い過程を経て進行する病態であり，進行の程度により3つの段階に分類される．まず，①前臨床期パーキンソン病（preclinical PD），すなわち，神経変性過程は始まっているが，無症候の時期，②前駆期パーキンソン病（prodromal PD），すなわち，パーキンソン病早期の症候は存在するが，完全に出現した運動症状に基づいた古典的な臨床診断は下せない時期，そして，③臨床期パーキンソン病（clinical PD）である．

前駆期パーキンソン病の診断基準は，将来的に疾患修飾療法が可能になった際に，その対象となる前駆期パーキンソン病を診断するための基準と位置づけられる．したがって現時点では純粋に研究目的となる．

この診断基準の特徴は以下のとおりである[4]．

① 臨床期パーキンソン病の診断基準は運動症状が中心なのに対して，前駆期パーキンソン病の診断基準は非運動症候が中心である．
② 前駆期であることを診断するが，臨床期パーキンソン病へ移行する時期を予測するものではない．
③ リスク因子（年齢，性別，従来報告されているパーキンソン病のリスク因子）以外に進行中の神経変性のバイオマーカーを含む．
④ 基準はデータに基づいている．
⑤ レヴィ小体型認知症は除外診断とならないので，レヴィ小体型認知症となるリスク因子やバイオマーカーも考慮に入れる．
⑥ パーキンソン病を発症する可能性が80％以上と評価される場合を前駆期パーキンソン病と定義する．
⑦ 疾患修飾療法の対象患者を同定するために用いるが，使用法の詳細は定めない．

I. 序論

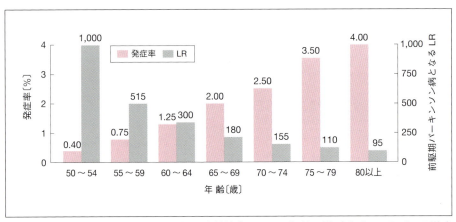

図I-3 前駆期パーキンソン病の研究用診断基準における年齢に基づくベースラインの発症確率

[Berg D, et al.: Mov Disord, 30: 1600-1609, 2015を一部改変]

本診断基準の使いかたもユニークである．まず年齢に基づくベースラインの発症確率を図I-3のように定める．

パーキンソン病の60～64歳の有病率が1.25%なので，その10年前に前駆期となっていると仮定すると50～54歳の有病率が0.40%となる，というような考えかたに基づいて図I-3は作成されている．それに図I-4にある各リスクマーカー（リスク因子とリスクとなるバイオマーカーの総称）の尤度比 likelihood ratios（LRs）を掛け合わせて疾患発症のリスクを算出する．

具体例をあげて計算し，使いかたの実際を示す．

> **case**
>
> 63歳女性．
> 職業上，農薬曝露歴があり，コーヒーは飲まない．喫煙歴なし．レム睡眠行動障害（RBD）を有し，嗅覚低下があるが，便秘，うつ・不安，日中の眠気はない．専門医の診察はうけていないが，運動テストは正常と異常の境界線と報告されている．
>
> **ステップ1**：63歳なので，図I-3からベースラインの発症確率は1.25%である．
> **ステップ2**：図I-4から総計LRを計算すると，0.8（女性）×1.5（農薬曝露）×1.35（コーヒー非摂取）×1.25（非喫煙者）×130（RBD）×4.0（嗅覚低下）×0.8（便秘なし）×0.88（日中の過度の眠気なし）×0.85（抑うつ・不安なし）×1.0（運動障害の有無は判断できない）＝630.12．
> **ステップ3**：図I-3より前駆期パーキンソン病となるLRの下限は300．この患者の総計LRは300以上なので，前駆期パーキンソン病と診断できる．

以上のようにいろいろな工夫がなされた，初めての前駆期パーキンソン病の診断基準で

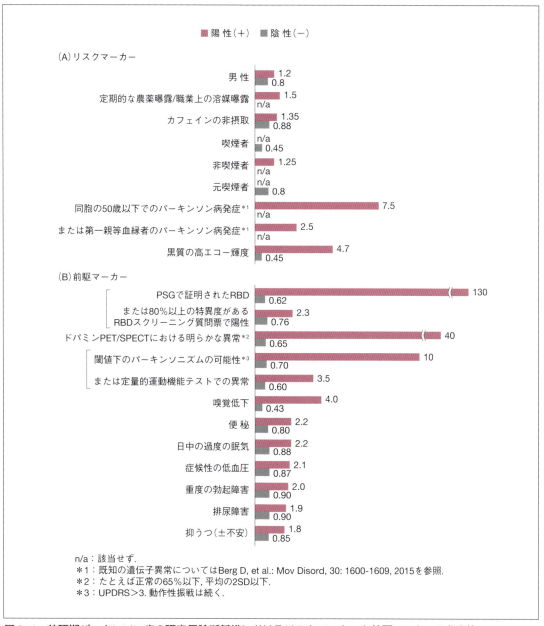

図 I-4 前駆期パーキンソン病の研究用診断基準におけるリスクマーカーと前駆マーカーの尤度比

[Berg D, et al.: Mov Disord, 30: 1600-1609, 2015を一部改変]

あるが，さまざまな限界があることにも留意しなければならない．おもなものをあげると，①この診断基準が基づいているデータの質が不完全である．優れたデータが出るたびに更新していく必要がある．②リスクマーカーが独立でない可能性がある．③前駆期パーキンソン病の期間を10年程度と仮定しているが，実際にはどの程度か不明（数年なのか，10〜20年に及ぶのか）である．リスクマーカーによって，前駆期パーキンソン病の期間は異なる可能性が高いので，リスクマーカーの層別化が必要である．

今後，新たなリスクマーカーが発見されるごとに，この診断基準が改訂され，優れた診断基準となることが期待される．

おわりに

2015年に，MDSが提唱した新たなパーキンソン病の診断基準（MDSパーキンソン病の臨床診断基準）[3]と前駆期パーキンソン病の研究用診断基準[4]について概説した．MDSパーキンソン病の臨床診断基準で取り上げられている基準やリスクマーカーを念頭に，臨床の実際においても新たな視点で，それぞれの症例の病態を検討してみてはいかがだろうか．

前駆期パーキンソン病の研究用診断基準の登場は，今後，パーキンソン病の疾患修飾療法の確立に向けて，大きな契機となることが期待される．今後のパーキンソン病治療研究の発展に期待し，本章を終える．

（髙橋良輔　樽野陽亮　奥田真也　生野真嗣）

◆文献

1) Berg D, et al.: Lancet Neurol, 12: 514-524, 2013.
2) Berg D, et al.: Mov Disord, 29: 454-462, 2014.
3) Postuma RB, et al.: Mov Disord, 30: 1591-1599, 2015.
4) Berg D, et al.: Mov Disord, 30: 1600-1609, 2015.
5) Hughes AJ, et al.: J Neurol Neurosurg Psychiatry, 55: 181-184, 1992.

II

パーキンソン病と類縁疾患の鑑別

II パーキンソン病と類縁疾患の鑑別

1. パーキンソン病の鑑別診断に有用なテストは？

case
81歳女性，右利き．主訴：歩きづらい．自転車に乗っていて転倒する．
L-ドパチャレンジテストにより服薬アドヒアランスが改善した1症例．

症例サマリー

77歳時に自転車で平たんな道を走っていて転倒するようになった．また，歩きかたが小刻みになっていることを家族に指摘されたが，自覚はなかった．

78歳時に歩行中，方向転換時に足がすくんで止まってしまうことを自覚するようになった．また，同時期から歩行時に前屈姿勢となった．

79歳時には歩行時に前方へつんのめるようになり，転倒の危険を感じるようになった．これにより，かかりつけ医からL-ドパ（レボドパ）による薬物療法が少量から開始された．しかし，効果の自覚はなかった．

80歳時には歩行障害だけではなく，上肢の動かしにくさのため家事に支障を感じるようになった．症状の悪化にともなってかかりつけ医にてL-ドパを500 mg／日 1日3回（それぞれ100 mg-100 mg-300 mg ずつ）投与されたが効果の実感がなく，そこで当科を紹介されて受診した．

紹介時診断
パーキンソン病（L-ドパ効果の実感なし）

頸部と四肢に右優位の軽度の固縮があったが，振戦は誘発してもみられなかった．歩行は前屈姿勢で小刻み歩行 short step であった．両上肢の振りは低下していたが，姿勢反射障害はなかった．入院後に overnight で前医のL-ドパを休薬し，翌朝にL-ドパ250 mgのチャレンジテストを行ったところ，UPDRS（unified Parkinson's disease rating scale）part III のスコアが22点から12点に改善した．^{123}I-MIBG 心筋シンチグラフィーの取り込み低下もあったことから，パーキンソン病 Parkinson's disease（PD）と診断された．

L-ドパチャレンジテストのあとは患者自身もL-ドパの効果を実感できるようになり，L-ドパ300 mg／日 1日3回にて服薬治療を継続することとした．

既往歴：40歳で子宮筋腫摘出術，77歳で胆嚢摘出術を受けた．
家族歴：同胞6人の第1子で，血縁の家族に神経筋疾患はない．
生活歴：大阪府出身．血族婚なし．喫煙歴なし，機会飲酒．

現病歴

　77歳の春ごろから，何もない平たんな道を自転車で走っていても，バランスを崩して転倒するようになった．停車時には何とか足で支えられる程度のふらつきがあった．

　77歳の秋には，自転車で細い道を走っているときに右側に転倒し，右肘を骨折したため，手術を受けた．そのころから歩きかたが小刻みになっていると妹に指摘されたが，患者本人にはそのような自覚はなかった．近くの病院を受診したところ，パーキンソン症候群と診断され，かかりつけの診療所での治療をすすめられた．小刻み歩行の自覚がないことから，薬物治療をせずに経過観察のため定期的に通院することとなった．

　78歳の夏ごろには，歩行中に方向転換をする際に足がすくんで立ち止まってしまうようになった．ただし，すくみは一瞬で，すぐに足を出すことができた．また，同時期から歩行時に前かがみになった．診療所で L-ドパによる薬物治療を少量から開始されたが，歩行の改善の自覚はなかった．

　79歳となる年の年頭からは，歩行時に前につんのめって危険を感じるようになり，外出時には夫が支えて歩くようになった．79歳の夏には，料理の際に大きいものや硬いものを包丁で切るのが難しくなった．

　80歳となる年の1月には，車から降りる際に後ろ向きに転倒することがあった．また，同じことを繰り返し聞いてくることが時折みられたが，家族は年齢相応と考えていた．同年春には，手を動かしにくくなり，料理や洗濯が難しくなった．同年8月には，足がすくんで前に出ないことが顕著になったが，何とか歩きだすと比較的スムーズに動くことができていた．同時期には，声量が小さくなったと夫が感じるようになったが，そのような自覚症状はなかった．また，嗅覚の低下や悪夢の自覚はなかった．同年10月には，すくみのために乗用車から降車する際に後ずさりできなくなり，歩行時にも夫に体重を預けることが多くなった．

　これらの症状の増悪にしたがい，診療所の処方により L-ドパ 500 mg/日 1日3回（それぞれ 100 mg - 100 mg - 300 mg ずつ）まで増量されたが，自覚的な改善を認めなかった．そこで，当科に紹介されて，翌年の2月に精査目的で入院となった．

診察所見

一般身体所見：身長 145 cm，体重 46 kg，BMI 21.9．
一般内科学的所見：血圧 104/60 mmHg，体温 36.2度，脈拍 84回/分．胸腹部に聴診上異常はなく，下腿浮腫もなし．
神経・心理検査：HDS-R（改訂 長谷川式簡易知能評価スケール）27点，MMSE（mini-mental state examination）23点，FAB（frontal assessment battery at bedside）15点．
神経学的所見：右利き．覚醒し，見当識は正常であった．失語，失行，失認はなかった．小声で抑揚に乏しいが，構音障害は認めなかった．視力，視野は正常で瞳孔不同はなく，対光反射は正常であった．眼瞼下垂，眼球運動制限，眼振はなく，顔面感覚は正常であった．また，前額筋，眼輪筋，口輪筋の筋力低下はなかった．マイヤーソン（Myerson）徴候は陽性であった．聴力は正常で，嚥下障害，口蓋垂偏位はなく，咽頭反射は正常であった．僧帽筋，胸鎖乳突筋の筋力低下はなかった．舌偏位，舌萎縮はなく，挺舌は正常であった．

また，項部硬直，筋萎縮はなかった．頸部に軽度，上肢は右優位に軽度の鉛管様筋固縮を認めた．四肢筋力の低下，筋萎縮はなかった．姿勢時振戦はなかった．臥位で閉眼し，暗算負荷しても，安静時振戦は誘発されなかった．四肢腱反射は正常で，足底反射は両側下向きであった．右前腕尺側と，小指・環指の小指側半分で，触覚・温痛覚の軽度低下を認めた．一方，深部覚には明らかな低下を認めなかった．

回内回外試験ではわずかに遅く小さいが，左右差はみられなかった．指叩き試験，踵叩き試験，手掌開閉はわずかに遅く小さいが，左右差はみられなかった．指鼻指試験，膝踵試験では失調はなかった．端座位では前傾姿勢となった．手すりを持たずに起立可能だが，立ち上がりは遅かった．ロンベルグ（Romberg）徴候は陰性であった．歩行は前傾姿勢で，右優位に両側の腕の振り arm swing は小さく，足の上がりも小さかった．すくみ足はなく，小刻み歩行だが，歩幅の左右差は明らかでなかった．また，歩行時の上肢の振戦はなかった．継ぎ足歩行は可能で，姿勢反射障害を認めなかった．

入院時現症・併存疾患：40歳ごろから便秘傾向だが，直腸膀胱障害はなかった．また，起立性低血圧や発汗障害もなかった．

本症例における陽性所見

#1．小声で抑揚に乏しい
#2．マイヤーソン徴候
#3．筋固縮
#4．寡動
#5．歩行障害．足の上がりは小さく小刻み歩行，右優位に両側の腕の振りの低下
#6．右小指外転筋・掌側骨間筋（尺骨神経・背側骨間筋）のわずかな筋力低下
#7．右前腕尺側と，小指・環指の小指側半分で，触覚・温痛覚の軽度低下を認める

検査所見

頭部 MRI：左右差のある大脳萎縮や脳幹・小脳の萎縮を認めなかった．

^{123}I-MIBG 心筋シンチグラフィー：パーキンソン病の特徴に一致した取り込みの低下を認めた．

L-ドパチャレンジテスト：L-ドパ 250 mg 服用で，UPDRS part Ⅲ のスコアが 22 点から最高 12 点に 45.5％ 改善した．また，プラセボの服用では，22 点から最高 19 点にまで 13.6％ の改善であった（図1-1）．

入院後経過

ごくわずかに右優位の四肢の固縮・寡動と右尺骨神経領域の感覚障害・筋力低下を認めた．右尺骨神経障害は右肘骨折の後遺症状と考えられた．4年の経過で徐々にパーキンソニズムが増悪しているが，L-ドパの効果の自覚はなかった．

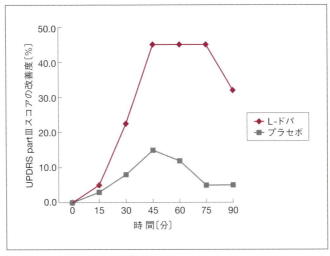

図1-1 L-ドパチャレンジテスト

　歩行障害が優位の錐体外路症状という点からは，脳血管障害性パーキンソン症候群が考えられるが，頭部 MRI ではそれを支持する虚血性変化はみられなかった．幻覚や認知症，尿失禁もなく，レヴィ小体型認知症 dementia with Lewy bodies（DLB）や進行性核上性麻痺 progressive supranuclear palsy（PSP），多系統萎縮症 multiple system atrophy（MSA），大脳皮質基底核変性症 corticobasal degeneration（CBD）などの変性疾患を積極的に示唆する所見は認めなかった．自覚的には L-ドパの効果を認めないと患者は感じていたが，overnight で前医から処方されていた L-ドパを休薬し，翌朝から L-ドパチャレンジテストを行った結果，UPDRS partⅢのスコアが22点から12点になり，45.5％もの改善を認めた．
　[123]I-MIBG 心筋シンチグラフィーでは心筋での取り込み低下を認めた．頭部 MRI では有意な所見を認めなかった．以上より，下記の診断となった．

入院時診断

パーキンソン病（Hoehn & Yahr 重症度分類 ステージⅡ，HY2）

　L-ドパチャレンジテストのあとから患者は L-ドパ服用の効果を自覚できるようになり，その結果，服薬アドヒアランスが改善した．同時に日内変動も自覚するようになったことからパーキンソン病症状日誌をつけたところ，服用1時間後から on となり，服用5時間後に off となっており，ウェアリング・オフ wearing-off を認めた．
　L-ドパを300 mg/日 1日3回 毎食後まで減量し，プラミペキソール0.25 mg/日 1日2回 朝夕食後にて服用を開始したところ，日内変動幅の減少を認めた．
　経過良好であり，3月9日に退院となった．

Ⅱ. パーキンソン病と類縁疾患の鑑別

総合解説

● L-ドパチャレンジテストとは？

Merello ら[1]により，250 mg の L-ドパと 50 mg のカルビドパの配合剤の服用により UPDRS スコアが30％以上改善した場合を陽性とする L-ドパチャレンジテストは，パーキンソン病の診断に関して感度70.9％，特異度81.4％であったと報告されている．

Asayama ら[2]は，L-ドパチャレンジテストと ^{123}I-MIBG 心筋シンチグラフィーを比較し，L-ドパチャレンジテストはパーキンソン病の早期診断に有用であること，さらにはチャレンジテストを通じて L-ドパの有効性を患者自身が体験することによって，その後の服薬アドヒアランスの改善にも貢献する，ということを報告している．

L-ドパを服用しても次の L-ドパ服用まで効果が現れない no on 現象への対処として，誤りはどれか．

a. L-ドパを食前に投与する．
b. L-ドパをお湯に溶く．
c. カテコール-O-メチル基転移酵素（COMT）阻害薬を併用する．
d. 制酸剤を併用する．
e. モサプリドを併用する．

（金子　鋭）

◆文献

1) Merello M, et al.: Mov Disord, 17: 795-798, 2002.
2) Asayama S, et al.: Acta Neurol Scand, 128: 160-165, 2013.

解説

a. 正　小腸への薬剤到達を早める．
b. 正　小腸への薬剤到達を早める．
c. 正　小腸から吸収された L-ドパが脳に到達する前に分解されることを防ぐ．
d. 誤　胃液を中和すると L-ドパが溶けにくくなる．
e. 正　モサプリドにより胃からの食物排出時間が早まる．

no on 現象や delayed on 現象は，消化管からの L-ドパ吸収障害が原因で起こる．このため，L-ドパの食前投与や，お湯に溶いての服用は小腸への薬剤到達を早める効果がある．一方，制酸剤の併用は，胃液の中和により L-ドパが溶けにくくなることから，中止する必要がある．胃からの食物排出時間を早めるモサプリドの併用も有用である．また，小腸から吸収された L-ドパが脳に到達する前に分解されることを防ぐために，COMT 阻害薬の併用も有効な場合がある．

Ⅱ パーキンソン病と類縁疾患の鑑別

2. パーキンソン症候群との鑑別は？—(1)

case

83歳女性，右利き．主訴：ベッドより起き上がる際に時間を要する，歩くことが困難．数年前より動作緩慢を認めていたが，麻痺性イレウスによる入院を契機に，週単位でのパーキンソニズムの悪化を認めた1症例．

現病歴

　　数年前より，患者の動作が全体的に緩慢となってきたことに周囲が気づいていたが，日常生活に支障はなく，年齢によるものとされてきた．83歳となる年のはじめに，歩行時に，徐々に前のめりとなり，転倒し，近医へ救急搬送された．左大腿骨骨頸部不全骨折に対し，入院のうえ保存的加療をうけた．退院時は，日常生活動作（ADL）に支障なく，杖歩行も可能であった．退院後は，機能維持リハビリテーションを続けていたが，意欲の低下が目立っており，日中は横になって過ごす時間が多くなっていた．入院5日前より腹部膨満感，食思不振を認め，訪問看護師の紹介で近医内科外来を受診．過去の腹部手術による麻痺性イレウスと診断され，同院に入院し安静絶飲食のうえ補液管理となった．その後，イレウスは改善を認めるものの，食思不振，意欲の低下が続くことから，第12病日より大建中湯，スルピリドの服用を開始．徐々に意欲の改善，摂食量が増加したが，廃用による筋力低下が進行していたため，リハビリ目的にて第26病日にリハビリテーション病院へ転院となった．転院後，起居動作の著明な緩慢，高度のすくみ足および小刻み，すり足歩行，四肢関節筋強剛を認めると，理学療法士より報告があった．同リハビリテーション病院より，パーキンソン症候群と診断され，当院神経内科外来へ紹介受診した．

紹介時診断　パーキンソン症候群

既往歴：57歳ごろより高血圧にて降圧薬の服用を継続．
　　　　60歳ごろより慢性便秘症に対し緩下剤の服用を継続．
　　　　65歳時，子宮体がんに対し子宮全摘出術および両側付属器切除術を施行．
　　　　81歳時，物忘れの訴えに対し，近医内科の処方にてドネペジル5 mgを服用．
　　　　83歳時，転倒による左大腿骨頸部骨折に対し，入院のうえ保存的加療．
家族歴：父は戦時中に戦死．母は72歳時に進行期アルツハイマー型認知症にともなう肺炎で他界．
生活歴：岡山県出身，最終学歴は高等女学校卒業．65歳まで自営業手伝い．夫はすでに他界し，自宅で独居．要介護認定を受け，週に2回リハビリ型デイサービスおよび訪問看護を利用．

診察所見

一般身体所見：身長 154 cm，体重 43.6 kg，BMI 18.4．
一般内科学的所見：体温 35.8度，血圧 128/64 mmHg，脈拍 76回/分，整．呼吸数 10/分．腹部正中に手術痕を認める．腹部は軟，平坦．明らかな腫瘤触れず，腸雑音は正常．
神経学的所見：表情は固く，仮面様顔貌．意識清明だが，診察時の指示に対し，反応が緩慢．MMSE（mini-mental state examination）26/30点（7の連続引き算1/5点）．脳神経系は，水平方向眼球運動が衝動性運動を呈する以外の異常所見なし．マイヤーソン（Myerson）徴候陽性．四肢関節に左右差の目立たない中等度の筋強剛を認めるが関節可動域は正常．不随意運動を認めず．椅子からの立ち上がりに介助を要し，起立時は軽度前傾姿勢．歩行開始にすくみが強く，音声キュー cue で歩行開始，すり足かつ小刻み歩行．歩行時の手の振りはわずかに左優位で両側性の著明な低下あり．pull テストで後方への転倒を認める．その他特記すべき異常所見なし．

服用薬（紹介時）

テルミサルタン・アムロジピン配合剤（40 mg/5 mg）1錠，ドネペジル 5 mg，酸化マグネシウム 990 mg，大建中湯（顆粒）7.5 g，スルピリド 300 mg．

検査所見

頭部 MRI：軽度びまん性脳萎縮および脳室周囲白質病変（Fazekas 分類グレードⅠ）を認める．
^{123}I-MIBG 心筋シンチグラフィー：H/M 比（心縦隔比）は，early（早期相）2.78，delay（後期相）2.40，WR（washout ratio）24.05% であった．
ドパミントランスポーターシンチグラフィー：視覚的に尾状核間がやや開大している．右の被殻背側でわずかに集積低下を疑う．SBR（specific binding ratio）は，右 3.7，左 3.9 であった．

受診後経過

今回，麻痺性イレウスに対する治療経過中に新たな薬剤が用いられ，その後，週単位の経過で進行する動作緩慢，歩行障害を中心としたパーキンソニズムを認めた．

パーキンソニズムの鑑別を進めたが，パーキンソニズムの進行が週単位と早く，また左右差が目立たない点が，特発性パーキンソン病 idiopathic Parkinson's disease（iPD）としては非典型的である．頭部 MRI では，パーキンソンプラス症候群〔特発性パーキンソン病以外で，パーキンソニズムに加え，錐体外路症状以外の神経症状を呈する進行性核上性麻痺（PSP），多系統萎縮症（MSA），大脳皮質基底核症候群（CBS）などを含む神経変性疾患群〕を示唆する変化は指摘されなかった．ドパミントランスポーターシンチグラフィーでは，視覚上わずかに右の被殻背側の集積低下の可能性が示唆されたが，SBR では，線条体の集積低下，左右差は示されなかった．尾状核間の開大傾向は，年齢をふまえ正常範囲内と考えられた．^{123}I-MIBG 心筋シンチグラフィーでは，明らかな集積低下および後期相での

保持不良は示されず，時間的に経過したα-シヌクレイノパチー（α-synucleinopathy）の所見は認めなかった．

スルピリドは，薬剤性パーキンソン病の原因として最も多いとされ，本症例でもスルピリド服用開始後に，数週の経過でパーキンソニズムの悪化が進んだことから，薬剤性パーキンソン症候群 drug induced Parkinson syndrome（DIP）をまず検討し，前医と相談のうえ，被疑薬としてスルピリドを漸減中止とした．

その後，機能維持リハビリテーションを継続し，パーキンソニズムの程度は徐々に改善を認めたが，受診半年後の時点においても，病前の状態までは回復を認めなかった．今回のエピソードの20年以上前から慢性便秘症があり，また数年前から動作緩慢を指摘されていた点，加えてドパミントランスポーターシンチグラフィーで，明らかな集積低下とはいえないものの，年齢に比してやや低下傾向を認めた点を勘案すると，発症前パーキンソニズムであった可能性が高いと考えた．抗パーキンソン病薬として，アマンタジン，少量のL-ドパ/DCI配合剤の服用を開始した．抗パーキンソン病薬への反応性を認め，パーキンソン病として継続加療とした．

最終診断
薬剤性パーキンソン症候群（DIP）および特発性パーキンソン病（iPD）の併存

薬剤性パーキンソン症候群のリスクとして正しいものを2つ選べ．
 a. 若年者より高齢者のほうが薬剤性パーキンソン症候群を呈するリスクが高い．
 b. 女性のほうが男性よりも薬剤性パーキンソン症候群を呈するリスクが低い．
 c. 被疑薬の服用量は，薬剤性パーキンソン症候群の程度とは関連がない．
 d. 被疑薬の服用開始後，発症までの期間が数カ月以上の場合，薬剤性パーキンソン症候群を否定できる．
 e. LUNSERS (Liverpool University Neuroleptic side effect rating scale) は，薬剤性パーキンソン症候群の発見に有用である．

(A1：a, e)

薬剤性パーキンソン症候群の病態の鑑別において，とくに有用と考えられる検査を2つ選べ．
 a. ^{67}Ga-ガリウムシンチグラフィー
 b. ^{123}I-IMP 脳血流シンチグラフィー
 c. ドパミントランスポーターシンチグラフィー
 d. ^{18}F-FDG-PET
 e. ^{123}I-MIBG 心筋シンチグラフィー

(A2：c, e)

Ⅱ．パーキンソン病と類縁疾患の鑑別

薬剤性パーキンソン症候群への対応として適切なものを2つ選べ．
a．被疑薬は何であれ，ただちに中止として，経過観察する．
b．ダントロレンナトリウムをただちに使用する．
c．アマンタジンの使用を検討する．
d．リハビリテーションは症状を悪化させるため，数週間は安静のため中止とする．
e．被疑薬の使用中止で症状がある程度まで改善しても，特発性パーキンソン病の可能性は否定できない．

(A3：c，e)

薬剤性パーキンソン症候群に関して，正しい記述を選べ．
a．ドネペジルは，高頻度に薬剤性パーキンソン症候群を呈する．
b．スルピリドは，薬剤性パーキンソン症候群を呈することはまれである．
c．アムロジンは，薬剤性パーキンソン症候群を呈することはまれである．
d．クエチアピンは，高頻度に薬剤性パーキンソン症候群を呈する．
e．シンナリジンによる薬剤性パーキンソン症候群の報告は，国内ではまだない．

(A4：c)

総合解説

　一般内科医にとって，薬剤性パーキンソン症候群を呈しうる薬剤を把握するとともに，パーキンソニズムの早期発見に努める必要がある．また，神経内科医にとっては，パーキンソニズムの患者を診察する際には，薬剤性パーキンソン症候群の可能性を常に念頭に置き，他医からの処方薬に留意するとともに，①単純に薬剤性パーキンソン症候群なのか（図2-1A），②特発性パーキンソン病なのか（図2-1B），③特発性パーキンソン病での運動症状発症前の状態（発症前パーキンソニズム）に薬剤性パーキンソン症候群を併発しているのか（図2-1C），④①〜③以外かを鑑別していく．ここで，①〜③について概説する．

　薬剤性パーキンソン症候群の原因薬剤は，ドパミン遮断作用のある薬剤のほかにも発症機序が明らかでないものまで数多く知られている（p.22，表2-1）．定型抗精神病薬に代表されるドパミン受容体遮断作用薬のほかに，抗うつ薬や胃腸運動調整薬として用いられるスルピリドによる薬剤性パーキンソン症候群が典型的である．過去には，カルシウム拮抗薬であるシンナリジン，フルナリジンが，脳代謝循環改善薬や片頭痛発作予防薬として用いられたが，高率に薬剤性パーキンソン症候群を発症したため，わが国では販売中止となった．発症リスクとしては，高齢者であること，女性であること，原因薬剤の服用量などがあげられる．

　薬剤性パーキンソン症候群の臨床症状は，特徴として症状進行の経過が早い点，症状の左右差が乏しい点，振戦は安静時よりも姿勢時・動作時が多い点などが典型とされてきたが，臨床症状だけでは特発性パーキンソン病との鑑別に苦渋することも多い．多くの薬剤

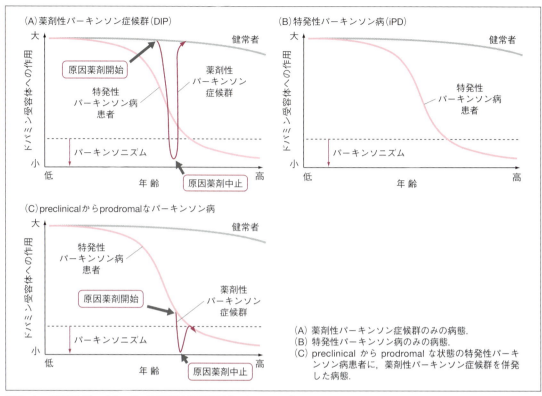

図2-1 薬剤性パーキンソン症候群と特発性パーキンソン病

性パーキンソン症候群では，原因薬剤の服用開始20日以内に症状を呈するとされるが，月単位での発症例もあるため，服用期間だけで薬剤性パーキンソン症候群を否定することも難しい．

単純な薬剤性パーキンソン症候群の場合，元来，加齢性変化にともなう脳内ドパミン量の低下の状態に，原因薬剤を服用したことで，ドパミン受容体への作用が低下する（図2-1A）．治療として最も重要なことは被疑薬の減量・中止を検討することである．ただし，他医で何らかの背景疾患に対して原因薬剤を服用しており，原因薬剤の中止が背景疾患の増悪を招くことも考えられるため，他医と密に連絡を取り合い，対応することが望ましい．原因薬剤の減量・中止でパーキンソニズムは改善に向かうが，症状の消失に数カ月以上要することもある．急性期には，背景疾患に注意しつつ，抗コリン薬やアマンタジンが症状改善に寄与しうるため，処方を検討する．

特発性パーキンソン病では，脳内ドパミンは年単位で緩徐に低下し，運動症状は高齢に至ってから緩やかに発症する（図2-1B）．

特発性パーキンソン病患者が，運動症状を発症していない preclinical（前臨床期）から prodromal（前駆期）の状態で，原因薬剤を服用することによりパーキンソニズムを呈することがある（図2-1C）．ここでも，原因薬剤の減量・中止が治療の原則であるが，症状の改善が不十分であることが多い．これは，症状改善の時期と本来の特発性パーキンソン病の運動症状の発症時期が重なる場合，またいったん改善した薬剤性パーキンソン症候群の

表2-1 パーキンソニズムを悪化させる薬剤

薬剤	おもな商品名	種類
ドパミン受容体遮断効果をもつ薬剤（パーキンソニズムを出現・悪化しやすい薬剤）		
フェノチアジン系 　クロルプロマジン 　レボメプロマジン 　ペルフェナジン	コントミン ヒルナミン ピーゼットシー	抗精神病薬 抗精神病薬 抗精神病薬
ブチロフェノン系 　ハロペリドール 　ピモジド	セレネース オーラップ	抗精神病薬 抗精神病薬
ベンザミド系 　メトクロプラミド 　スルピリド 　チアプリド	プリンペラン ドグマチール グラマリール	消化器用薬 抗精神病薬/消化器用薬 向精神薬
ドンペリドン*	ナウゼリン	消化器用薬
レセルピン	アポプロン	循環器用薬
非定型抗精神病薬 　リスペリドン 　ペロスピロン 　オランザピン 　クエチアピン	リスパダール ルーラン ジプレキサ セロクエル	抗精神病薬 抗精神病薬 抗精神病薬 抗精神病薬
ドパミン受容体遮断効果は知られていない薬剤（頻度は少ないが報告がある薬剤）		
Caチャネル阻害薬 　ベラパミル 　ニフェジピン 　アムロジピン 　マニジピン 　ジルチアゼム	ワソラン アダラート アムロジン・ノルバスク カルスロット ヘルベッサー	循環器用薬 循環器用薬 循環器用薬 循環器用薬 循環器用薬
アプリンジン	アスペノン	循環器用薬
アミオダロン	アンカロン	循環器用薬
アムホテリシンB	ファンギゾン	抗真菌薬
シクロホスファミド	エンドキサン	免疫抑制薬
シクロスポリン	サンディミュン	免疫抑制薬
シタラビン	キロサイド	抗腫瘍薬
ジスルフィラム	ノックビン	抗酒薬
プロカイン	塩酸プロカイン	麻酔薬
リチウム	リーマス	気分安定薬
メチルドパ	アルドメット	循環器用薬
バルプロ酸ナトリウム	デパケン	抗てんかん薬
シメチジン	タガメット	抗潰瘍薬
ファモチジン	ガスター	抗潰瘍薬
SSRI（選択的セロトニン再取り込み阻害薬）	ルボックス，デプロメール	抗うつ薬
ドネペジル	アリセプト	抗認知症薬

＊：ドパミン受容体遮断効果をもつが血液脳関門を通過しにくいため，パーキンソニズムの出現・増加はきわめてまれ．
出典：日本神経学会 監修，パーキンソン病治療ガイドライン作成委員会 編：パーキンソン病治療ガイドライン2011，p.69，医学書院，2011．

症状が，その後，特発性パーキンソン病の運動症状の発症にともない再度パーキンソニズムを呈する場合とがある．症状の改善が不十分な場合，特発性パーキンソン病に準じた治療を引き続き行う必要がある．特発性パーキンソン病の運動症状発症の時点ですでに線条体ドパミンは健常者の20％程度まで低下していることが知られており，ドパミントラン

スポーターシンチグラフィーがそれを反映するため，特発性パーキンソン病の病態併存の参考となる．

（樽野陽亮）

◆文献

1) 厚生労働省：重篤副作用疾患別対応マニュアル，薬剤性パーキンソニズム，2006.
2) 日本神経学会 監修，パーキンソン病治療ガイドライン作成委員会 編：パーキンソン病治療ガイドライン2011，医学書院，2011.

解説

a. 正　一般的に，高齢者であること，女性であること，被疑薬の服用量などが薬剤性パーキンソン症候群のリスクとして報告されている．

b. 誤　性別では女性のほうが，リスクが高い．

c. 誤　一般に被疑薬の服用量が多いほうが，発症リスクが高いため，必要に迫られて服用する際も必要最小限に留めることが重要である．

d. 誤　薬剤性パーキンソン症候群の大半は，被疑薬の服用から1カ月以内に生じるが，薬剤によっては数カ月後，1年以上あとの発症も報告されており，一概に服用期間から薬剤性パーキンソン症候群を否定することはできない．

e. 正　LUNSERSは，錐体外路症状の有無，程度を評価するスケールで，一般内科医やある程度訓練された医療従事者であれば評価することが可能であり，薬剤性パーキンソン症候群の早期発見に有用である．

a. 誤　^{67}Ga-ガリウムシンチグラフィーは，悪性腫瘍または炎症性疾患の評価に用いられる．特発性パーキンソン病と薬剤性パーキンソン症候群の鑑別には有用性はない．

b. 誤　^{123}I-IMP 脳血流シンチグラフィーは，脳局所の血液灌流状態を評価する検査である．パーキンソンプラス症候群では，疾患ごとに特徴的な灌流低下を示すことがあるが，一般的に特発性パーキンソン病および薬剤性パーキンソン症候群では特徴的な灌流低下パターンは知られていない．

c. 正　ドパミントランスポーターシンチグラフィーは，線条体ドパミン神経の変性脱落を反映する．特発性パーキンソン病のほか，パーキンソンプラス症候群では集積低下するが，薬剤性パーキンソン症候群，本態性振戦，脳血管性パーキンソニズムなどではドパミン神経変性脱落を呈さないため，集積は低下せず，鑑別の参考となる．ただし，発症前パーキンソニズムの場合は，病歴上前景は薬剤性パーキンソン症候群ながら特発性パーキンソン病として，運動症状発症前からドパミン神経細胞は脱落が進行しているため集積は低下傾向となり，結果の解釈に苦慮することが多い．

d. 誤　^{18}F-FDG-PET は，糖代謝の亢進を反映した悪性腫瘍，てんかん焦点，虚血性心疾患における心筋バイアビリティの評価に用いられる．特発性パーキンソン病と薬剤性パーキンソン症候群の鑑別には有用性はない．

e. 正　^{123}I-MIBG 心筋シンチグラフィーは，交感神経節後線維である心筋交感神経の障害を反映する．神経変性疾患では，α-シヌクレイノパチーを呈する特発性パーキンソン病，レヴィ小体型認知症（DLB），純粋自律神経変性症 pure autonomic failure，一部進行期の多系統萎縮症などで集積低下を示す．そのため，薬剤性パーキンソン症候群との鑑別の参考となる．ただし，特発性パーキンソン病でも病初期は集積低下がみられないことがあり，またα-シヌクレイノパチー以外でも心機能低下，糖尿病などでも集積低下を示すことがあり，解釈に注意を要する．

a. **誤** 薬剤性パーキンソン症候群の治療の原則は，被疑薬の減量・中止である．しかしながら，被疑薬が患者の背景疾患にとってどれだけ重要であるかは個々の症例で異なる．そのため，緊急性がなければ，まずは被疑薬の処方を開始した医師と連絡をとり，患者にも状況を説明し，十分なコンセンサスを得たうえで減量・中止することが重要である．

b. **誤** ダントロレンナトリウムは，悪性症候群に対して用いられる筋弛緩薬である．ドパミン受容体遮断作用のある薬剤服用や，抗パーキンソン病薬の急激な離脱によって生じる悪性症候群は，時に致死的であり，早期診断・早期治療が重要である（**第Ⅲ部第7章**，p.131参照）．本症例では，体温などバイタルサインも安定し，筋強剛も中等度であることから，ただちにダントロレンナトリウムを投与する必要性は低い．ただし，悪性症候群に至る可能性も常に想起し，院内で使用できる準備は必要である．

c. **正** 急性期の薬剤性パーキンソン症候群の治療は，服薬背景を確認し，可能な限り被疑薬の減量・中止を行う．また状況に応じて抗コリン薬や，アマンタジンの投与も検討される．ただし，抗コリン薬は認知機能低下が懸念される高齢者では使用しがたいこと，腎機能低下または精神症状を認める症例では，アマンタジンは好ましくない点など留意が必要である．

d. **誤** 薬剤性パーキンソン症候群に対してリハビリテーションが及ぼす影響の直接的な報告はなされていない．しかしながら，薬剤性パーキンソン症候群による廃用性運動機能低下予防のため，機能維持リハビリテーションの継続は好ましいと考えられる．

e. **正** 薬剤性パーキンソン症候群に対して，被疑薬の減量・中止にて一般的に症状は可逆的に，数カ月程度で改善することが多い．一方で半年以上の経過を要することもまれではない．さらに，改善は認めるものの，病前と比較してパーキンソニズムが残存することもあり，その際は発症前パーキンソニズムが，時間的経過で特発性パーキンソン病として顕在化してきた可能性も十分検討する必要がある．

a. **誤** ドネペジルは，アルツハイマー型認知症における，脳内アセチルコリン欠乏に対して用いられる，抗コリンエステラーゼ阻害薬である．パーキンソン病では，ドパミン欠乏による相対的なアセチルコリン過剰がパーキンソニズムを悪化させるというコリン仮説が提唱されてきた．そのため，ドネペジルはアセチルコリンを増加させ，パーキンソニズムを悪化させる懸念があるが，実臨床で問題となることはまれである．

b. **誤** スルピリドは，ベンザミド系定型抗精神病薬で，ドパミン D_2 受容体遮断作用が強い．低容量で抗うつ作用，高容量で抗精神病作用を有し，また消化管ドパミン D_2 受容体遮断作用でアセチルコリン分泌が促進され，消化管運動が亢進する．そのため，国内では一般内科医によって高齢者の抑うつや，食思不振に際して頻用される傾向があり，薬剤性パーキンソン症候群の原因薬剤として最多である．

c. **正** アムロジンは，循環器領域で降圧薬として頻用されるカルシウム拮抗薬である．薬剤性パーキンソン症候群を呈した際に，常に被疑薬として検討される必要はあるが，実際に薬剤性パーキンソン症候群を呈することは処方患者の多さと比較すると頻度は少ないと考えられる．

d. **誤** クエチアピンは非定型抗精神病薬のひとつで，保険適応外ではあるが，パーキンソン病にともなう幻覚，妄想に対しても用いられることがある．ドパミン D_2 受容体遮断作用のある薬剤は薬剤性パーキンソン症候群を呈しうるが，その頻度は定型抗精神病薬で多く，非定型抗精神病薬で少ない．非定型抗精神病薬のなかでもクロザピンのほうが錐体外路症状を生じにくいとされるが，副作用として無顆粒球症があるため，実臨床ではクエチアピンが頻用される．

e. **誤** シンナリジン，フルナリジンはカルシウム拮抗薬のひとつで，脳代謝改善薬や片頭痛発作予防薬として用いられていたことがあった．同薬剤の服用患者で高率に薬剤性パーキンソン症候群を呈したことから，現在では販売中止となっている．

II パーキンソン病と類縁疾患の鑑別

3. パーキンソン症候群との鑑別は？—(2)

> **case**
> 65歳女性，右利き．主訴：抗パーキンソン病薬の効果時間が短くなった．
> L-ドパに対し，良好に反応したため，パーキンソン病(PD)と誤診された1症例．

現病歴

　59歳時，自転車に乗ることが怖くなり，動作が遅く，歩行が困難となり，手もふるえる，とのことで，近医を受診した．左右差のあるパーキンソン症状を認めたが，小脳症状や高度の自律神経障害は認めなかった．頭部MRIでは特記所見はなく，^{123}I-MIBG心筋シンチグラフィーでは後期相における心臓・縦隔取り込み比(H/M比)が1.91〔WR(washout ratio，洗い出し率)40.1％〕であった．抗パーキンソン病薬に良好に反応したことから，神経学的所見，検査所見と合わせて，パーキンソン病(PD)の診断となった．

　62歳時(発症3年)から症状が悪化し，抗パーキンソン病薬を漸増するも，64歳時(発症5年)には頻繁に転倒するようになり，歩行補助器が必要となった．また，同時期より抗パーキンソン病薬の効果が出ているときに不随意運動(ジスキネジア dyskinesia)が出現するようになってきた．さらに，ウェアリング・オフ(wearing-off)現象のため抗パーキンソン病薬を増量するも，不随意運動を強く認めるようになり，抗パーキンソン病薬の減量を余儀なくされた．抗パーキンソン病薬の減量にて不随意運動はやや軽減したが，off時間が延長した．薬効が切れてくると倦怠感が強く出現し，何もしたくなくなるという症状が目立つようになってきたため，同年，脳深部刺激療法 deep brain stimulation (DBS)を希望し，当科紹介となった．紹介時には，L-ドパ300 mg/日，エンタカポン300 mg/日，プラミペキソール1.5 mg/日，MAO-B阻害薬のセレギリン5 mg/日，ゾニサミド25 mg/日を服用していた．

紹介時診断　パーキンソン病(PD)

既往歴：55歳時副鼻腔炎手術，64歳時右腕骨折(転倒による)．
家族歴：神経疾患なし．
生活歴：専業主婦．

診察所見

　一般身体所見：身長150.5 cm，体重39.9 kg，BMI 17.6．
　一般内科学的所見：便秘，排尿障害，起立性低血圧(仰臥位137/92 mmHg，心拍数66回/分→立位111/73 mmHg，心拍数68回/分)を認めた．

神経学的所見：意識は清明で，失語，失行，失認は認めなかった．眼球運動は滑動性で制限はなく，構音もとくに問題を認めなかったが，時に水分でむせることがあった．そのほかの脳神経系は正常であった．筋強剛は軽度で頸部，右上肢に優位に認めた．静止時振戦を認め，運動緩慢は右上肢優位で，四肢の協調運動はとくに異常を認めなかった．深部腱反射に左右差はなく，病的反射も認めなかった．歩行はすり足・小刻み歩行で，歩隔は軽度開大，継ぎ足歩行はできなかった．姿勢反射障害も有していた．

初診時診断

パーキンソン病以外のパーキンソン症候群
とくにパーキンソニズム優位の多系統萎縮症（MSA-P）の疑い

Q1 現病歴のなかでパーキンソン病よりもパーキンソン病以外のパーキンソン症候群を示唆する徴候は何か．次のなかから正しいものを2つ選べ．

a. 抗パーキンソン病薬が奏効した．
b. 早期から自転車に乗ることができなくなった．
c. 発症5年で独歩が困難となってきた．
d. ^{123}I-MIBG 心筋シンチグラフィーで，軽度の取り込み低下を認めた．
e. 抗パーキンソン病薬によりジスキネジアを認めた．

(A1. b, c)

Q2 本症例でパーキンソン病以外のパーキンソン症候群を示唆する診察所見は何か．正しいものを2つ選べ．

a. 発症5年で嚥下障害を認める．
b. 右上肢に優位に運動緩慢を認める．
c. 病的反射を認めない．
d. 静止時振戦を認める．
e. 起立性低血圧（仰臥位137/92 mmHg →立位111/73 mmHg）を認める．

(A2. a, e)

Q3 パーキンソン病と多系統萎縮症（MSA）の鑑別に有用な検査と，多系統萎縮症で予想される所見について，正しいものを2つ選べ．

a. 経頭蓋超音波検査で中脳黒質緻密部のエコー信号強度が高い．
b. 頭部 MRI で被殻の萎縮を認める．
c. ^{123}I-IMP 脳血流シンチグラフィーで被殻の血流低下を認める．
d. 嗅覚テストで嗅覚の低下を認める．
e. FDG-PET で後頭葉の代謝低下を認める．

(A3. b, c)

入院後経過

　59歳時に振戦,動作緩慢,歩行障害で発症したパーキンソン症候群である.検査ではパーキンソン病以外のパーキンソン症候群を示唆する異常所見はなく,抗パーキンソン病薬に良好に反応したことからパーキンソン病の診断となり,治療を受けていた.ところが,発症(治療開始)してから約3年後,抗パーキンソン病薬に対する反応が不良となり,ジスキネジア,ウェアリング・オフなどの運動合併症をともなった.発症後約5年という早い経過で易転倒傾向のため独歩が困難,転倒から骨折をきたすようになった症例である.

　神経学的には嚥下障害,動作緩慢,筋固縮,静止時振戦,姿勢反射障害,起立性低血圧を認め,解剖学的診断は,錐体外路,自律神経,病因診断は進行性の経過から変性,臨床診断は,進行が比較的早く,抗パーキンソン病薬が著効していた期間が短かった.パーキンソン病よりもパーキンソン病以外のパーキンソン症候群〔とくにパーキンソニズム優位の多系統萎縮症 multiple system atrophy with predominant parkinsonism（MSA-P）〕を念頭に置いた再精査が必要と判断した.

患者および家族への説明

　脳深部刺激療法の可否以前に,当初の診断はパーキンソン病に矛盾はないものの,経過からはパーキンソン病以外のパーキンソン症候群の可能性があるため,再精査を勧めた.

検査所見

頭部 MRI：右側被殻の萎縮と外側のスリット状高信号を認めた.また,橋底部および小脳は萎縮し,橋底部には横走線維の変性を示唆する十字サイン(hot cross bun sign)を認めた(図3-1).

^{123}I-IMP 脳血流シンチグラフィー：頭部 MRI の萎縮部に一致して,小脳,橋で血流は低下し,右被殻の血流も低下していた(図3-2).

エキスパートはここを診る

　発症年齢と症状・経過からは MSA-P が疑われた.入院後の頭部 MRI と ^{123}I-IMP 脳血流シンチグラフィーの結果も,MSA-P を支持するものであった.

　薬剤調整として,運動合併症によるジスキネジアがとくに日常生活動作(ADL)を低下させていたことから,セレギリンを中止し,エンタカポンを減量したところ,off 時間はほとんど変わらず,ジスキネジアが軽減したことから,結果として不快感のない on 時間は延長した.また,off 時の倦怠感も改善したため,外来で治療継続の方針となった.

退院時診断

パーキンソニズム優位の多系統萎縮症(MSA-P)

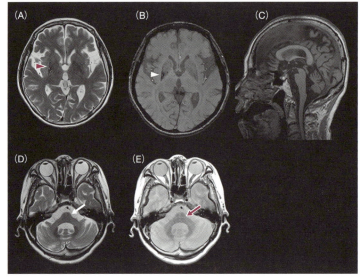

図3-1 頭部MRI
(A) T₂強調画像，(B) 磁化率強調画像(SWI)，(C) T₁強調画像，(D) T₂強調画像，(E) プロトン強調画像．(A)では右側被殻の萎縮と外側のスリット状高信号を認め(▶)，(B)では同部位に鉄沈着を反映した低信号を認める(▷)．(C)では小脳と橋の萎縮を認める．(D)では橋底部および小脳は萎縮し(⇒)，(E)ではより明瞭に，橋底部で横走線維の変性を示唆する十字サインを認める(→)．

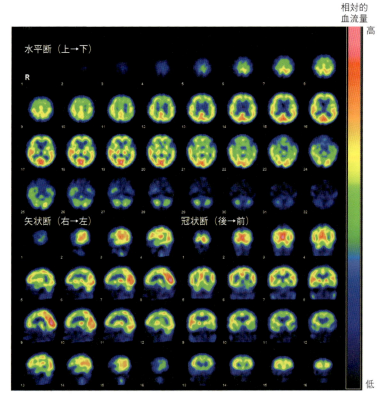

図3-2 ¹²³I-IMP脳血流シンチグラフィー
小脳，橋で血流は低下し，右被殻も血流が低下している．また，前頭葉の血流も低下している．

総合解説

ここで UK PD ブレインバンクと Gilman らによるパーキンソン病，多系統萎縮症それぞれの診断基準を示す[1,2]（図3-3，図3-4）．本症例は，①初診時に動作緩慢，筋強剛，静止時振戦を認め，②UK PD ブレインバンクの診断基準の除外基準に当てはまる症状はなく，③片側発症，静止時振戦があり，進行性の経過で，L-ドパへの反応が良好，という支持基準を3つ満たしていることからも，前医でパーキンソン病と診断されていたものと考えられた．しかしながら，MSA-P も片側性に発症し，症状の左右差が継続することも多く，パーキンソン症状の局在は両者の鑑別に有用ではなく，小脳症状を呈する症例も半数以下であり，抗パーキンソン病薬への反応も 40〜60％ 程度の症例で認める．また，自律神経障害は必発で，便秘，排尿障害，勃起不全の頻度は高く，とくに勃起不全はほぼ全例で認めると報告されているが，いずれの症状も特異性が高いわけではない[3]．このため，多系統萎縮症とパーキンソン病の鑑別は症状からだけでは困難であることも多く，高度の起立性低血圧など，自律神経障害で発症するレヴィ小体型認知症 dementia with Lewy bodies（DLB）やパーキンソン病との鑑別が必要である．

検査としては頭部 MRI で，多系統萎縮症に特徴的とされる被殻，橋，小脳の変化も，病初期（パーキンソン症状の出現後2年以内）に呈している症例は40％程度であり，早期診断に用いることは困難である[4]．一方で，I-MIBG 心筋シンチグラフィーの取り込みの

図3-3　UK PD ブレインバンクのパーキンソン病（PD）診断基準

[Gibb WRG and Lees AJ: J Neurol Neurosurg Psychiatry, 51: 745-752, 1988を一部改変]

確実例（definite）

神経病理で線条体・黒質系，またはオリーブ・橋・小脳系の神経変性があり，中枢神経に広範囲かつ大量のα-シヌクレイン陽性のグリア細胞内封入体（GCI）を認める

ほぼ確実例（probable）

以下に特徴づけられる孤発性，進行性，成人発症（30歳以上）の疾患のうち
・尿失禁（排尿コントロール不能，男性では勃起不全をともなう），もしくは，立位後3分以内に収縮期血圧30 mmHg以上，あるいは拡張期血圧15 mmHg以上の低下をともなう起立性低血圧を含める自律神経障害を呈し，かつ
・L-ドパに反応が不良なパーキンソン症状（運動緩慢に，筋強剛，振戦，または姿勢反射障害をともなう），または
・小脳症状（歩行運動失調に，小脳性構音障害，肢節運動失調，または小脳性眼球運動障害をともなう）を呈する

疑い例（possible）

以下に特徴づけられる孤発性，進行性，成人発症（30歳以上）の疾患のうち
・パーキンソン症状（運動緩慢に，筋強剛，振戦，または姿勢反射障害をともなう），または
・小脳症状（歩行運動失調に，小脳性構音障害，肢節運動失調，または小脳性眼球運動障害をともなう）を呈し，かつ
・少なくとも1つの自律神経障害を示唆する特徴（他の原因では説明のできない尿意切迫，頻尿，残尿，男性では勃起不全，あるいは著明な起立性低血圧を呈するが，「ほぼ確実例」に必要な基準を満たすわけではない）を呈し，かつ
・下記のうち少なくとも1つの特徴を満たす
　▶MSA-PまたはMSA-C疑い
　　＊腱反射亢進とバビンスキー徴候
　　＊喘鳴
　▶MSA-P疑い
　　＊急速進行性のパーキンソン症状
　　＊L-ドパへの反応性不良
　　＊運動症状出現3年以内の姿勢反射障害
　　＊歩行運動失調，小脳性構音障害，肢節運動失調，または小脳性眼球運動障害
　　＊運動症状出現5年以内の嚥下障害
　　＊頭部MRIで被殻，中小脳脚，橋，または小脳の萎縮
　　＊FDG-PETで被殻，脳幹，または小脳の代謝低下
　▶MSA-C疑い
　　＊パーキンソン症状（運動緩慢と筋強剛）
　　＊頭部MRIで被殻，中小脳脚，または橋の萎縮
　　＊FDG-PETで被殻の代謝低下
　　＊SPECTまたはPETでシナプス前黒質-線条体のドパミン作動性神経の脱落

支持的特徴（red flags）

・口部顔面ジストニア
・不自然な頸部前屈
・腰折れ（重度の脊柱の前屈），かつ／またはピサ症候群（重度の脊柱の側屈）
・手または足の拘縮
・吸気性喘鳴
・重度の発声障害
・重度の構音障害
・いびきの出現，または増強
・手または足の冷感
・病的笑い，または病的泣き
・ミオクローヌス様の姿勢時／動作時の振戦

支持しない特徴

・典型的な丸薬まるめ様静止時振戦
・臨床的に優位なニューロパチー
・薬剤によらない幻覚
・75歳以降での発症
・失調またはパーキンソン症状の家族歴
・認知症（DSM-Ⅳによる）
・多発性硬化症を示唆する白質病変

GCI：glial cytoplasmic inclusion, MSA-P：multiple system atrophy with predominant parkinsonism, MSA-C：multiple system atrophy with cerebellar features

図3-4　多系統萎縮症（MSA）の診断基準

［Gilman S, et al.: Neurology, 71: 670-676, 2008を一部改変］

低下はパーキンソン病に比較的特徴的であり，鑑別に有用であるが，多系統萎縮症などのパーキンソン病以外のパーキンソン症候群でも，ときに軽度の低下や経時的な低下が認められることがある点には留意すべきである．また，頭部 MRI と同様に，^{123}I-MIBG 心筋シンチグラフィーは早期診断には不向きである．このため，経過を診なければパーキンソン病と鑑別が困難なこともしばしばである．

パーキンソン病以外のパーキンソン症候群を疑う際に，すでに述べたが，いわゆる多系統萎縮症の red flag sign のほか，抗パーキンソン病薬に良好な反応性を有する期間も参考になる．一般的に MSA-P では抗パーキンソン病薬へ良好に反応したとしてもその期間は短く，平均約3年前後である．本症例も3年目までには効果が不十分となり，5年目には転倒による骨折も受傷しており，経過からパーキンソン病以外のパーキンソン症候群が示唆された．また，red flag sign や抗パーキンソン病薬が奏効する期間以外にも，パーキンソン病以外のパーキンソン症候群を示唆する所見として，本症例にもあるような発症早期（3年未満）から自転車に乗れないこと（バイシクルサイン[5]），頭頸部に限局したジスキネジア・ジストニアや on をともなわないジスキネジアは，多系統萎縮症を示唆する．

すでに述べたように，UK PD ブレインバンクの診断基準の陽性的中率は約90％と非常に高いが[6]，一方で，一般神経内科医が UK PD ブレインバンクの診断基準を用いて診断を行った際の正診率は75％程度と報告されている[7]．このため，本症例のように，当初の検査結果にパーキンソン病以外のパーキンソン症候群を示唆する所見がなく，パーキンソン病と診断されていても，経過がパーキンソン病に合わないときには，パーキンソン病以外のパーキンソン症候群を念頭に再精査を行うことが必要である．

（中西悦郎　　山門穂高）

文献

1) Gibb WRG and Lees AJ: J Neurol Neurosurg Psychiatry, 51: 745-752, 1988.
2) Gilman S, et al.: Neurology, 71: 670-676, 2008.
3) Low PA, et al.: Lancet Neurol, 14: 710-719, 2015.
4) Watanabe H, et al.: Brain, 125: 1070-1083, 2002.
5) Aerts MB, et al.: Lancet, 377: 125-126, 2011.
6) Hughes AJ, et al.: Neurology, 57: 1497-1499, 2001.
7) Joutsa J, et al.: Parkinsonism Relat Disord, 20: 840-844, 2014.

解説

a. 誤 一般的にはパーキンソン病に特徴的だが，パーキンソニズム優位の多系統萎縮症（MSA-P）も約半数が抗パーキンソン病薬に反応する．
b. 正 いわゆるバイシクルサインでパーキンソン病以外のパーキンソン症候群を示唆する所見である．
c. 正 多系統萎縮症では平均しておよそ5年程度で独歩困難となることが多い．
d. 誤 軽度の低下は多系統萎縮症でも認めることがある所見である．
e. 誤 多系統萎縮症でもジスキネジアやウェアリング・オフなどの運動合併症を認める．

a. 正 早期からの嚥下障害はパーキンソン病以外のパーキンソン症候群を示唆する所見である．
b. 誤 パーキンソン病でも，MSA-P でもありうる所見である．
c. 誤 病的反射を認めれば多系統萎縮症を示唆する所見である．
d. 誤 多系統萎縮症では典型的な丸薬まるめ様静止時振戦はまれである．
e. 正 とくに拡張期血圧 15 mmHg 以上の低下は多系統萎縮症の診断基準にもある所見である．便秘，排尿障害はパーキンソン病でもよくみられる所見であるが，重度の起立性低血圧は一般にパーキンソン病の病初期では少ない．

a. 誤 パーキンソン病に特徴的な所見である．
b. 正 多系統萎縮症に特徴的な所見である．
c. 正 多系統萎縮症に特徴的な所見である．
d. 誤 パーキンソン病に特徴的な所見である．嗅覚識別検査は簡便でありながら鑑別に有用である．ただ，本症例のように鼻疾患既往があると，嗅覚が高度に低下していることがあるので，その解釈には注意が必要である．
e. 誤 レヴィ小体型認知症や進行期パーキンソン病に特徴的な所見である．MSA-P では被殻，脳幹，小脳などの代謝低下を認める．

II パーキンソン病と類縁疾患の鑑別

4. パーキンソン症候群との鑑別は？――(3)

> **case**
> 55歳女性，右利き．主訴：4年の経過で歩行できなくなった．
> 左上肢の運動障害で発症，初期はドパミンアゴニストが一定の効果を示したが，
> 4年の経過で歩行が困難となった1症例．

現病歴

　51歳時，左手でフライパンが操作しにくいことを自覚した．しばらく後から歩行時に左足が重く，時折引きずるようになった．そのため，他院の神経内科を受診して精査を受け，パーキンソン病（PD）と診断された．ロピニロールの服用を開始したところ，症状は軽減した．

　52歳時，気持ちの落ち込みを訴え，ロピニロールからプラミペキソールへ変更されると，数日で首が下がり，体幹が右に傾いた．L-ドパに変更されたことで首下がりと体幹の傾きは軽減したが，徐々に右上下肢も動かしにくいことを自覚するようになった．

　54歳ごろから再び首が下がり，体幹が右に傾くようになり，転倒するようになってきた．55歳時，運動障害が緩徐に進行し，自力歩行が困難となり，車椅子が必要となったため，当院紹介となった．紹介時にはL-ドパ400 mg/日を服用していた．

紹介時診断
パーキンソン病（PD）

既往歴：特記事項なし．
家族歴：神経疾患なし．
生活歴：岩手県出身，大学卒，デザイン関係会社就職後，30歳より専業主婦．

診察所見

一般身体所見：身長160 cm，体重40.2 kg，BMI 15.7．
神経学的所見：意識は清明で，失語・失行・失認は認めなかった．発語が不明瞭で，理解に努力を要したが，眼球運動は保たれ，そのほかの脳神経系には異常は認めなかった．運動緩慢と頸部筋強剛，両上肢左優位の歯車様の筋強剛がみられたが，協調運動は正常であった．腱反射は正常で，左右差はなく，病的反射もなかった．また，感覚障害も認めなかった．首下がり，体幹の右傾がみられ，介助があれば小刻み歩行が可能だが，明らかな姿勢保持障害がみられた．起立性低血圧，排尿障害は明らかではなかった．

Ⅱ．パーキンソン病と類縁疾患の鑑別

 本症例より想起される疾患の症候について，正しいものを2つ選べ．

a．緩徐眼球運動が特徴的な徴候である．
b．球症状が診断上，重要な症候である．
c．呼気性喘鳴の存在の有無は診断上，有用である．
d．末梢神経障害が中核的な症候のひとつである．
e．姿勢異常が診断上，有用な症候である．

(A1:b, e)

 本症例より想起される疾患の臨床的特徴について，正しいものを2つ選べ．

a．高齢者が純粋小脳失調で発症することが典型的である．
b．発症から平均5年程度で車椅子使用が必要になる．
c．突然死が生じることが報告されている．
d．若年発症の5〜10％は家族性に起こる．
e．わが国では東北地方で有病率が高い．

(A2:b, c)

 本症例より想起される疾患の画像所見について，正しいものを2つ選べ．

a．ドパミントランスポーターシンチグラフィーの取り込みは低下する．
b．^{123}I-MIBG 心筋シンチグラフィーの取り込みは低下する．
c．^{123}I-IMP 脳血流シンチグラフィーの取り込みは後頭葉で低下する．
d．頭部 MRI の FLAIR 画像で白質に高信号域を認めることが多い．
e．頭部 MRI の T_2^* 強調画像で被殻外側に低信号域を認めることが特徴的である．

(A3:a, e)

初診時診断

パーキンソン症候群
パーキンソン病以外の神経変性疾患，多系統萎縮症（MSA），
とくにパーキンソニズム優位の多系統萎縮症（MSA-P）の疑い

エキスパートはここを診る

　51歳時に左上肢，つづいて左下肢の運動障害を自覚した．その後，右上下肢にも運動障害が広がり，約4年の経過で，55歳時に自力歩行が困難となった．ドパミンアゴニストの変更を契機に首下がり，体幹の傾きが出現した．L-ドパへ変更されていったん軽減したが，以後，増悪している．神経学的には，運動緩慢，筋強剛，姿勢保持障害，構音障害，首下がり，姿勢異常が認められた．病変部位診断は錐体外路系，病因診断は潜行性発症で緩徐

進行性経過から変性，臨床診断はパーキンソン症候群と考えられた．病歴上では，ドパミンアゴニストが有効であったが，多系統萎縮症 multiple system atrophy（MSA）の red flag sign として，発症後3年以内の転倒傾向，発症後4年で車椅子使用，ピサ症候群 Pisa syndrome と首下がり，発語理解が困難な程度の重篤な構音障害の4項目が当てはまり[1]，パーキンソン病以外の疾患の可能性を含めて精査が必要と判断した．

患者および家族への説明

歩行困難などの運動障害が緩徐に進行しており，パーキンソン症候群が疑われる．症候からパーキンソン病以外の疾患の可能性も考えられ，鑑別診断と今後の方針の検討のため，入院加療をすすめる．

検査所見

ドパミントランスポーターシンチグラフィー：右側優位で取り込み低下がみられた（図4-1A）．
123I-MIBG 心筋シンチグラフィー：取り込みは保たれていた（図4-1B）．
頭部 MRI：磁化率強調画像（SWI）では，被殻が右側優位に両側で萎縮し，被殻外側に低信号域が認められた（図4-2）．

入院後経過

症候からはパーキンソニズム優位の多系統萎縮症（MSA-P）が疑われた．ドパミントランスポーターシンチグラフィーの取り込み低下はパーキンソン症候群の診断と矛盾しない．123I-MIBG 心筋シンチグラフィーの取り込みが保たれ，頭部 MRI の磁化率強調画像で被殻の萎縮，被殻外側の低信号域を認め，いずれも MSA-P の診断を支持するものであった．

夜間 SpO$_2$ モニターで，無呼吸を示唆する所見は明らかでなかった．喉頭ファイバーでは咳嗽反射の低下がみられ，構音障害と嚥下障害を示す球症状を裏づけるものであったが，声帯外転麻痺は明らかではなかった．終夜睡眠ポリソムノグラフィー検査（PSG 検査）でも異常所見は認められなかった．

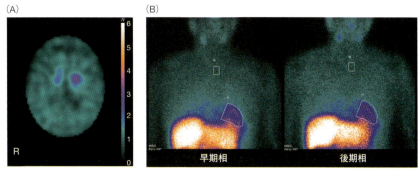

図4-1 ドパミントランスポーターシンチグラフィー（A）と 123I-MIBG 心筋シンチグラフィー（B）

(A)両側被殻，右側優位で取り込み低下がみられた．左上肢の運動障害で発症したパーキンソン症候群の症候と矛盾しない所見である．(B) 123I-MIBG 心筋シンチグラフィーで取り込みが保たれており，多系統萎縮症として矛盾しない．

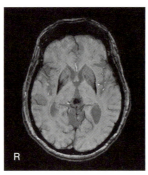

図4-2　頭部MRI
磁化率強調画像（SWI）．両側被殻，右側優位で萎縮し，被殻外側を中心に低信号域が認められる．左上下肢優位の運動障害を示していることと一致する．

運動障害の改善を期待して，L-ドパの増量を行った．600 mg/日に増量することにより，わずかではあるが歩行障害が改善した．しかし，それ以上増量しても症候の変化はみられなかった．L-ドパ600 mg/日を継続し，自宅での介護体制整備を行って退院，外来診療を継続することとした．

退院時診断

パーキンソニズム優位の多系統萎縮症（MSA-P）

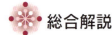
総合解説

　運動緩慢，筋強剛，静止時振戦，姿勢保持障害の主要運動症候をはじめとする臨床所見に基づいて，専門医が UK PD ブレインバンクの診断基準（p.29，図3-3）を用いてパーキンソン病と臨床診断した場合，病理診断との一致率は約90％とされる[2]．残りの約10％については，多系統萎縮症，進行性核上性麻痺 progressive supranuclear palsy（PSP）などの病理診断が得られたことが報告されている．UK PD ブレインバンクの診断基準を，本症例に適用すると，

ステップ1：運動緩慢，筋強剛，姿勢保持障害を認めてパーキンソン症候群と診断
ステップ2：除外基準は該当なし
ステップ3：片側性発症，進行性疾患，左右差が保持され発症側が重症と支持する陽性所見3項目が該当

以上より「パーキンソン病」と診断される．

　症候に加えて，ドパミン補充療法の持続的有効性が確認できれば，パーキンソン病の可能性が高い．パーキンソン病以外のパーキンソン症候群では，ドパミン補充療法で改善がみられても，その効果は軽度にとどまるか，あるいは持続しない．本症例でも，ドパミン補充療法を開始した当初は有効であったが，その効果が持続しなかった．

　初期から失神や排尿障害などの自律神経障害〔多系統萎縮症（MSA）〕，転倒傾向と垂直性眼球運動障害〔進行性核上性麻痺（PSP）〕，失行をはじめとした皮質症状〔大脳皮質基底核症候群（CBS）〕がみられれば，パーキンソン病以外が疑われる．しかし，本症例では，これらの症候によって診断に至ることは困難であった．本症例のように，とくに静止時振戦を

認めないときには，診断に至るために経過を追うほかないと考える症例も少なくない．

　このような場合の鑑別診断において，比較的早期の段階でも，多系統萎縮症を疑うべき red flag sign が役立つことがある[1,3]．発症から3年以内の歩行不安定・転倒傾向（early instability），発症から10年ないし5年以内の車椅子使用（rapid progression），ピサ症候群あるいは首下がりと手足の拘縮（abnormal postures），発声障害・構音障害・嚥下障害（bulbar dysfunction），日中あるいは夜間の吸気性喘鳴（respiratory dysfunction），不適切な泣きあるいは笑いを含む感情失禁（emotional incontinence）が認められれば，多系統萎縮症の可能性が高くなる[1]．本症例では，発症後3年以内に転倒傾向が出現，発症後4年で車椅子使用，ピサ症候群と首下がり，発語理解が困難な程度の重篤な構音障害と，red flag sign 4項目が当てはまり，症候から MSA-P が疑われた．ドパミントランスポーターシンチグラフィー，[123]I-MIBG 心筋シンチグラフィー，頭部 MRI の画像所見も合わせて，臨床的に MSA-P と診断した．

　なお，2015年に発表された MDS パーキンソン病（PD）の臨床診断基準[3]（p.5～6参照）を本症例に適用すると，発症から3年以内の転倒傾向，発症から5年以内の車椅子使用，発症から10年以内の首下がり，発症から5年以内の重篤な構音障害と，red flag sign 4項目が当てはまり，パーキンソン病とは診断されない．

（澤本伸克）

◆文献

1) Köllensperger M, et al.: Mov Disord, 23: 1093-1099, 2008.
2) Hughes AJ, et al.: Neurology, 57: 1497-1499, 2001.
3) Postuma RB, et al.: Mov Disord, 30: 1591-1599. 2015.

解説

- a. **誤** 緩徐眼球運動は，脊髄小脳運動失調症2型 spinocerebellar ataxia type 2（SCA2）の可能性を示唆する徴候である．
- b. **正** 発声障害・構音障害・嚥下障害などの球症状は，多系統萎縮症の red flag sign にあげられている．
- c. **誤** 多系統萎縮症の red flag sign に吸気性喘鳴が含まれている．また，多系統萎縮症の吸気性喘鳴と突然死が関連する可能性が指摘されている．
- d. **誤** 末梢神経障害は脊髄小脳運動失調症3型（SCA3）/マシャド・ジョセフ（Machado-Joseph）病の中核症候のひとつである．
- e. **正** ピサ症候群・首下がりなどの姿勢異常も，多系統萎縮症の red flag sign に含まれている．

- a. **誤** 高齢発症の純粋小脳失調は，脊髄小脳運動失調症31型（SCA31）を疑う場合の重要な所見である．
- b. **正** 多系統萎縮症では平均5年程度で車椅子使用となることが知られている．
- c. **正** 多系統萎縮症では上気道閉塞と突然死の関連も指摘されている．しかし，気管切開術を行っても，突然死を完全には防げないことも指摘されている．

d. **誤** 多系統萎縮症ではまれに家族内発症がみられるが，ほとんどは孤発例である．
e. **誤** 東北地方で高い有病率が指摘されているのは，脊髄小脳運動失調症1型（SCA 1）である．

a. **正** 多系統萎縮症ではパーキンソン病と同じく，ドパミントランスポーターシンチグラフィーの取り込みは低下し，そのパターンから両者を鑑別することは困難である．
b. **誤** 多系統萎縮症ではパーキンソン病の典型例とは異なり，^{123}I-MIBG心筋シンチグラフィーの取り込みは保たれるので，両者の鑑別に有用である．
c. **誤** 後頭葉の脳血流が低下することが特徴的なのは，レヴィ小体型認知症 dementia with Lewy bodies（DLB）である．
d. **誤** 歯状核赤核淡蒼球ルイ体萎縮症 dentate-ruburo-pallido-luysian atrophy（DRPLA）では，FLAIR画像で白質に高信号域を認めることが多い．
e. **正** T_2^*強調画像で被殻外側に低信号域を認められれば，パーキンソニズム優位の多系統萎縮症の診断が支持される．

II パーキンソン病と類縁疾患の鑑別

5. レヴィ小体型認知症とアルツハイマー病との鑑別は？

> **case**
> 75歳（当院入院時）男性，右利き．主訴：幻覚，物忘れ，歩きにくい．
> アルツハイマー病（AD）病理を合併したレヴィ小体型認知症（DLB）の1症例．

現病歴

　72歳ごろ，家族と話した内容を忘れてしまい，何度も同じことを聞き返すようになった．物の置き忘れも目立つようになり，テレビやラジオの操作がうまくできないときがあった．また，前年より始めたパソコンやメールに興味をもたなくなり，外出を嫌い，日中ぼんやりとして過ごすことが多くなった．

　73歳時，活気がなく食欲もなくなったため，近医精神科を受診した．うつ状態と診断され，抗うつ薬のフルボキサミン50 mg/日の服用が開始された．その後，歩く速度がだんだん遅くなり，姿勢も前屈みとなった．近医神経内科でパーキンソン病（PD）と診断され，L-ドパの服用が開始された．姿勢は改善したが，その後立ち上がりや歩行など日常動作全般の動きが遅くなった．

　74歳ごろより，しばしば昼と夜を間違えたり，自分がどこにいるのかがわからなくなった．さらに，日中うとうとしていることが多くなった．立ちくらみがあり，起立性低血圧を指摘された．フルドロコルチゾン0.2 mg/日の服用が開始され，症状は消失した．夜になると「ベッドに知らない人が入ってくるため，眠ることができない」「黒い服を着た人が玄関に立っている」などと訴えるようになったため，当院を受診した．

既往歴：特記事項なし．
家族歴：叔父がパーキンソン病．
生活歴：高校卒業後，会社員として勤務，58歳時に退職．

> **服用薬（入院時）**
> L-ドパ・ベンセラジド配合剤300 mg/日，ドネペジル 5 mg/日，フルボキサミン 50 mg/日，フルドロコルチゾン 0.2 mg/日，酸化マグネシウム 990 mg/日，ドンペリドン 10 mg/日，タムスロシン 0.1 mg/日，ポラプレジンク 1 g/日．

診察所見

一般身体所見：身長167 cm，体重54 kg，BMI 19.4．特記事項なし．
神経学的所見：意識は清明な時間もあるが，日内変動がみられ，とくに夕方から夜にかけ

て覚醒度が低下した．また，食事の途中に眠ってしまうこともあった．見当識障害を認めたが，失語，失認，失行はなく，脳神経には異常はなかった．安静時振戦はみられないが，四肢，体幹に軽度の筋強剛，動作緩慢を認めた．腱反射は正常で，病的反射はなく，感覚障害も認めなかった．姿勢は軽度の前傾姿勢で，歩行は緩慢で小刻み歩行，姿勢反射障害がみられた．パーキンソニズムの重症度は，UPDRS（unified Parkinson's disease rating scale）partⅢのスコアが14点，Hoehn & Yahr 重症度分類がステージⅢ（HY3）であった．四肢，体幹に運動失調はなかった．また，便秘と切迫性尿失禁を認めた．シェロング試験では，臥位の血圧が116/61 mmHg，脈拍が61回/分，立位時の血圧が107/69 mmHg，脈拍が58回/分であった．

> **初診時診断**
> レヴィ小体型認知症（DLB）の疑い

レヴィ小体型認知症の症状について，間違っているものを2つ選べ．

a．注意や覚醒レベルの顕著な変動をともなう．
b．病初期から記憶障害が目立つのが特徴である．
c．具体的な内容の幻視が繰り返し起こる．
d．幻視より，物盗られ妄想や嫉妬妄想が多い．
e．しばしばレム睡眠行動障害 REM sleep behavior disorder（RBD）が合併する．

(A1：b，d)

レヴィ小体型認知症の神経病理学的所見について，間違っているものを1つ選べ．

a．アルツハイマー病に特徴的な，老人斑や神経原線維変化がみられることはない．
b．主たる病理学的特徴は，レヴィ小体とレヴィ関連神経突起の出現である．
c．レヴィ小体は，消化管壁の神経叢にも出現する．
d．レヴィ小体の主要構成成分は，α-シヌクレインである．
e．肉眼的所見では，黒質と青斑核の色素脱失がみられる．

(A2：a)

進行性の認知機能障害に加えて，覚醒度の日内変動を認めた．四肢，体幹に軽度の筋強剛があり，動作緩慢，姿勢反射障害を認め，L-ドパが有効であった．夜間に繰り返す幻視があり，その内容は具体的であった．これらの所見より，レヴィ小体型認知症 dementia with Lewy bodies（DLB）が疑われた．しかし，認知機能（覚醒度）の変動を認めたものの，発症早期から記憶障害や見当識障害が目立っていた点からは，アルツハイマー病

Alzheimer disease（AD）との鑑別を要する．

患者および家族への説明

幻覚，認知機能障害，運動障害の原因としてレヴィ小体型認知症が最も疑われるが，他疾患と鑑別するため精査を行う．幻覚，認知機能障害，パーキンソニズムに対してはそれぞれ病状評価のうえ，必要に応じて薬剤調整を行う．

検査所見

頭部 MRI：大脳のびまん性萎縮があり，海馬の萎縮，側脳室下角の拡大を認めた（図5-1）．
^{123}I-IMP 脳血流シンチグラフィー：両側後頭葉に血流低下を認めた．また両側前頭葉，側頭頭頂葉，楔前部，後部帯状回にも血流低下を認めた．
^{123}I-MIBG 心筋シンチグラフィー：H/M 比（心縦隔比）early（早期相）2.57，delay（後期相）2.65，WR（washout ratio）33.8％．
脳波検査：不規則全般性一過性徐波と，両側頭頂後頭部に持続性徐波を認めた．
神経心理検査：MMSE（mini-mental state examination）19/30点，FAB（frontal assessment battery）8/18点，ADAS-cog（Alzheimer's disease assessment scale-cognitive subscale）25.0/70点．

エキスパートはここを診る

記憶障害と思われるエピソードより発症し，頭部 MRI で海馬の萎縮が明瞭な点は，アルツハイマー病を示唆しているが，神経心理検査では，記憶障害，見当識障害以外には，遂行機能障害，注意障害が目立った．覚醒度の変容をともない変動する認知機能，具体的な内容の繰り返す幻視，病初期よりみられるパーキンソニズムは，レヴィ小体型認知症に特徴的な中核症状である．また，脳波の徐波化，自律神経障害，うつ症状のエピソードもレヴィ小体型認知症を支持していた．レヴィ小体型認知症の臨床診断基準改訂版（第3回 DLB 国際ワークショップ[1]）によると，「probable DLB（レヴィ小体型認知症のほぼ確実例）」に該当した．

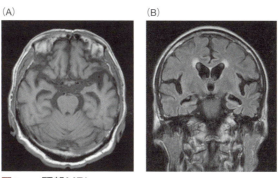

図5-1　頭部MRI
（A）T₁強調画像．（B）FLAIR 画像（冠状断）．びまん性大脳萎縮があり，また側脳室下角の拡大，海馬の萎縮を認めた．

Ⅱ. パーキンソン病と類縁疾患の鑑別

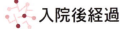

| 臨床診断 | probable DLB（レヴィ小体型認知症のほぼ確実例） |

入院後経過

　76歳時，誤嚥性肺炎により入院した．肺炎治癒後に施行した嚥下機能検査では，嚥下反射の遅延がみられ，喉頭蓋谷，梨状窩に残留があり，食塊が多量に残留した．その後，症状の進行にともなって，覚醒度の低下，嚥下障害の増悪があり，経口摂取の継続は困難であると判断した．患者，家族に十分な説明と合意のもと，胃瘻造設を行い経管栄養を開始した．78歳時，誤嚥性肺炎，敗血症のため死亡した．同日家族の同意を得て，病理解剖を行った．

神経病理学的所見

　肉眼的所見：固定前の脳重は1,270 g．びまん性の軽度大脳萎縮を認め，黒質，青斑核の脱色素を認めた．

　病理組織学的所見：黒質，青斑核，迷走神経背側核では，メラニン含有神経細胞の脱落と

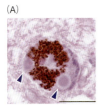 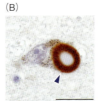 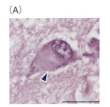 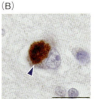

図5-2　中脳黒質のレヴィ小体病理
(A)ヘマトキシリン・エオジン染色（HE染色），(B)α-シヌクレイン免疫染色．メラニン含有神経細胞が脱落しており，残存した神経細胞内に脳幹型レヴィ小体（▶）を認める．α-シヌクレイン免疫染色に陽性（茶色）である．(A)，(B)ともスケールバーは20μm．

図5-3　前頭葉皮質のレヴィ小体病理
(A) HE染色，(B) α-シヌクレイン免疫染色．皮質型レヴィ小体（▶）を認める．黒質でみられた脳幹型レヴィ小体と比較すると，形も不整で小さく，周囲のハローも明瞭ではない．α-シヌクレイン免疫染色に陽性（茶色）である．(A)，(B)ともスケールバーは20μm．

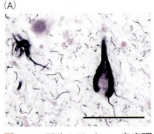 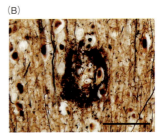

図5-4　アルツハイマー病病理
(A)ガリアス・ブラーク（Gallyas-Braak）染色（移行内嗅野皮質）．神経原線維変化と糸屑状構造物（neuropil thread）を認める（Braak分類ステージⅣ）．(B)ビルショウスキー染色（後頭葉皮質）．老人斑を多数認める（Braak分類ステージC）．(A)，(B)ともスケールバーは50μm．

［図5-2〜図5-4は国立病院機構 刀根山病院 森千晃先生，井上貴美子先生，藤村晴俊先生 提供］

グリオーシスを認め，脳幹型レヴィ小体もみられた(図5-2)．マイネルト基底核，辺縁系(扁桃体，移行内嗅野皮質，帯状回)，前頭葉，側頭葉，後頭葉では，皮質型レヴィ小体がみられた(図5-3)．α-シヌクレイン免疫染色では，レヴィ小体(図5-2B, 図5-3B)に加え，レヴィ関連神経突起も観察された．

　嗅内皮質には神経原線維変化，糸屑状構造物(neuropil thread)があり(図5-4A)，大脳皮質には，老人斑を認めた(図5-4B)．大脳皮質の神経原線維変化は Braak 分類ステージⅣ，老人斑は Braak 分類ステージ C に相当した．

 総合解説

1. レヴィ小体型認知症(DLB)の臨床像

　レヴィ小体型認知症は，認知症をきたす神経変性疾患のうちアルツハイマー病に次いで2番目に頻度が高い[1]．レヴィ小体型認知症の中心的特徴は進行性の認知機能低下であるが，記憶障害が中核となるアルツハイマー病と異なり，レヴィ小体型認知症の病初期には記憶障害は軽度であることも多い[2]．レヴィ小体型認知症の中核症状は，注意や覚醒レベルの顕著な変動にともなう動揺性の認知機能障害，具体的で詳細な内容の繰り返し出現する幻視とパーキンソニズムである．第3回 DLB 国際ワークショップの診断基準[1]では，

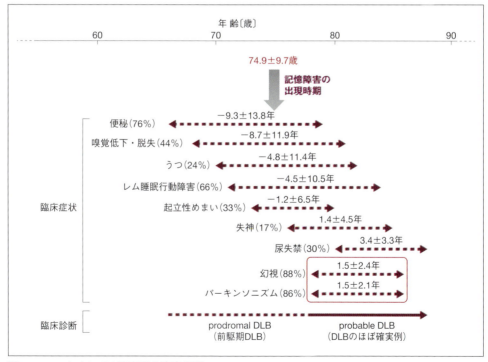

図5-5　probable DLB 患者の臨床経過
レヴィ小体型認知症患者90例の症状出現と頻度を示す．記憶障害の発症年齢は平均74.9歳であり，便秘は76%にみられ，記憶障害出現の9.3年前に認めた．嗅覚障害(44%)は8.7年前，うつ(24%)は4.8年前，レム睡眠行動障害(66%)は4.5年前，起立性めまい(33%)は1.2年前に認めた．

[Fujishiro H, et al.: Psychogeriatrics, 13: 128-138, 2013 を一部改変]

進行性の認知機能低下に加えて，これらの中核症状のうち2つを満たせば「probable DLB」としている．レヴィ小体型認知症では，上で述べた中核症状や認知機能低下に先行して，さまざまな症状がみられるのも特徴である（図5-5）．たとえば，嗅覚障害，便秘，うつ，レム睡眠行動障害（RBD），起立性めまいなどがあげられる[3]．レヴィ小体型認知症では，幻視や認知機能低下とパーキンソニズムは相前後して起こるが，アルツハイマー病においては記憶障害を中心とした認知機能障害が先行し，パーキンソニズムの合併はおおむね認知症進行期である[4]のと対照的である．また，レヴィ小体型認知症にともなうパーキンソニズムには，L-ドパがある程度，有効であるが，アルツハイマー病に合併するパーキンソニズムには効果が期待できない．

2. レヴィ小体型認知症（DLB）とアルツハイマー病（AD）との鑑別に役立つ検査

レヴィ小体型認知症とアルツハイマー病の典型例では臨床症候から鑑別可能なことが多いが，共通にみられる症候も多いため，とくに発症初期には鑑別が難しい場合がある．次の項に述べるように，レヴィ小体型認知症の病理には，アルツハイマー病病理もさまざまな程度に合併することが知られており，共通症候が出現しやすい理由のひとつかもしれない．未承認であったため本症例には適用しなかったが，鑑別の補助検査として，ドパミントランスポーターシンチグラフィーが有用である．レヴィ小体型認知症では，パーキンソン病と同様かそれ以上に線条体のドパミン神経終末の脱落がみられるが，アルツハイマー病では保たれる．また，^{123}I-MIBG心筋シンチグラフィーも有用であり，パーキンソン病およびレヴィ小体型認知症では心臓交感神経節後線維の脱落を反映して取り込み低下がみられる．ただし，発症3年以内のパーキンソン病の診断に関する本検査の感度，特異度は73.3％，87.5％[5]，レヴィ小体型認知症における本検査の感度，特異度は68.9％，89.1％と報告されている[6]．本症例においても正常範囲であったように，結果の解釈は慎重に行なわなければならない．

3. レヴィ小体型認知症（DLB）の病理学的特徴

レヴィ小体型認知症の病理は，中枢神経系（とくに大脳皮質，扁桃体，マイネルト基底核，黒質，青斑核，縫線核，迷走神経背側核など）における，多数のレヴィ小体 Lewy body（LB）とレヴィ関連神経突起 Lewy neuritis（LN）の出現と，それに基づく神経細胞脱落により特徴づけられる．肉眼的には大脳皮質や海馬の軽度萎縮がみられ，脳幹では黒質や青斑核の色素脱落がみられる[7,8]．そのほか，脊髄中間質外側核，末梢交感神経節，消化管神経叢を含む内臓自律神経にも出現する[9]．第3回 DLB 国際ワークショップでは，レヴィ関連病理の分布から，脳幹優位型，辺縁型（移行型），びまん性新皮質型の3型に分類された（図5-6）[1]．これらの病型は，レヴィ小体型認知症の中核症状（認知機能の変動，幻視，パーキンソニズム）にも関連している[10]．

一方，レヴィ小体型認知症では，程度はさまざまであるが，アルツハイマー病病理を合併しやすいことも知られている．そのため，レヴィ小体型認知症の認知機能障害を含む臨床症候には，レヴィ小体病理のみならずアルツハイマー病病理が寄与している可能性が指摘されている[1]．アルツハイマー病病理を合併したレヴィ小体型認知症の認知機能障害の

レヴィ小体病理	脳幹			マイネルト基底核(nbM)/大脳辺縁系				大脳新皮質		
	IX-X	LC	SN	nbM	扁桃体	移行内嗅野皮質	前部帯状回皮質	中側頭回	中前頭回	下頭頂小葉
脳幹優位型	1-3	1-3	1-3	0-2	0-2	0-1	0-1	0	0	0
辺縁型(移行型)	1-3	1-3	1-3	2-3	2-3	1-3	1-3	0-2	0-1	0
びまん性新皮質型	1-3	1-3	1-3	2-3	2-3	2-4	2-4	2-3	1-3	0-2

IX-X：舌咽-迷走神経背側核，LC：青斑核，SN：黒質，nbM：マイネルト基底核．
10部位におけるレヴィ小体とレヴィ関連神経突起の出現頻度を，0〜4の5段階で評価する．0＝出現なし，1＝軽度(1視野にレヴィ小体ごく少数もしくはレヴィ関連神経突起ごく少数)，2＝中等度(1視野にレヴィ小体1個以上とレヴィ関連神経突起ごく少数)，3＝高度(1視野にレヴィ小体4個以上とレヴィ関連神経突起散在)，4＝非常に高度(1視野にレヴィ小体多数とレヴィ関連神経突起多数)．

図5-6　レヴィ小体型認知症の病理学的分類

[McKeith IG, et al.: Neurology, 65: 1863-1872, 2005を一部改変]

特徴は，アルツハイマー病病理を合併していないレヴィ小体型認知症と比べ，記憶障害の程度も強く，認知機能低下の進行も早いと報告されている[11]．レヴィ小体型認知症の頭部MRI所見では，アルツハイマー病と比べると海馬の萎縮が軽度であることが知られている．しかし，アルツハイマー病病理を合併したレヴィ小体型認知症では，合併するアルツハイマー病病理の神経原線維変化の進展にともない，海馬容積は小さくなる．頭部MRIの海馬の萎縮の程度には，レヴィ小体病理との間には関連がなく，神経原線維変化の程度により変化すると報告されている[12]．

本症例の神経病理学的所見は，びまん性新皮質型のレヴィ小体病理に加えて，Braak分類ステージⅣのアルツハイマー病病理を合併していた．レヴィ小体型認知症の中核症状をすべて満たす典型的なレヴィ小体型認知症症例と考えられたが，発症早期から記憶障害，見当識障害がみられたこと，頭部MRIで明らかな海馬萎縮を認めた点に関しては，合併したアルツハイマー病病理の反映であったものと考えられた．

（髙坂雅之　　大江田知子）

◆文献

1) McKeith IG, et al.: Neurology, 65: 1863-1872, 2005.
2) Guidi M, et al.: J Neurol Sci, 248: 120-123, 2006.
3) Fujishiro H, et al.: Psychogeriatrics, 13: 128-138, 2013.
4) 日本認知症学会 編：アルツハイマー病．認知症テキストブック，p.222-251，中外医学社，2008.
5) Sawada H, et al.: Eur J Neurol, 16: 174-182, 2009.
6) Yoshita M, et al.: PLoS One, 10: e0120540, 2015.
7) 日本認知症学会 編：レビー小体型認知症．認知症テキストブック，p.264-289，中外医学社，2008.
8) Kosaka K: Neuropathology, 20 (Suppl): S73-78, 2000.
9) Wakabayashi K, et al.: Acta Neuropathol, 76: 217-221, 1998.
10) Tiraboschi P, et al.: Neurology, 84: 496-499, 2015.
11) Kraybill ML, et al.: Neurology, 64: 2069-2073, 2005.
12) Kantarci K, et al.: Neurology, 79: 553-560, 2012.

解説

a. **正** 注意や覚醒レベルの変動をともなう認知機能障害が特徴的である．たとえば，正常に会話ができるときと，自分がどこにいるかもわからないようなときがある，寝てばかりいる日とそうでもない日があったりする，という場合である．認知機能の変動は，1日のなかで，または数日単位でみられることがある．

b. **誤** アルツハイマー病の特徴である．レヴィ小体型認知症では記憶障害は病初期には目立たないことがある．

c. **正** レヴィ小体型認知症では具体的な内容で再現性のある幻視が特徴とされて，63〜78％に認める．アルツハイマー病では8〜15％と報告されている．

d. **誤** アルツハイマー病では被害妄想，物盗られ妄想が多くみられる．レヴィ小体型認知症にともなう妄想は，誤認妄想，たとえば，家族がそっくりの他人にすり替わった（カプグラ症候群 Capgras syndrome），テレビに映った映像を身の周りに起こったこととらえてしまうなどが多い．

e. **正** レム睡眠時に起こるべき筋緊張の抑制が欠如するため，夢の内容と一致する異常行動（大声をあげる，隣に寝ている人を殴るなど）が現れる．レヴィ小体型認知症では，幻視やパーキンソニズムに先行してみられることが多い．その他パーキンソン病や多系統萎縮症（MSA）にもみられる．

a. **誤** アルツハイマー病の病理学的特徴は，老人斑と神経原線維変化である．レヴィ小体型認知症病理にはアルツハイマー病病理もさまざまな程度に合併することが知られている．

b. **正** レヴィ小体型認知症の病理学的特徴である．黒質や青斑核にみられる脳幹型レヴィ小体は，メラニン含有神経細胞の胞体内に好酸性，円形で均一または同心円状のコアと周囲の明瞭なハローからなる封入体として観察される．皮質型レヴィ小体は，大脳皮質や扁桃体にみられ，脳幹型と比べると不整円形で小さく，ハローも明瞭でない．

c. **正** レヴィ小体は，食道から直腸まで広範囲に出現しうる．マイスネル神経叢（Meissner's plexus）よりもアウエルバッハ神経叢（Auerbach's plexus）により出現しやすく，とくに食道下部のアウエルバッハ神経叢が好発部位とされる．

d. **正** レヴィ小体の主要構成成分は，リン酸化されたα-シヌクレインである．リン酸化α-シヌクレインに対する抗体を用いると，レヴィ小体に加え，より微細な神経突起由来の異常構造物が観察される．HE（ヘマトキシリン・エオジン）染色では黒質の残存神経細胞のうちレヴィ小体を有する細胞は数％にすぎないが，リン酸化α-シヌクレインに対する抗体を用いると，黒質のメラニン含有神経細胞では10％，青斑核では55％に，α-シヌクレインの異常蓄積を認める．

e. **正** 肉眼的所見で黒質，青斑核の色素脱失を特徴とするが，これはメラニン含有神経細胞が脱落するためである．

II パーキンソン病と類縁疾患の鑑別

6. 病初期から易転倒性を呈する症例の鑑別とは？

> **case**
> 79歳（当院初診時）男性，右利き．主訴：転びやすい．
> 易転倒で発症したパーキンソン症候群の1症例．

現病歴

　72歳時，後方へ転倒するようになった．とくに，床に落ちたものを拾おうとしゃがんだとき，椅子から立ち上がろうとしたとき，冷蔵庫のドアを開けたときなどに後方にバランスを崩して転倒した．徐々に転倒の頻度が増え，加えて，声が小さく，動作が遅くなった．77歳時，食事でむせやすくなった．口の中に食事が残っているのに次の食事を口に入れてしまったり，咀嚼が不十分なまま嚥下したりするようになった．なお，すくみ足や立ちくらみ，切迫性尿失禁はなかった．近医神経内科でL-ドパを開始し，300 mg/日まで増量されたが効果はなかった．症状が徐々に進行するため，79歳時に当院を受診し，精査目的で入院した．
既往歴：特記事項なし．
家族歴：類症なし，両親に血族結婚なし．
生活歴：兵庫県出身，大学卒業後，67歳まで会社員として勤務．

診察所見

一般身体所見：身長165 cm，体重60 kg，BMI 22.0．
一般理学所見：特記すべき異常なし．
神経学的所見：意識は清明で，失見当識，失行，失認，他人の手徴候はなかった．会話は小声で，語の流暢性が低下していた．ただし，復唱，物品呼称，読字および書字には異常なかった．垂直方向の眼球運動が制限され，衝動性眼球運動が緩徐化していた．輻輳眼球運動は不可能であったが，頭位変換眼球反射は保たれていた．そのほかの脳神経には異常を認めなかった．動作はやや緩慢で，頸部および体幹に筋強剛を認めたが，四肢にはみられなかった．筋力は保たれ，深部腱反射は正常で左右差はなく，病的反射もなかった．また，不随意運動を認めなかった．開脚位で歩行し，すくみ足はなかった．姿勢反射障害があり，自分では止まれなかった．協調運動，表在感覚，深部感覚は正常であった．起立性低血圧，神経因性膀胱はなかった．

初診時診断
進行性核上性麻痺（PSP）の疑い

possible PSP（進行性核上性麻痺の疑い例）
1) 緩徐進行性の経過
2) 40歳以上での発症
3) 以下のいずれか
   - 垂直性核上性眼筋麻痺
   - 垂直方向の衝動性眼球運動の緩徐化と発症1年以内の転倒をともなう姿勢反射障害
4) 他疾患の除外

probable PSP（進行性核上性麻痺のほぼ確実例）
1) 緩徐進行性の経過
2) 40歳以上での発症
3) 以下の両者
   - 垂直性核上性眼筋麻痺
   - 発症1年以内の転倒をともなう姿勢反射障害
4) 他疾患の除外

図6-1　NINDS-SPSP診断基準（必須項目）
〔Litvan I, et al.: Neurology, 47: 1-9, 1996を一部改変〕

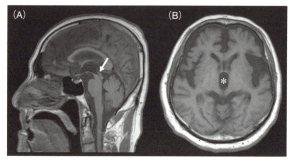

図6-2　頭部MRI
(A) T₁強調画像（矢状断），(B) T₁強調画像（水平断）．
両側前頭葉，中脳被蓋(A, ⇒)に萎縮のために，hummingbird sign，もしくは penguin silhouette sign を呈している．また，第三脳室(B, ＊印)の拡大を認めた．

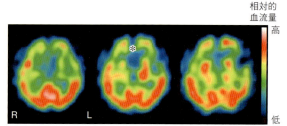

図6-3　¹²³I-IMP脳血流シンチグラフィー（水平断）
両側前頭葉（＊印）に集積低下を認めた．

　易転倒性で発症し，姿勢反射障害をともなう体幹優位のパーキンソニズムを認めた．垂直方向の眼球運動が制限され，頭位変換眼球反射が保たれていることより，核上性眼筋麻痺と診断された．緩徐進行性の経過から脳変性疾患が疑われ，神経学的所見より，病変部位は錐体外路系および中脳被蓋に主座があると考えられた．発症1年以内の転倒をともなう姿勢反射障害，垂直性核上性眼筋麻痺があり，NINDS-SPSP（National Institute of Neurological Disorders and the Society for Progressive Supranuclear Palsy）診断基準に照らすと，「probable PSP」（進行性核上性麻痺のほぼ確実例）に該当した（図6-1）．

検査所見

頭部 MRI：両側前頭葉，中脳被蓋に萎縮があり，矢状断像では hummingbird sign を呈していた．軸断像では第三脳室の拡大を認めた（図6-2）．

¹²³I-IMP 脳血流シンチグラフィー：両側前頭葉優位に集積低下を認めた（図6-3）．

¹²³I-MIBG 心筋シンチグラフィー：正常〔H/M 比（心縦隔比）early（早期相）2.24, delay（後期相）2.09, WR（washout ratio）50.3％〕．

神経心理検査：MMSE (mini-mental state examination) 23/30点, FAB (frontal assessment battery) 14/18点．

嚥下造影 videofluorography（VF）検査：水分の咽頭への早期流入，喉頭侵入があり，咳嗽反射は認めなかった．とろみをつけた水分では喉頭侵入はみられなかったが，喉頭蓋谷に残留し，複数回嚥下を要した．

その後の経過

L-ドパを800 mg/日まで漸増したが，自他覚とも症状改善を認めなかったため，減量した．80歳時には誤嚥性肺炎を発症した．治療にて肺炎は治癒したが，嚥下機能は回復せず，十分な経口摂取が困難になった．患者，家族にメリット・デメリットを十分に説明したうえで，胃瘻を造設した．その際に進行期胃がんが見いだされた．運動緩慢，歩行障害が進行して81歳時には全臥床になった．82歳時に転移性肝がんを認め，がんのために死亡した．家族の同意が得られたため，病理解剖を行った．

病理所見

肉眼所見：脳重量（固定前）1,000 g，（固定後）1,050 g．両側の前頭葉，中脳に中等度の萎縮を認めた．黒質（図6-4A），青斑核に高度の色素脱失，淡蒼球の萎縮を認めた（図6-4B）．

組織所見

グリオーシスをともなう神経細胞脱落を，中脳被蓋および黒質，淡蒼球，視床下核などの皮質下神経核に高度，小脳歯状核に中等度認めた．

神経原線維変化（globose型）を，中脳被蓋，淡蒼球に高度，黒質，青斑核などの皮質下神経核および前頭葉皮質に軽度から中等度認めた（図6-5）．

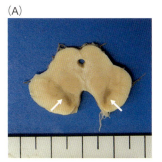 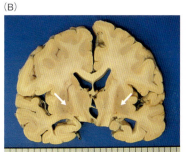

図6-4 病理解剖肉眼所見
(A)中脳水平断．黒質（⇒）の褪色を認めた．(B)乳頭体視床を通る前額断．淡蒼球（⇒）の萎縮を認めた．

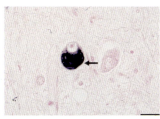 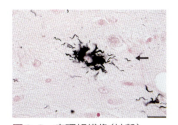

図6-5 病理組織像（黒質）
ガリアス・ブラーク(Gallyas Braak)染色による．神経細胞内に嗜銀性で渦巻き状(globose型)の神経原線維変化（➡）を認めた．スケールバーは20 μm．

図6-6 病理組織像（被殻）
ガリアス・ブラーク染色による．タウ蛋白陽性の細い突起がアストロサイトの中心部から放射状に配列する tufted astrocyte（➡）を認めた．スケールバーは20 μm．

［図6-4〜図6-6は国立病院機構 刀根山病院 井上貴美子先生，藤村晴俊先生 提供］

タウ蛋白陽性の細い突起がアストロサイトの中心部から放射状に配列する tufted astrocyte を，中脳，基底核に，高度に認め，視床，大脳皮質においても中等度みられた（図6-6）．なお，老人斑は認めなかった．

> **脳病理診断**
>
> **進行性核上性麻痺（PSP）**

Q1 進行性核上性麻痺（PSP）の診断を支持する所見を2つ選べ．
- a. 発症早期からの易転倒性をともなう姿勢反射障害
- b. L-ドパ反応性のパーキンソン症状
- c. 幻視
- d. 垂直性核上性眼筋麻痺
- e. L-ドパ誘発性ジスキネジア

(A1：a, d)

Q2 放射線学的検査による進行性核上性麻痺（PSP）とパーキンソン病（PD）の鑑別診断について，最も正しいものを1つ選べ．
- a. 頭部 MRI での被殻背外側の信号変化は進行性核上性麻痺を示唆し，パーキンソン病を否定した．
- b. 頭部 MRI における中脳被蓋の萎縮は進行性核上性麻痺を示唆し，パーキンソン病は否定的と考えた．
- c. 頭部 MRI で中小脳脚に萎縮がみられたため進行性核上性麻痺を疑い，パーキンソン病は否定的である．
- d. 経過2年の動作緩慢と歩行障害がある患者．^{123}I-MIBG 心筋シンチグラフィーでは心筋への集積が保たれているため，パーキンソン病を否定し，進行性核上性麻痺と診断した．
- e. 頭部 MRI で中脳被蓋に萎縮がないため，進行性核上性麻痺は否定し，パーキンソン病と診断した．

(A2：b)

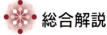
総合解説

1. 進行性核上性麻痺（PSP）の症候と診断

進行性核上性麻痺 progressive supranuclear palsy（PSP）は垂直性眼筋麻痺と転倒をともなう姿勢の不安定性を特徴とする神経変性疾患で，報告者の名を冠して，Steele-Richardson-Olszewski syndrome あるいは Richardson's syndrome（RS）ともよばれる[1]．垂直性眼筋麻痺は核上性麻痺で，頭位変換眼球反射は保たれる．また，眼球運動が制限さ

れる前から衝動性眼球運動が緩徐化する．そのほかの症候として，開眼失行，眼瞼痙攣などの眼症候，項部ジストニアによる頸部後屈位，前頭葉機能障害(無感情，遂行機能の低下，語流暢性の低下，模倣行動，前頭葉解放現象)および神経因性膀胱がみられる．中期以降には嚥下障害がしばしばみられ，誤嚥性肺炎のリスクとなる．

　自験の進行性核上性麻痺患者90例を平均5年間観察したところ，22例に初回の誤嚥性肺炎がみられ，そのうち20例(91％)ではその後の嚥下障害の回復がなく，胃瘻などの経管栄養の導入に至った[2]．進行性核上性麻痺において，肺炎の出現はきわめて強い予後不良因子である．無動や筋強剛などのパーキンソン症状は対称性で体幹に強く，振戦はまれである．L-ドパには反応を示さないか効果が持続しない．しかし，進行性核上性麻痺のなかにはパーキンソン病類似の症候を呈して進行性核上性麻痺病理を示す臨床亜型があり，PSP-P (PSP-parkinsonism)とよばれる[3]．そのため，とくに進行性核上性麻痺に特徴的な臨床症状や画像所見が明らかでない病初期には，パーキンソン病やその他のパーキンソン症候群との鑑別には慎重な検討を要する．進行性核上性麻痺の臨床診断には，ていねいに経過を追跡し，診断を再確認することが重要である．

2. 進行性核上性麻痺(PSP)の病理

　病理学的には淡蒼球，視床下核，黒質，中脳・橋被蓋，小脳歯状核，下オリーブ核，視床および前頭葉にタウ陽性の神経原線維変化，グリア細胞内封入体が蓄積する．グリア細胞内封入体のうちアストロサイト内に形成される tufted astrocyte (p.49, 図6-6)は，前頭葉皮質や被殻，尾状核にしばしば観察され，進行性核上性麻痺の病理診断指標になる[4]．進行性核上性麻痺と病理診断されたもののうち，典型的な臨床像を呈したものは約半数で，残りの半数では，非典型的な臨床像(パーキンソン病や純粋無動症，大脳皮質基底核症候群，進行性非流暢性失語など)を呈したと報告されている．表6-1に進行性核上性麻痺の典型

表6-1　進行性核上性麻痺(PSP)亜型の臨床的特徴

	PSP-RS	PSP-P	PAGF	CBS	PNFA
筋強剛	あり (体幹＞四肢)	あり (体幹≦四肢)	あり (体幹)	あり	ときどき
運動緩慢	軽度	中等度 ときどき	中等度	あり	軽度
振戦	なし	あり(安静時 または姿勢時)	なし	なし	なし
早期症状*					
易転倒性	あり	なし	なし	ときどき	ときどき
姿勢反射障害	あり	なし	あり	不明	不明
認知機能低下	しばしば	なし	なし	なし	あり
垂直性核上性眼筋麻痺	あり	なし	なし	なし	ときどき
L-ドパ反応性	なし	しばしば	なし	なし	なし

PSP-RS：PSP-Richardson's syndrome, PSP-P：PSP-parkinsonism, PAGF：pure akinesia with gait freezing (すくみ足をともなう純粋無動症), CBS：corticobasal syndrome (大脳皮質基底核症候群), PNFA：progressive non-fluent aphasia (進行性非流暢性失語).
＊：発症から2年以内に出現する症状．
出典：Williams DR and Lees AJ: Lancet Neurol, 8: 270-279, 2009.

例(PSP-RS)および PSP-P，PAGF などの非典型例の臨床的特徴を示す．それぞれの臨床的な特徴は，進行性核上性麻痺病理の広がり具合の違いによるものと考えられている[5,6]．

3. 進行性核上性麻痺(PSP)の画像診断

進行性核上性麻痺の典型例(PSP-RS)では，放射線学的検査で以下のような特徴的所見を示す．初期には変化に乏しい場合があるものの，診断に有用な情報が得られる．頭部 MRI では中脳被蓋の萎縮，第三脳室の拡大が特徴である．中脳被蓋の萎縮の結果，その脳幹矢状断は hummingbird sign[7] や penguin silhouette sign[8] などとよばれる形に変化する．hummingbird sign は中脳被蓋から乳頭体に伸びる部分が鳥のくちばし状に見えることに由来し，penguin silhouette sign は中脳被蓋，橋がそれぞれペンギンの小さな頭部，大きな体部に見えることに由来する．また，小脳歯状核が変性して上小脳脚を通る遠心性線維が脱落し，頭部 MRI 冠状断では上小脳脚に萎縮がみられる．中脳面積の定量評価や中脳の前後径と上小脳脚の幅との比の測定は，パーキンソン病との鑑別診断に有用とされる[8,9]．^{123}I-IMP 脳血流シンチグラフィーでは，前頭葉への集積が低下し，とくに遂行機能の低下を反映して，前部帯状回での集積低下が目立つ[10]．^{123}I-MIBG 心筋シンチグラフィーでは心筋への集積は保たれるが，パーキンソン病でも初期には保たれる場合がある．ドパミントランスポーターを反映する ^{123}I-FP-CIT-SPECT では線条体だけでなく中脳でも集積が低下し，パーキンソン病との鑑別に有用であることが報告されている[11]．

4. 進行性核上性麻痺(PSP)の治療

進行性核上性麻痺は対症療法のエビデンスに乏しい．錐体外路症状に対して L-ドパを試みるが，十分な改善が得られないことが多い．神経因性膀胱に対する対症療法や転倒，誤嚥の予防が重要になる．また，病態抑止治療としてタウリン酸化酵素阻害薬であるグリコーゲン合成酵素キナーゼ3β glycogen synthase kinase 3β (GSK-3β)[12,13] や微小管を安定化させる薬剤[14] の臨床試験が行われている．

本症例は易転倒性で発症し，垂直性核上性眼筋麻痺を認め，進行性核上性麻痺の典型的な臨床像を呈した．頭部 MRI で中脳被蓋に萎縮を認め，放射線学的検査所見も診断を支持するものであった．最終的には，病理学的検索により確定診断した．

(梅村敦史　　大江田知子)

◆文献

1) Steele JC, et al.: Arch Neurol, 10: 333-359, 1964.
2) Tomita S, et al.: PLoS One, 10: e0135823, 2015.
3) Williams DR, et al.: Brain, 128: 1247-1258, 2005.
4) Iwasaki Y, et al.: Acta Neuropathol, 108: 399-405, 2004.
5) Williams DR, et al.: Brain, 130: 1566-1576, 2007.
6) Williams DR and Lees AJ: Lancet Neurol, 8: 270-279, 2009.
7) 岩田 誠: 臨床神経学, 45: 947-951, 2005.
8) Oba H, et al.: Neurology, 64: 2050-2055, 2005.
9) Morelli M, et al.: Mov Disord, 26: 527-533, 2011.
10) Varrone A, et al.: Eur J Nucl Med Mol Imaging, 34: 1071-1081, 2007.
11) Seppi K, et al.: Arch Neurol, 63: 1154-1160, 2006.
12) Tolosa E, et al.: Mov Disord, 29: 470-478, 2014.

13）Höglinger GU, et al.: Mov Disord, 29: 479-487, 2014.
14）Boxer AL, et al.: Lancet Neurol, 13: 676-685, 2014.

解説

- a. **正**
- b. **誤** パーキンソン病やレヴィ小体型認知症を支持する所見である．
- c. **誤** パーキンソン病やレヴィ小体型認知症を支持する所見である．
- d. **正**
- e. **誤** パーキンソン病やレヴィ小体型認知症を支持する所見である．

- a. **誤** 多系統萎縮症（MSA）を支持する所見で，進行性核上性麻痺，パーキンソン病ともに否定される．
- b. **正**
- c. **誤** 多系統萎縮症を支持する所見で，進行性核上性麻痺，パーキンソン病ともに否定される．進行性核上性麻痺では上小脳脚に萎縮がみられる．
- d. **誤** パーキンソン病でも，病初期には^{123}I-MIBG心筋シンチグラフィーは正常に保たれる場合がある．L-ドパに対する反応性を確認するなど，総合的に判断する．
- e. **誤** パーキンソン病を支持するが，進行性核上性麻痺でもとくに病初期には萎縮が明らかでない場合があり，否定はできない．

II パーキンソン病と類縁疾患の鑑別

7. 脳血管性パーキンソニズムとの鑑別は？

> **case**
> 81歳男性，右利き．主訴：後ろにふらついて座っていられない．
> 進行性核上性麻痺（PSP）類似の症候を呈した脳血管性パーキンソニズムの1症例．

現病歴

74歳ごろより小刻み歩行，すくみ足が出現した．歩行は不安定で，左右の足をやや開いて歩くようになり，バスが急に動いたときなどに転倒するようになった．同時期より切迫性尿失禁も出現した．

77歳時に当院を初診した際には，動作緩慢，四肢体幹の筋固縮，姿勢反射障害などパーキンソニズムを認めたが，L-ドパの治療効果はなかった．また，起立性低血圧（収縮期血圧：臥位→立位直後 142→97 mmHg，脈拍：81→113回/分）および両側チャドック（Chaddock）徴候陽性，軽度の体幹失調，軽度認知機能低下〔MMSE（mini-mental state examination）24/30点〕を認めた．頭部 MRI では，両側側脳室周囲および深部皮質下白質に軽度から中等度の FLAIR，T_2高信号病変がみられ，慢性虚血性変化と考えられた．緩徐進行性の経過から，進行性核上性麻痺 progressive supranuclear palsy（PSP）をはじめとした脳変性疾患を視野に入れながら，経過をフォローした．

78歳ごろより把握反射が目立つようになり，立位は開脚位，前屈・膝屈曲姿勢で，不安定なために，歩行および起立保持ができなくなった．頭部 MRI を経時的に検討したところ，しだいに両側白質病変が拡大しており，脳血管性パーキンソニズムが疑われた．運動症状の悪化とともに MMSE のスコアが20/30点と認知機能低下も進行した．同時期に肝細胞がんの合併が判明して治療開始，再発寛解を繰り返した．

79歳には自発語が減少，端座位困難となった．80歳時，病状評価し療養環境を再検討する目的で入院した．

既往歴：高血圧（60歳ごろから薬物治療）．前立腺がんにより LH-RH 誘導体製剤を服用中．陳旧性胸椎腰椎圧迫骨折（Th 12，L2）．79歳時，早期胃がんにより内視鏡的粘膜下層剥離術を，大腸がんのため腹腔鏡下切除術を受ける．さらに，80歳から肝細胞がんに対してラジオ波焼灼療法を受ける．

> **服用薬（初診時）**
> L-ドパ・カルビドパ配合剤（100 mg）4錠/日 1日3回 朝食後2錠，昼夕食後1錠ずつ，アマンタジン（50 mg）1錠/日 1日1回 朝食後，クロルマジノン（25 mg）4錠/日 1日2回 朝夕食後2錠，ランソプラゾール（15 mg）1錠/日 1日1回 朝食後，ウルソデオキシコール酸（100 mg）3錠/日 1日3回 毎食後1錠，ほかに緩下剤など．

生活歴：かつて公務員として勤務．喫煙は10〜20本/日（約50年間），飲酒は日本酒1合/日．

診察所見

一般身体所見：身長158 cm，体重45.4 kg，BMI 18.2．
一般内科学的所見：血圧112/75 mmHg，脈拍80回/分・整，体温36.8度．
神経学的所見：意識は清明だが，見当識は名前のみ正答した．注意は散漫で，簡単な物品呼称や復唱は可能であるが，小声で，言語流暢性は低下していた．仮面様顔貌を認め，眼球運動は垂直方向に軽度制限があり，頭位変換眼球反射は陽性であった．下顎反射亢進はなく，四肢腱反射は正常，四肢に筋力低下はなかった．口尖らせ反射，吸引反射陽性，強制把握反射がいずれも陽性であった．下肢の病的反射は逃避反応が強く，判定困難だが，ロッソリモ(Rossolimo)反射陽性，両下肢緊張性足底反射を認めた．四肢頸部に著明な筋強剛があり，動作緩慢を認めた．また，両手指に，姿勢時，動作時に振戦を認めた．歩行，立位は不能で，後方に重心が傾くため端座位も困難であった．診察指示の理解が得られず，協調運動，感覚障害の詳細は不明であった．さらに切迫性尿失禁，便秘を認めた．

病変部位の確定診断

前頭葉を中心とした高次脳機能障害
錐体外路障害，錐体路障害，自律神経障害をともなう

脳血管性パーキンソニズムについて，正しい選択肢を2つ選べ．
 a. パーキンソン病(PD)と同じようにL-ドパの効果が出やすい．
 b. 静止時振戦よりも姿勢時振戦や動作時振戦が出現しやすい．
 c. パーキンソン病より進行が緩徐である．
 d. 下肢よりも上肢のほうにパーキンソニズムが強く出現する．
 e. 姿勢反射障害が出やすく，歩行は開脚位となることがしばしばである．

(A1：b，e)

脳血管性パーキンソニズムの画像所見について，最も正しい選択肢を1つ選べ．
 a. 基底核や視床，側脳室周囲にラクナ梗塞をともなうことが多い．
 b. 頭部MRI上に描出される白質病変の程度とパーキンソニズムの程度には高い相関関係がある．
 c. ドパミントランスポーターシンチグラフィー(DAT-SPECT)では線条体での取り込みが低下している．
 d. 大脳白質病変があれば脳血管性パーキンソニズムと診断できる．
 e. 脳室の拡大をともなうことは少ない．

(A2：a)

II. パーキンソン病と類縁疾患の鑑別

入院時診断

脳血管性パーキンソニズム ただし進行性核上性麻痺の鑑別を要する

エキスパートはここを診る

　74歳ごろよりすくみ足，易転倒が先行し，その後，動作緩慢，筋強剛が出現した．開脚歩行，両側の錐体路徴候をともない，L-ドパの反応も不良であったことから，パーキンソン病（PD）は否定的であった．初発症状，症候，緩徐進行の経過から進行性核上性麻痺が疑われたが，頭部 MRI で中脳被蓋や上小脳脚の萎縮は明らかでなかった．臨床診断は確定せず，経過を観察した．初診時よりみられた頭部 MRI では，両側側脳室周囲高信号域および皮質下深部白質病変が徐々に拡大し，並行して運動障害が進行したことから，脳血管性パーキンソニズムと臨床診断されたが，進行性核上性麻痺の合併も否定できなかった．

患者および家族への説明

　パーキンソン症状の進行と肝臓がんのため，日常生活動作（ADL）が低下しており，病状再評価のうえで在宅療養環境を見直す．パーキンソン症状の経過や診察所見からは，脳血管の動脈硬化に起因する脳血管性パーキンソニズムと考えられるが，進行性核上性麻痺の合併の可能性についても再度検討する．

検査所見

頭部 MRI：FLAIR 画像にて前頭葉優位の両側側脳室周囲および皮質下深部白質に高信号変化を認め，慢性虚血性病変と考えられた（図7-1）．入院3年前より経時的にみると，前

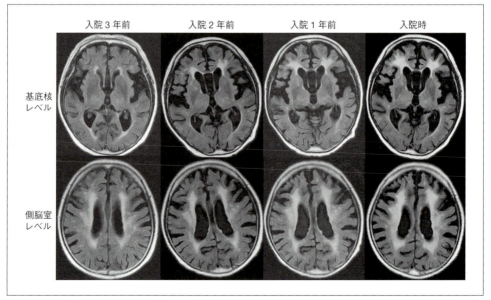

図7-1　頭部MRI
FLAIR 画像．入院3年前よりしだいに前頭葉中心に側脳室周囲の白質病変が拡大し，脳萎縮が進行している．

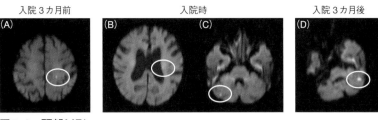

図7-2 頭部MRI
拡散強調画像(DWI). (A)入院3カ月前. 左半卵円中心に点状高信号領域を認める. (B)入院時. 左放線冠に点状高信号領域を認める. (C)入院時. 右小脳に点状高信号領域を認める. (D)入院3カ月後. 左小脳に点状高信号領域を認める.

頭葉中心に側脳室周囲の白質病変が拡大し，脳萎縮が進行した．T_1，T_2強調画像では，両側基底核に陳旧性ラクナ脳梗塞の所見を認めた．中脳被蓋萎縮，第三脳室の拡大は軽度であった．拡散強調画像(DWI)では，入院3カ月前と入院時，入院3カ月後において，放線冠や半卵円中心，小脳に点状の高信号が認められた(図7-2)．T_2^*強調画像において微小出血を示す所見はなかった．

頭部 MRA：主幹動脈に明らかな狭窄性病変を認めなかった．
^{123}I-IMP 脳血流シンチグラフィー：両側前頭葉を中心に血流低下がみられた．
^{123}I-MIBG 心筋シンチグラフィー：H/M 比(心縦隔比)early(早期相)2.50，delay(後期相)2.40，WR(washout ratio)37%．
胸腹部 CT 検査：上行大動脈から腹部大動脈にかけて著明な石灰化があった．
眼底所見：眼底の動脈には明らかな動脈硬化性変化は認めなかった．
成人発症白質脳症スクリーニング検査：抗核抗体，抗 SS-A 抗体，抗 SS-B 抗体，ACE，リゾチーム，PR3-ANCA，IgG，HIV など，有意な異常所見なし．

入院後経過

頭部 MRI 拡散強調画像で繰り返し点状脳梗塞(図7-2B)がみられたため，抗血小板薬を追加し，血圧管理を継続した．しかし，しだいに自発性は低下し，食欲不振と仮性球麻痺のため経口摂取が困難となった．その後，肺炎を合併し，呼吸不全にて死亡した．家族の同意を得て病理解剖を行ったところ，肝臓がんの腹膜播種が診断され，これが衰弱を早めた原因と考えられた．

病理所見

外観：前頭葉の萎縮と白質の軽度の萎縮があった．また，両側内頸動脈の石灰化があった．
顕微鏡所見：①大脳白質の血管に細動脈の中等度から高度の粥状硬化所見を認めた(図7-3A)．②多発小梗塞を大脳皮質，基底核，橋腹側，中小脳脚と小脳に認めた(図7-3B)．③髄鞘の淡明化が前頭葉，頭頂葉に優位に認められ(図7-3C)，U-fiber は残存する傾向にあった．④左の内包から大脳脚，右脊髄側索にかけて錐体路の変性を認めた．⑤中脳黒質のメラニン含有細胞は保たれ，レヴィ小体は認めなかった(図7-3D)．進行性核上性麻痺に特徴的な tufted astrocyte は見いだされなかった．

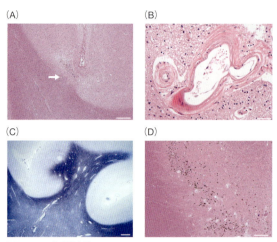

図7-3 病理所見
(A)前頭葉白質(HE 染色).白質の小動脈に強い動脈硬化性変化と梗塞巣がみられる(⇨).(B)被殻(HE 染色).血管周囲腔の拡大の集簇(etat crible)に加え,その周囲にアストログリアの増生をともなう白質の淡明化を認める.(C)前頭葉(KB 染色).前頭葉白質の髄鞘淡明化,皮質に小梗塞をともなっている.(D)中脳黒質(HE 染色).メラニン含有細胞は保たれている.スケールバーは(A) 500μm,(B) 50μm,(C) 1,000μm,(D) 200μm.
［図7-3は国立病院機構 刀根山病院 森千晃先生,藤村晴俊先生提供］

脳病理診断

多発脳梗塞をともなう血管性白質脳症
vascular leukoencephalopathy with multiple infarctions

脳動脈硬化にともなう大脳白質病変と基底核の多発小梗塞が,本症例における進行性の認知機能低下およびパーキンソニズムに関連したと診断した.

総合解説

本症例は,L-ドパ不応性で下肢優位のパーキンソニズムと,前頭葉機能障害を中心とした認知症が進行し,その臨床経過は進行性核上性麻痺に類似した.しかし,大脳白質病変の拡大とともに運動障害が進行したため脳血管性パーキンソニズムが疑われ,病理学的検索により確定診断した.背景因子としては長期に継続した高血圧があげられる.さらに,拡散強調画像で繰り返し確認された小梗塞は,担がん状態により血液凝固系が活性化され,病状が進行した可能性を示唆している.

脳血管性パーキンソニズムは臨床症状と画像検査とで総合的に診断するが,神経変性疾患と合併することもありうるため,診断は容易でない.脳血管障害のパターンと特徴的な症状についてまとめる.

1. 脳血管性パーキンソニズムの疾患概念

症候性パーキンソニズムのひとつで,脳血管障害に起因してパーキンソニズムをきたす

表7-1 脳血管性パーキンソニズムとパーキンソン病の臨床症状の比較

	脳血管性パーキンソニズム	進行性核上性麻痺（PSP）	パーキンソン病（PD）
発症の好発年齢	70歳代	60歳代	50歳代後半〜60歳代前半
進行速度	パーキンソン病よりは急速な場合がある	緩徐進行〜急速	緩徐進行
振戦	姿勢時，動作時	姿勢時，動作時	安静時
筋強剛	鉛管様	鉛管様	歯車様
歩行	開脚，初期よりすくみ足が目立つ	初期よりすくみ足が目立つ	初期にはすくみ足はみられない
姿勢反射障害	初期より転倒がありうる	初期からの転倒が特徴	初期には易転倒はない
随伴所見	錐体路徴候　仮性球麻痺　認知機能低下（脳血管性認知症）	垂直性核上性眼球麻痺，前頭葉徴候	進行期には，幻視が出現しやすい
L-ドパへの反応	乏しい	乏しい（初期のみ反応がみられる症例がある）	良好
血管リスク因子	高血圧合併が多い		

出典：西山和利 ほか：日本内科学会雑誌, 104: 1585-1590, 2015 ; 高橋裕秀 ほか: Id., 92: 1472-1478, 2003.

ものである．頻度はパーキンソニズムを呈する患者のうち，患者背景や診断基準によって幅はあるが，2〜29％と報告されている[1]．特異的な臨床症候はなく，また脳画像上，虚血性病変がみられても，臨床症状にどの程度影響しているか，慎重な検討が必要である．さらに，脳変性疾患，とくに本症例のように進行性核上性麻痺との鑑別には苦慮する場合がある．

脳血管性パーキンソニズムをきたす原因病巣として，理論的には，中脳の黒質または黒質-線条体投射路のドパミン神経系を障害する，単一病変によるパーキンソニズムが考えられる．実際，血管障害の発症後急速に，または数週間遅れてパーキンソン病と同様の症候を呈し，L-ドパへの反応も認められたとの報告がある[2]．しかし，こうした血管病変はきわめてまれと考えられている[1]．

一般には，脳血管性パーキンソニズムの診断に特異的な血管領域は特定されない．脳血管性パーキンソニズムを生じやすいものとしては，皮質下の小血管病変，とくに前頭葉および側脳室周囲の広範な白質病変に基底核や視床に多発するラクナ梗塞をともなったもの，いわゆるビンスワンガー（Binswanger）型白質脳症に相当することが多い[3]．しかし，1回のみの頭部MRIやCTから診断することは困難で，臨床症候と画像所見とを経時的につきあわせ，両者に関連があることが重要である．

2. 脳血管性パーキンソニズムの臨床症状

脳血管性パーキンソニズムの発症のピークは，パーキンソン病よりもやや高齢で70歳を超え，パーキンソン病より進行が早いことが多い．また，動脈硬化のリスク因子として高血圧をもつ患者が多い．パーキンソニズムは上肢よりも下肢に所見が強い傾向があり（lower body parkinsonism），歩行は開脚位歩行ですくみ足がしばしばみられる．姿勢反射障害をともなう場合があり，歩行は不安定となりやすい．動作緩慢も下肢に強く，振戦は安静時振戦よりも，むしろ姿勢時振戦，動作時振戦を認める場合がある．筋強剛は歯車

様ではなく鉛管様となる．パーキンソン病ではみられない重要な所見としては，病的反射〔バビンスキー（Babinski）徴候，チャドック（Chaddock）徴候〕，早期からの認知機能低下，尿失禁，仮性球麻痺，前頭葉徴候（口すぼめ反射，吸啜反射，強制把握反射）などがある[3〜5]（表7-1）．歩行障害については，前頭葉の白質病変が関連し，大脳皮質の下肢領域の運動野および補足運動野と，小脳，基底核とのあいだの線維連絡が障害されることが要因であると推定される[6,7]．

3. 脳血管性パーキンソニズムの画像検査

①頭部MRI

頭部MRIまたはCTは脳血管性パーキンソニズムの診断に必須の検査であり，ビンスワンガー型白質脳症で特徴とされる大脳白質の広範な慢性虚血性変化と，大脳基底核や視床に多発するラクナ脳梗塞とが認められ，側脳室拡大，第三脳室拡大など正常圧水頭症にも類似した画像所見をともなうことも多いとされる．しかし，高齢者では，頭部MRIで描出される大脳白質病変は無症候である場合もあり，白質病変があってもパーキンソニズムはかならずしも出現しない．このように，画像所見の広がりと臨床症候の程度も一致しない場合がある．この理由として，病理学的にみて，髄鞘障害のみか，さらに進行して軸索障害に及んでいるか，白質だけなく灰白質の機能障害まできたしているかといった違いが，症候を決定する[8]．一方，頭部MRIは，機能障害をもたらさないような軽度の変化をも鋭敏に描出しうるためであろう．すでに述べたように，経時的に画像所見と臨床所見とを対比させることと，ほかの進行性の白質脳症を除外することが重要である．

②ドパミントランスポーターシンチグラフィー（DAT-SPECT）

ドパミントランスポーターシンチグラフィーは，ドパミン神経終末に分布するドパミントランスポーターを画像化するもので，パーキンソン病では，とくに線条体尾側から集積の低下を呈することが特徴とされる．脳血管性パーキンソニズムのドパミントランスポーターシンチグラフィーについては，いまだ一定の見解が得られていないが，黒質-線条体のドパミン神経系の前シナプスが減少するような血管障害を認めなければ，線条体の取り込み低下は通常認めず，正常または軽度の両側性の取り込み低下にとどまる[9]．ただし，パーキンソン病との合併症例もあるため，補助診断に用いる際には頭部MRI所見と対比して検討することが重要である．鑑別が困難な症例では，かならずL-ドパの反応性を確認することが必要である[3,10]．また，^{123}I-MIBG心筋シンチグラフィーでは，パーキンソン病で取り込み低下がみられる場合が多いが，脳血管性パーキンソニズムでも全身の血管の動脈硬化にともない，冠動脈不全を合併し，心筋への^{123}I-MIBGの取り込み低下が生じる場合があることから，解釈は慎重に行うべきである．

4. 脳血管性パーキンソニズムの病因・病理所見

脳血管性パーキンソニズムの病理所見は，高度な動脈硬化の所見と，大脳白質の広範囲な虚血性変化，細動脈の硝子様変化（lipohyalinosis）および，基底核や視床の多発小梗塞を認めることが特徴とされる．頭部MRI上の広範な大脳白質病変は，病理学的にみると

髄鞘の淡明化として観察される[3].

5. 脳血管性パーキンソニズムの診断

経時的にみて，画像上の血管病変と臨床所見とに強い関連があり，かつ，神経核内封入体病などの白質脳症が除外されることが重要である．臨床的には，下肢優位のパーキンソニズムが一般的とされるが，正常圧水頭症や本症例のように進行性核上性麻痺と類似する症例もあり，鑑別に注意を要する．

6. 脳血管性パーキンソニズムの治療

脳血管障害に関連する高血圧，糖尿病，脂質異常症，喫煙などの動脈硬化のリスク因子を管理し，進展を予防する．とくに高血圧は最も重要な因子である．脳血管性パーキンソニズムに対するL-ドパの効果は乏しい．L-ドパの反応性は十分に確認するべきである．

〔朴　貴瑛　　大江田知子〕

◆文献

1) Vizcarra JA, et al.: Mov Disord, 30: 886-894, 2015.
2) Veran O, et al.: J Neurol Neurosurg Psychiatry, 79: 1244, 2008.
3) Korczyn AD: Nat Rev Neurol, 11: 319-326, 2015.
4) Vale TC, et al.: J Neurol Neurosurg Psychiatry, 86: 547-553, 2015.
5) 西山和利：日本内科学会雑誌, 104: 1585-1590, 2015.
6) Zijlmans JC, et al.: Mov Disord, 19: 630-640, 2004.
7) Thompson PD and Marsden CD: Mov Disord, 2: 1-8, 1987.
8) 冨本秀和：臨床神経学, 50: 539-546, 2010.
9) Plotkin M, et al.: J Neural Transm, 112: 1355-1361, 2005.
10) Kalra S, et al.: Mov Disord, 25: 149-156, 2010.

解説

- a. 誤　パーキンソン病ほど明らかなL-ドパの効果は認められないことが多い．
- b. 正　姿勢時振戦や動作時振戦のほうが出やすいとされる．
- c. 誤　パーキンソン病より進行は急速である場合がある．
- d. 誤　下肢のほうがおもにパーキンソニズムが強く出現する傾向がある．
- e. 正　姿勢反射障害は出やすく，不安定となる場合が多いとされる．

- a. 正　基底核や側脳室周囲にラクナ梗塞をともなうことが多い．
- b. 誤　大脳白質病変の程度とパーキンソニズムの重症度との関連が乏しい場合がある．
- c. 誤　ドパミントランスポーターシンチグラフィーではドパミン神経終末での取り込みは低下していることが多い．
- d. 誤　大脳白質病変があっても，白質病変そのものは無症候で，パーキンソン病に合併しているだけの場合があることに注意する必要がある．
- e. 誤　脳室の拡大をともなうことが多いとされる．

II パーキンソン病と類縁疾患の鑑別

8. 大脳皮質徴候を呈する症例における鑑別とは？

> **case**
> 72歳(当院初診時)男性，右利き．主訴：言葉が出にくい，動作が遅い．
> 非流暢性失語を呈したパーキンソン症候群の1症例．

現病歴

　　71歳時，発話に努力を要するようになり，言葉数が少なくなった．加えて，表情が乏しくなった．72歳ごろから会話中に発語が途切れるようになり，会話内容を一度では理解できず，単語のみで返答することが多くなった．異常な行動はないが，全体的に動作が遅くなり，歩行中の右の腕振りが少なくなったことに家族が気づいた．そこで当院を受診し，精査目的に入院した．

既往歴：特記事項なし．
家族歴：類症なし，両親に血族結婚なし．
生活歴：京都府出身．高校卒業後，71歳まで製紙工場に勤務．

診察所見

一般身体所見：身長162 cm，体重78 kg，BMI 29.7.
神経学的所見：意識は清明だが，会話理解はやや低下し，診察には繰り返しの説明を要した．自発話は寡少で，復唱は可能だが時間を要した．会話は単文もしくは単語に限られ，verbal fluency task（「た」のつく言葉）は2語であった．以上により，「非流暢性失語」と診断された．さらに，失計算，失書を認め，皮膚書字覚が右優位に低下していた．一方，左右失認，手指失認はなく，肢節運動失行，観念運動失行，着衣失行も認めなかった．加えて，明らかな眼球運動制限はなく，その他の脳神経に異常はなかった．動作緩慢，鉛管様筋強剛が四肢右優位にみられた．筋力は保たれ，腱反射は正常で左右差はなく，両側にバビンスキー(Babinski)徴候を認めた．不随意運動はなく，歩行は正常で，姿勢反射障害を認めなかった．協調運動，表在感覚，深部感覚は正常であった．また，起立性低血圧，神経因性膀胱はなかった．

> **初診時診断**
> 大脳皮質基底核症候群(CBS)の疑い

非流暢性失語で発症し，約1年の経過で右優位のパーキンソニズムが緩徐に進行したため，変性疾患によるパーキンソン症候群と考えられた．それらの所見に加えて，不全型のゲルストマン(Gerstmann)症候群(典型例では，手指失認・左右失認・失計算・失書の4つがそろうが，本症例は後者2症候を認めた)，右優位の皮質性感覚障害を認めた．病変部位は，左優位の錐体外路系，および大脳皮質優位半球の前頭葉弁蓋部から上側頭回，角回，左優位の頭頂葉連合野を含むと推定された．

　臨床診断としては大脳皮質基底核症候群 corticobasal syndrome (CBS)が最も疑われ，大脳皮質基底核症候群を診断するためのメイヨー基準を満たした．そのほかに，非流暢性失語とともに錐体外路障害を呈しうる疾患として，アルツハイマー病 Alzheimer disease (AD)，レヴィ小体型認知症 dementia with Lewy bodies (DLB)，進行性核上性麻痺 progressive supranuclear palsy (PSP)，血管性認知症などがあげられ，その鑑別として，以下の検査を行った．

検査所見

頭部 MRI：左前頭葉，頭頂葉に萎縮を認めた(図8-1)．
123I-IMP 脳血流シンチグラフィー：両側前頭葉，左頭頂葉に集積低下を認めた(図8-2)．
123I-MIBG 心筋シンチグラフィー：正常(H/M 比 early 2.3, delay 2.9)．
神経心理検査：MMSE (mini-mental state examination) 21/30点，FAB (frontal assessment battery) 5/18点，WAB (western aphasia battery)失語指数70.8点で，とくに自発話，呼称，読み，書字，構成で低下を認めた(表8-1)．

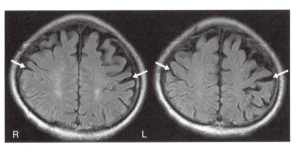

図8-1　頭部MRI
FLAIR画像(水平断)．左前頭葉，頭頂葉に萎縮を認めた．中心溝を⇨で示す．

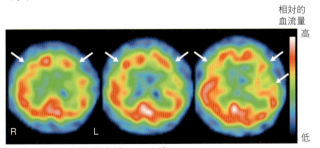

図8-2　123I-IMP脳血流シンチグラフィー
水平断．両側(左優位)前頭葉，左側頭葉に集積低下(⇨)を認めた．

表8-1 ドネペジル服用前後のWAB評価

	服用前（点）	服用後（点）
自発話	12/20	13/20
話し言葉の理解	7.9/10	7.9/10
復唱	8.6/10	9.4/10
呼称	6.9/10	7.8/10
読み	6.6/10	6.4/10
書字	4.7/10	5.1/10
行為（右手）	9.8/10	9.8/10
行為（左手）	9.8/10	9.7/10
構成	4.8/10	7.5/10
失語指数*	70.8/100	76.2/100

＊：自発話，話し言葉の理解，復唱，呼称の合計点を2倍して算出した．

退院時診断　大脳皮質基底核症候群（CBS）

エキスパートはここをる

　非流暢性失語，失計算，失書，皮質性感覚障害などの大脳皮質徴候を呈したが，アルツハイマー病の中核症状である記銘力障害は明らかではなかった．病初期から錐体外路症状をともなう点も，アルツハイマー病としては非典型的であった．日内変動をともなう認知機能障害や幻視はなく，レヴィ小体型認知症も否定的であった．垂直性眼球運動障害，易転倒性および姿勢反射障害など，進行性核上性麻痺を示唆する所見はなかった．頭部MRIにおける脳萎縮および^{123}I-IMP脳血流シンチグラフィーの集積低下は左半球優位非対称性で，大脳皮質基底核症候群を支持する所見であった．パーキンソン病（PD）やレヴィ小体型認知症で早期に取り込み低下する^{123}I-MIBG心筋シンチグラフィーは正常であった．

　以上から，鑑別にあげたアルツハイマー病，血管性認知症，レヴィ小体型認知症，進行性核上性麻痺は否定的であり，大脳皮質基底核症候群と診断された．

Q1 大脳皮質基底核症候群の症候について，正しいものを3つ選べ．

a. 四肢の失行，皮質性感覚障害，皮質性ミオクローヌス，非流暢性失語などの大脳皮質徴候がみられる．
b. 一側の上肢が意志とかかわりなく無目的な動作をする現象（他人の手徴候）がみられることがある．
c. 無動，筋強剛を呈し，L-ドパに反応する．
d. パーキンソン症状に加えて，小脳失調および神経因性膀胱，起立性低血圧などの自律神経障害を呈する．
e. 症候に左右差がみられる．

大脳皮質基底核症候群の画像所見について，正しいもの3つを選べ．

a. 頭部 MRI では，多発脳梗塞を認める．
b. 頭部 MRI T₁ 強調画像では，中心溝を中心に左右差のある大脳半球萎縮を呈する．
c. 頭部 MRI FLAIR 画像では，大脳皮質下白質に高信号域を認めることがある．
d. ¹²³I-IMP 脳血流シンチグラフィーでは，前頭葉，側頭葉，頭頂葉などに左右差のある集積低下を呈する．
e. ¹²³I-MIBG 心筋シンチグラフィーでは，心筋への集積が低下する．

 その後の経過

大脳皮質基底核症候群の背景病理としてアルツハイマー病が含まれるとの報告[1]，および病理診断における大脳皮質基底核変性症 corticobasal degeneration（CBD）でもコリン作動性神経の脱落があるとの報告[2]に基づき，ドネペジル5 mg/日の服用を試みた．ドネペジルを服用後，WAB の失語指数は76.2点になり，呼称，構成でわずかに改善を認めたが（表8-1），その効果は一過性であった．

74歳時から突進歩行，姿勢反射障害が出現して転倒を繰り返すようになった．L-ドパ500 mg/日，アマンタジン200 mg/日まで漸増したが，自他覚ともに運動障害の改善は認めなかった．リハビリテーションを継続したが，易転倒性，動作緩慢が進行し，75歳時から日常生活動作（ADL）に部分介助を要するようになった．さらに失語症が進行し，76歳時には自発語がほぼ失われた．その後，嚥下障害が進行し，77歳時に誤嚥性肺炎のため再入院した．肺炎は治療により回復したが，運動障害はさらに進行し，全介助になった．療養型病院へ転院し，79歳時に肺炎で死亡した．

 総合解説

1. 大脳皮質基底核症候群（CBS）の症候と診断

錐体外路徴候に加え，大脳皮質徴候を呈する症候群は大脳皮質基底核症候群とよばれ，臨床診断基準の代表的なものとして，メイヨー基準[1]や改訂ケンブリッジ基準[3]がある．症候は一側優位である場合が多いが，まれに左右差が明らかでない場合もある．錐体外路徴候は無動，筋強剛，ジストニアを呈し，筋強剛は鉛管様で，パーキンソン病でみられる歯車様筋強剛とは異なる．進行が早く，早期から姿勢反射障害や易転倒性が出現することも多く，進行性核上性麻痺との鑑別が問題になる場合もある．抗パーキンソン病薬に反応しないか，反応した場合でも効果は持続せず，L-ドパ誘発性ジスキネジアを呈することもほとんどない．抵抗症（Gegenhalten）がしばしばみられ，筋強剛の診察などの四肢の受動運動の際に無意識に力が入ってしまい，筋強剛と誤られることがある．Gegenhaltenは特定の局在症候を示すものではなく，大脳の全般的な障害で起こる．

大脳皮質徴候は，失行や皮質性感覚障害，失語，皮質性ミオクローヌスなどを呈する．失行は観念運動失行や肢節運動失行が多く，運動麻痺や運動失調，不随意運動などの運動

障害がないにもかかわらず，行うべき動作を行うことができない．観念運動失行では，自発的な動作に支障はないが，指示されて意図的に行う動作が障害される．たとえば，歯みがきをするまねやボールを投げるまね，マッチ箱からマッチを取り出して火をつけるまねなどを，実物を使わずに身振りで表現するように口頭で患者に指示して評価する．肢節運動失行では，自発動作，指示動作ともに拙劣になる．たとえば，影絵のキツネやつま先で地面に三角を描く動作を検者が手本を患者に見せてから行わせ，評価する．

皮質性感覚障害の診察は，皮膚書字覚の検査が簡便である．この検査では，患者に閉眼させて手掌に数字を書き，その数字を答えさせる．異常のある患者は，温痛覚や深部感覚が障害されていないにもかかわらず，書いた数字がわからなくなる．失語の頻度も高く，非流暢性失語などを呈し，進行すると無言症になる．

皮質性ミオクローヌスは上肢にみられることが多く，手指に律動性のミオクローヌスを呈して振戦との鑑別が問題になることがある．律動的な皮質性ミオクローヌスでは，周波数が完全には一定せずにやや不規則であることや，大脳皮質の過興奮性を反映して，体性感覚誘発電位 somatosensory evoked potential（SEP）で巨大 SEP や C 反射がみられること，jerk-locked back averaging 法で皮質性ミオクローヌスの筋放電に先行する棘波が記録されることが参考になる．

そのほかの徴候として，進行性核上性麻痺と同様の垂直性核上性眼球運動障害や腱反射亢進，神経因性膀胱，前頭葉解放現象（強制把握反射や緊張性足底反射）がみられる．進行期には，痙性片麻痺がある患者と同じようにウェルニッケ・マン（Wernicke-Mann）肢位をとり，上肢は内転屈曲し，手指，手首，肘関節も屈曲する．一方，下肢は緊張性足底反射の持続的な亢進を反映して，股関節，膝関節とも屈曲位をとることが多い．ウェルニッケ・マン肢位（上肢は内転屈曲し，下肢は伸展外旋した姿勢を示す）の程度は症状の優位側に強いが，進行するにしたがい対側にも出現する．

2. 大脳皮質基底核症候群（CBS）の背景病理

これまで，すでに述べたような臨床像をとる患者は大脳皮質基底核変性症と診断されてきたが，生前，大脳皮質基底核変性症と診断された症例の背景病理をみると，進行性核上性麻痺やアルツハイマー病などのさまざまな疾患が含まれることが明らかになった[1]ことから，大脳皮質基底核変性症は病理診断名として使用し，近年，臨床診断名としては大脳皮質基底核症候群を用いるようになった．また，大脳皮質基底核症候群の症例のなかには，非典型的臨床症候〔垂直性核上性眼筋麻痺と早期からの易転倒性，前頭側頭型認知症（FTD）様の行動異常，著しい記銘力障害〕が前景に立つ臨床亜型が存在することも知られている．

大脳皮質基底核変性症は進行性核上性麻痺や嗜銀顆粒性認知症とともに 4 リピートタウオパチーに分類される．大脳皮質基底核変性症は，大脳皮質と皮質下神経核（とくに黒質と淡蒼球）の神経細胞脱落，大脳皮質におけるグリア病変（astrocytic plaque）および ballooned neuron を呈する．astrocytic plaque は，アストロサイトの突起の遠位部にタウが蓄積したもので，短い突起状の構造物が集合してひとつの斑を形成し，大脳皮質基底核変性症に特異的である（図 8-3）．大脳皮質基底核変性症と進行性核上性麻痺は臨床像の

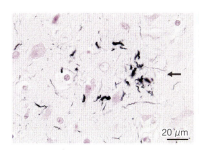

図8-3
大脳皮質基底核変性症の組織学的特徴(自験他症例,前頭葉皮質)

ガリアス・ブラーク(Gallyas Braak)染色による.アストロサイトの突起の遠位部にタウ蛋白が蓄積する astrocytic plaque(➡)を認めた.
[図8-3は国立病院機構 刀根山病院 井上貴美子先生,藤村晴俊先生 提供]

重なりが多く,鑑別がしばしば問題になるが,病理学的には,グリア病変およびタウ蛋白の生化学的な違いによって区別できる.すなわち,大脳皮質基底核変性症では astrocytic plaque が前頭葉上面の傍正中領域や尾状核に多くみられるのに対して[4],進行性核上性麻痺では tufted astrocyte(側枝を有さない細い突起が中心部から放射状に配列するアストロサイト)が中心前回を主体に前頭葉・頭頂葉に分布する[5].タウ蛋白の分画は,大脳皮質基底核変性症では37 kDa に2本のバンドがみられるのに対して,進行性核上性麻痺では33 kDa のバンドがみられる[6].

大脳皮質基底核症候群と臨床診断した症例の背景病理を鑑別するポイントとして,次のことがあげられる.罹病期間が10年未満の場合[7],脳萎縮の進行が早い場合[8]には大脳皮質基底核変性症の可能性があり,発症2年以内に核上性眼筋麻痺が出現する場合[7],皮質症状が進行期になってから出現する場合[9]には,進行性核上性麻痺の可能性が高い.画像診断上,脳萎縮の分布の点からは,前頭・頭頂皮質,淡蒼球に萎縮があり,脳幹の萎縮が目立たない場合は大脳皮質基底核変性症を示唆し,中脳,上小脳脚,大脳白質の萎縮は進行性核上性麻痺を示唆する[10].研究対象として大脳皮質基底核変性症を臨床診断する場合には,アームストロング基準が使用されている.そこでは,clinical research criteria for probable CBD と clinical criteria for possible CBD とが定義されている[11].前者は,ほかの背景病理症例をできるだけ除き,典型的な大脳皮質基底核変性症の症例を標的とした研究を念頭においたものであり,後者は進行性核上性麻痺などのタウ病理症例を広く包含し,タウ病理を標的とした治療研究などを念頭においた診断基準である.

本症例は非流暢性失語などの大脳皮質徴候および錐体外路徴候を呈し,アームストロング基準によると,clinical research criteria for probable CBD に該当した.確定診断のためには病理学的検索が必要であるが,診察所見,画像所見からは,比較的典型的な大脳皮質基底核症候群と考えられるため,背景病理は大脳皮質基底核変性症であろうと推定した.

3. 大脳皮質基底核変性症(CBD)の治療

大脳皮質基底核変性症の治療についてのエビデンスは乏しく,確立された治療法はない.錐体外路症状に対して,L-ドパ,ジストニアに対してボツリヌス毒素,ミオクローヌスに対してクロナゼパム,認知機能障害に対してドネペジルなどのコリンエステラーゼ阻害薬を試みるが,十分な改善が得られないことが多い.積極的なリハビリテーションや転倒,誤嚥の予防が重要になるが,一般に進行が早く,平均罹病期間は6.6±2.4年である[12].本症例では,失語症に対してドネペジルが一時的に有効と思われたが,その後徐々に進行

した．錐体外路症状に対して試みた L-ドパやアマンタジンは効果がなく，約9年の経過で死亡した．

（梅村敦史　　大江田知子）

◆文献

1) Boeve BF, et al.: Ann Neurol, 54: S15-S19, 2003.
2) Kasashima S and Oda Y: Acta Neuropathol, 105: 117-124, 2003.
3) Mathew R, et al.: J Neurol Neurosurg Psychiatry, 83: 405-410, 2012.
4) Hattori M, et al.: Acta Neuropathol, 106: 143-149, 2003.
5) Iwasaki Y, et al.: Acta Neuropathol, 108: 399-405, 2004.
6) Arai T, et al.: Ann Neurol, 55: 72-79, 2004.
7) Ling H, et al.: Brain, 133: 2045-2057, 2010.
8) Whitwell JL, et al.: Brain, 130: 1148-1158, 2007.
9) Bergeron C, et al.: Ann Neurol, 40: 893-900, 1996.
10) Josephs KA, et al.: Neurobiol Aging, 29: 280-289, 2008.
11) Armstrong MJ, et al.: Neurology, 80: 496-503, 2013.
12) Murray R, et al.: Neurology, 68: 1274-1283, 2007.
13) 平山惠造：神経症候学Ⅰ，改訂第二版，p.177，文光堂，2006．

解説

a. 正
b. 正　ただし，今日，他人の手徴候の用語の定義に混乱がある．Brion らの原著(1972)には，一方の手で他方の手を握ったときに自分のものとわからない場合，認知障害と記載されているが，他人のような非協調的なふるまいの場合にも用いられている[13]．
c. 誤　L-ドパに反応しない，あるいは効果が持続しない．L-ドパに反応するのは，パーキンソン病やレヴィ小体型認知症の特徴である．
d. 誤　多系統萎縮症 multiple system atrophy (MSA) を疑う所見である．
e. 正

a. 誤
b. 正
c. 正　大脳皮質の萎縮にともなうグリオーシスを反映して，皮質下白質に高信号域を認めることがある．
d. 正
e. 誤　パーキンソン病やレヴィ小体型認知症でみられる所見である．

II パーキンソン病と類縁疾患の鑑別

9. 急速に進行するパーキンソン病の背景とは？

> **case**
> 53歳（初診時）男性，右利き．主訴：動きがにぶい，手のふるえ，幻覚．
> 急速に進行したグルコセレブロシダーゼ（GBA）遺伝子変異による若年発症のパーキンソン病（PD）の1症例．

現病歴

44歳時より動きがにぶいことを自覚した．50歳時より手指のふるえが出現し，他院神経内科にてパーキンソン病薬の加療を開始した．53歳時より幻覚が出現し，薬物治療への反応性も悪化，また仕事が思うように進まなくなるなどの認知機能の低下を疑わせる症状もあり，当院を紹介受診した．

紹介時診断：パーキンソン病（PD）

既往歴：特記事項なし．
家族歴：母，母方祖母が70歳代より認知症である．
生活歴：職業　学者（化学系）．
服用薬：L-ドパ・カルビドパ配合剤500 mg/日，エンタカポン500 mg/日，ゾニサミド25 mg/日，クロナゼパム0.5 mg/日，リバスチグミン18 mg/日，メマンチン20 mg/日，デュロキセチン40 mg/日，抑肝散5 g/日，ミドドリン6 mg/日，センノシド24 mg/日．

診察所見

一般身体所見：身長183 cm，体重71 kg，BMI 21.2．
認知機能検査・神経心理検査：HDS-R（改訂 長谷川式簡易知能評価スケール）25/30点，MMSE（mini-mental state examination）27/30点，FAB（frontal assessment battery）16/18点であった．
神経学的所見：意識は清明で，服装・礼節は保たれており，意思疎通はおおむね良好で，失語・失行・失認はなかった．日内変動を有する，ヘビなどの動物の幻視があった．また，気分の落ち込みもあった．嗅覚低下があったが，眼球運動は正常であった．発語は小声で単調であった．筋力は正常で，筋萎縮はなかったが，動作緩慢があった．頸部と右側優位の上下肢に中等度の筋固縮があり，安静時・動作時振戦もあった．前傾姿勢，小股歩行で，姿勢反射障害を認めた．便秘があり，シェロング試験は陽性であった（119/70 mmHg → 89/55 mmHg）．

Ⅱ．パーキンソン病と類縁疾患の鑑別

グルコセレブロシダーゼ（*GBA*）変異を有するパーキンソン病の特徴について，正しいものを2つ選べ．

a．L-ドパへの反応が初期から不良であることが多い．
b．臨床的にはレヴィ小体型認知症（DLB）の病型を呈することが多い．
c．¹²³I-MIBG 心筋シンチグラフィーは正常を示すことが一般的である．
d．嗅覚低下は認めないことが多い．
e．パーキンソン病の原因あるいはリスク遺伝子のなかでは最も頻度が高い．

(A1：b，e)

グルコセレブロシダーゼ（*GBA*）の遺伝子について，正しいものを2つ選べ．

a．*GBA* はニーマンピック病の原因遺伝子である．
b．常染色体劣性形式の遺伝子変異を有するパーキンソン病と比べて症状が重篤である．
c．ヘテロ接合体の *GBA* 変異はパーキンソン病のリスク因子である．
d．*GBA* 変異を有するとかならずパーキンソン病を発症する．
e．高頻度で突然変異を認める遺伝子部位（ホットスポット）はエキソン5，エキソン10に存在する．

(A2：c，e)

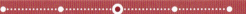

初診時診断　パーキンソン病（PD）

エキスパートはここを診る

孤発例で，44歳と若年発症した．嗅覚低下やうつ病があり，日内変動を有する認知機能障害に加え，幻視・幻聴を合併した．治療反応性は初期には良好であったが，のちに不良となった．

患者および家族への説明

典型的なパーキンソン病の症状を有するが，若年発症であること，幻覚を認めること，レヴィ小体型認知症のような病型も有することから，*GBA* を含めた各種パーキンソン病に関連する遺伝子検査を提案した．

検査所見

頭部 MRI：びまん性脳萎縮あり．
¹²³I-IMP 脳血流シンチグラフィー：後頭葉の取り込み低下を認める（図9-1）．
¹²³I-MIBG 心筋シンチグラフィー：心筋の取り込み低下を認める（図9-2）．

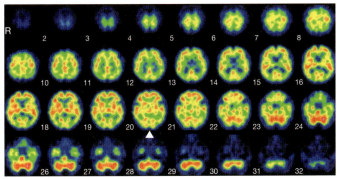

図9-1 ¹²³I-IMP脳血流シンチグラフィー
後頭葉の血流低下(△)が目立ち,レヴィ小体型認知症を示唆する所見であった.

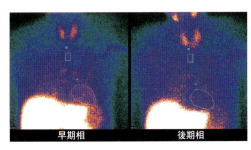

図9-2
¹²³I-MIBG心筋シンチグラフィー
H/M 比(心縦隔比)は early(早期相)1.49, delay(後期相)1.16と著明に低下していた.

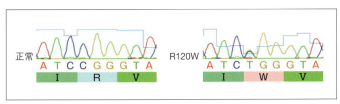

図9-3 *GBA*(エキソン5)遺伝子検査結果
GBA のエキソン5に R120W(c.475C>T)変異が認められた.

遺伝子検査所見:*GBA* R120W 変異(c.475C>T.図9-3).*LRRK2*,*SNCA*,*Parkin* の各遺伝子には異常を認めなかった.

その後の経過

当初,症候からはパーキンソン病が疑われたが,のちにレヴィ小体型認知症の病型を呈するようになった.さらに,精神症状の出現により急速に病状が進行した.¹²³I-IMP脳血流シンチグラフィーでは後頭葉の取り込み低下もみられることから,レヴィ小体型認知症に矛盾しない所見であった.

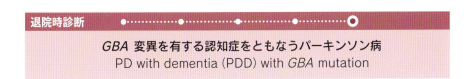

退院時診断

GBA 変異を有する認知症をともなうパーキンソン病
PD with dementia (PDD) with *GBA* mutation

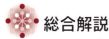
総合解説

1. パーキンソン病のリスク因子

　パーキンソン病は大多数が孤発例であるが，約10％は家族性であることから遺伝的要因の関与が指摘されてきた．これらのパーキンソン病家系の連鎖解析や，近年では次世代シークエンサーを用いたゲノムワイド関連解析により，20以上のパーキンソン病の責任遺伝子が同定されている．なかでもゴーシェ病の責任遺伝子である，グルコセレブロシダーゼ glucocerebrosidase（*GBA*）はパーキンソン病の重要なリスク因子であることが示された[1]．さまざまな異なる人種でも一様にリスク遺伝子となることが示され，オッズ比は平均5.4であった．すなわち，変異を有するとパーキンソン病発症のリスクはほぼ5倍以上になる．わが国のパーキンソン病患者にも9.4％に *GBA* の変異が認められ，オッズ比は28倍と高く，パーキンソン病発症のきわめて高いリスク因子である[2]．*GBA* は11エキソンより構成されるが，とくにエキソン5とエキソン10にホットスポットがあり，全体の約80％を占める．本症例はエキソン5内のR120Wという比較的頻度の高い変異を有していた．ほかにエキソン10のL444PやRecNci1（L444P-A456P-V460V）変異も頻度の高い変異である．

2. *GBA* の変異を有するパーキンソン病の臨床像

　GBA の変異を有するパーキンソン病は，若年発症であることが特徴的であり，本症例のように50歳未満での発症も多い．また，認知機能低下や精神症状がみられることがあり，ときにレヴィ小体型認知症の診断基準を満たすことも多い[3]．L-ドパへの反応は初期には良好であるが，本症例のように幻覚など精神症状の出現とともに急激に悪化する場合がある．さらに，若年発症の症例が多いことから比較的若い段階で進行期が訪れ，ジスキネジア dyskinesia やウェアリング・オフ wearing-off の問題が起こりやすく，治療に難渋することも多い．

　パーキンソン病の家族歴がある場合や，若年発症，レヴィ小体型認知症のタイプである場合には，*GBA* 変異の可能性を疑い，患者の希望があれば遺伝子診断を行うことも検討される．ただし遺伝子検査で変異があった場合は，その子どもに *GBA* 変異が引き継がれる可能性は50％となるため，慎重な診療・説明が必要である．

（陣上直人　山門穂高）

◆文献

1) Sidransky E, et al.: N Engl J Med, 361: 1651-1661, 2009.
2) Mitsui J, et al.: Arch Neurol, 66: 571-576, 2009.
3) Nalls MA, et al.: JAMA Neurol, 70: 727-735, 2013.

解説

a.　誤　L-ドパへの反応性は少なくとも初期には孤発性パーキンソン病と同様に良好である．
b.　正　レヴィ小体型認知症を呈することも多い．

- c. 誤 臨床症状と同様にMIBGの値についても孤発性パーキンソン病と同等かそれ以下の値をとることが多い．
- d. 誤 臨床症状は孤発性パーキンソン病と同様である．
- e. 正 パーキンソン病を引き起こす原因あるいはリスク遺伝子のなかでは最も頻度が高い（わが国では約10％）とされる．

- a. 誤 *GBA* は常染色体劣性遺伝形式で発症するゴーシェ病の原因遺伝子である．
- b. 誤 常染色体劣性遺伝形式の *Parkin* や *PINK1* の変異を有するパーキンソン病はより若年で発症し，症状も重篤となることもある．
- c. 正
- d. 誤 正常人でも0.37％に *GBA* 変異を有するとされ，*GBA* を浸透率の低い常染色体優性遺伝型のパーキンソン病原因遺伝子ととらえることも可能である．
- e. 正 既報告の変異の大多数は *GBA* のエキソン5，エキソン10に存在する．

II パーキンソン病と類縁疾患の鑑別

10. 若年発症パーキンソン病の背景とは？

> **case**
> 43歳男性，右利き．主訴：左手のふるえ．
> 口蓋裂，甲状腺腫，ベルガ腔残存，副甲状腺機能低下症をともなう若年発症パーキンソン病(JPD)の1症例．

現病歴

39歳時に左上肢の振戦と寡動を発症した．

41歳時には小刻み歩行や動作緩慢が進行し，日常生活に支障をきたすようになり，43歳時に当院神経内科を受診した．左上肢優位の安静時振戦と筋固縮，寡動，後方突進現象があり，L-ドパに反応したことから，若年性パーキンソン病(JPD)と診断された．口蓋裂，甲状腺腫，ベルガ腔残存，副甲状腺機能低下症など正中構造物の異常や抑うつ症状の合併もみられたことから，染色体検査を行ったところ，染色体22q11.2の欠失を認めた．*Parkin*, *PINK1*, *LRRK2*, *α-Synuclein* 遺伝子の変異はなく，染色体22q11.2欠失症候群に合併した若年性パーキンソン病と考えられた．^{123}I-FP-CIT-SPECTでは，症状優位側に一致した左右差のある線条体での信号低下を認めた．しかしながら，本症例には自律神経障害の合併がなく，^{123}I-MIBG心筋シンチグラフィーの取り込み低下もみられなかったことから，孤発性パーキンソン病とは異なる病態が示唆された．

既往歴：幼児期に口唇口蓋裂で手術し，言語訓練を受けた．39歳のときに低カルシウム血症を指摘され，アルファカルシドール1.5μgの服用が開始された．同時に甲状腺腫を指摘されたが，生検で悪性所見を認めず，経過観察となった．
家族歴：類症者はなく，近親婚もなかった．

39歳時に左手のふるえに気づいた．半年後に近医神経内科を受診し，振戦・固縮を認めたことからパーキンソン病の疑いで，プラミペキソール速放剤1.5 mgの服用が開始された．ところが，症状改善の自覚はなく，服用は中止された．このときに血液検査で低カルシウム血症，副甲状腺機能低下症が発見され，症状は低カルシウム血症によるものと判断された．そこで，アルファカルシドール1.5μgの服用が開始され，抗パーキンソン病薬の服用はせずに経過をみることとなった．血清カルシウム値は正常化したものの，身体の動きにくさは進行し，41歳時には歩行時の前傾姿勢が目立つようになった．

42歳時には小刻み歩行のため20年間勤務してきた職場を退職することとなり，軽いうつ状態に陥ったが，抗うつ薬を服用することなく3カ月で自然に軽快した．半年前から衣服の着脱が困難になってきたことから当科を受診し，精査目的で入院となった．

Q1 副甲状腺機能低下症にともなう神経症状のうち，慢性期よりも急性期に多くみられる症状を2つ選べ．

a. 喉頭けいれん
b. こむら返り
c. ジストニア
d. 認知症
e. パーキンソニズム

(A1：a, b)

エキスパートはここを診る

副甲状腺機能低下症の急性期には喉頭けいれん，こむら返り，トルソー徴候，全身けいれんなどが多く，慢性期には錐体外路症状や認知症が多くみられる．

診察所見

一般身体所見：身長155 cm，体重66 kg，BMI 27.5．
神経学的所見：意識清明，見当識良好で認知機能障害を認めなかった．嗅覚低下の自覚はなかったが，OSIT-J（odor stick identification test for Japanese）では正答率が25％と低下していた．構音は小声で抑揚が小さかった．

運動系は，頸部に高度の固縮があり，また，四肢は左優位で下肢に強い鉛管様固縮があった．四肢筋力は正常であった．両下肢で深部腱反射が亢進していたが，足底反射は両側下向きであった．左上肢優位の3〜5 Hzの，丸薬まるめ様振戦（pill-rolling tremor）といった安静時振戦を認め，下顎にも安静時振戦を認めた．仮面様顔貌で瞬目は少なかった．四肢は左優位に寡動があった．小刻み歩行で両足とも上がりは小さいが，独歩は可能だった．歩行時の腕の振り arm swing は左が小さかった．さらに，後方突進があった．

起立性低血圧はなかった．また，便秘もなかった．

検査所見

心電図，胸部X線，血液検査に異常はなかった．頭部CTや頭部MRI（図10-1）では石灰化や萎縮はないが，ベルガ腔の残存を認めた．L-ドパチャレンジテストのひとつであるlevodopa 100 mg infusion test では UPDRS（unified Parkinson's disease rating scale）part IIIのスコアが28％改善した．^{123}I-FP-CIT-SPECTでは，SBR（specific binding ratio）右/左＝1.81/2.28，非対称性指数（asymmetry index）＝22.98％（図10-2）と，症状優位側に一致する低下を認めた．^{123}I-MIBG心筋シンチグラフィー（図10-3）では，H/M比（心縦隔比）が early（早期相）2.29，delay（後期相）2.60と正常であった．蛍光 in situ ハイブリダイゼーション fluorescence in situ hybridization（FISH．図10-4）では，del(22)(q11.2q11.2)(TUPLE-1)であり，22q11.2欠失症候群にともなうパーキンソン病と診断された[1]．順天堂大学医学部脳神経内科での検査により Parkin, PINK1, LRRK2, SYNA 遺伝子には変異を認めなかった．

II. パーキンソン病と類縁疾患の鑑別

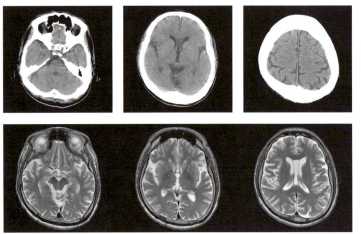

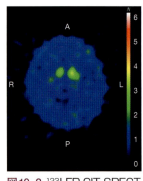

図10-2 ¹²³I-FP-CIT-SPECT
SBR（specific binding ratio）＝2.04
（右：1.81，左：2.28），非対称性指数（asymmetry index）＝22.98％．

図10-1 頭部CT（上段）と頭部MRI（下段）

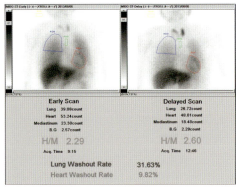

図10-3 ¹²³I-MIBG心筋シンチグラフィー

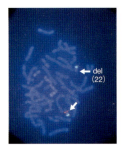

図10-4
蛍光 in situ ハイブリダイゼーション（FISH）

総合解説

　39歳のときに左上肢の振戦と寡動で発症した若年発症のパーキンソン病の症例である．口蓋裂，甲状腺腫，ベルガ腔残存，副甲状腺機能低下症などの正中構造物の奇形や抑うつ症状を合併していたことから，染色体検査を行ったところ，染色体22q11.2の欠失を認めた．Parkin，PINK1，LRRK2，α-Synuclein 遺伝子の変異はなく，染色体22q11.2欠失症候群（22q11.2DS）に合併した若年性パーキンソン病と考えた．

　22q11.2欠失症候群（22q11.2DS）はダウン（Down）症候群に次いで頻度が高い染色体異常である．扁平な鼻根部や短い人中などの特徴的な顔貌に加えて，先天性心疾患，鼻咽腔閉鎖不全，胸腺低形成，副甲状腺機能低下症，ベルガ腔残存などの正中構造の異常，精神発達遅滞や統合失調症などの精神症状を合併することが知られている[2]．

　22q11.2欠失症候群とパーキンソン病の関連については，これまでに4つの論文で7症例が報告[3〜6]されている．いずれも20〜40歳代の若年発症であり，振戦，固縮，寡動といったパーキンソン病の典型的な運動症状を呈している．多くは L-ドパに反応しており，精神発達障害や統合失調症，うつ症状などの精神症状を合併するのが特徴である．

　カナダのトロントに在住する159例の22q11.2欠失症候群患者に対する観察研究[6]では，

4例のパーキンソン病患者があり，このうち3例で剖検がなされているが，α-シヌクレイン（α-synuclein）陽性のレヴィ小体病理を認める症例が2例，認めない症例が1例あったと報告されている．

上記の既報告7症例と比較すると，本症例では発症年齢や運動症状に違いはなく，気分障害も認めていた．また，^{123}I-FP-CIT-SPECTでは臨床症状の優位側に一致した線条体でのSBR（specific binding ratio）の低下を示していた．さらに，^{123}I-MIBG心筋シンチグラフィーについての報告は本症例が初めてであり，H/M比の低下はなかった．孤発性パーキンソン病のHoehn & Yahr重症度分類のステージⅢ（HY3）以上の進行期では，73%にH/M比の低下が報告されている[7]ことから，本症例では運動症状に比して peripheral sympathetic nerveの障害は軽度であり，α-シヌクレイノパチー（α-synucleinopathy）の病理をともなう孤発性パーキンソン病とは異なる病態であることが示唆される．

22q11.2欠失症候群で欠失する染色体領域において，パーキンソニズムの発現に関与しうる遺伝子としては，*MIR185*，*DGCR8*，*SEPT5*および*COMT*があげられる[8]．なかでも，*MIR185*は*LRRK2*との interactionが示唆されているmicroRNAをコードしており，22q11.2DSにともなうパーキンソン病と*LRRK2*変異によるパーキンソン病が病態を共有する可能性がある．*LRRK2*変異によるパーキンソン病では，α-シヌクレイノパチーの病理を示す症例と示さない症例があり[9]，自律神経障害は軽く[10]，^{123}I-MIBG心筋シンチグラフィーの異常は比較的軽微であることが知られている[11]．これらの特徴が本症例と共通していることも両者に共通の病態が背景にある可能性を示しているが，今後，症例のさらなる蓄積が必要である．

（金子　鋭）

文献

1) Oki M, et al.: Intern Med, 55: 303-305, 2015.
2) Monteiro FP, et al.: Eur J Pediatr, 172: 927-945, 2013.
3) Krahn LE, et al.: Mayo Clin Proc, 73: 956-959, 1998.
4) Zaleski C, et al.: Am J Med Genet A, 149A: 525-528, 2009.
5) Booij J, et al.: Am J Med Genet A, 152A: 2937-2938, 2010.
6) Butcher NJ, et al.: JAMA Neurol, 70: 1359-1366, 2013.
7) Orimo S, et al.: J Neurol Neurosurg Psychiatry, 67: 189-194, 1999.
8) Ogaki K and Ross OA: Parkinsonism Relat Disord, 20: 945-946, 2014.
9) Galpern WR and Lang AE: Ann Neurol, 59: 449-458, 2006.
10) Tijero B, et al.: Parkinsonism Relat Disord, 19: 906-909, 2013.
11) Valldeoriola F, et al.: J Neurol, 258: 1126-1132, 2011.

解説

a. 正　咽頭けいれんは副甲状腺機能低下症の急性期に多くみられる．
b. 正　こむら返りも同様に急性期に多い．
c. 誤　ジストニア，認知症，パーキンソニズムは慢性期に多い．
d. 誤　ジストニア，認知症，パーキンソニズムは慢性期に多い．
e. 誤　ジストニア，認知症，パーキンソニズムは慢性期に多い．

II パーキンソン病と類縁疾患の鑑別

11. 診断における画像データの有用性とは？

> **case**
> 72歳男性，右利き．主訴：歩行障害，よく転倒する．
> ドパミントランスポーターシンチグラフィー（DAT-SPECT）が診断に有用で，
> L-ドパ服用により症状改善を認めた1症例．

現病歴

　　64歳より右上肢，65歳より右下肢の動かしにくさを自覚するようになった．また，同じ頃より右側の耳鳴りと難聴も出現した．徐々に動作緩慢，右片麻痺，右上下肢筋固縮をきたすようになり，複数の医療機関を受診した．ところが原因がわからず，鎮痛剤などを処方されて経過観察されていた．71歳時，近医整形外科より当院神経内科を紹介受診し，精査加療目的に入院した．

既往歴：虫垂炎，憩室炎．両側白内障術後．出産時外傷の有無は不明である．頭部外傷歴はない．
家族歴：特記事項なし．
生活歴：飲酒歴はなく，喫煙は5～20本/日を20歳時より45年継続していた．出身地は宮崎県で，両親も宮崎県出身である．職業は鉄筋工をしていたが，現在は無職．一人暮らしで，姉と3人の娘が15～60分の距離に住んでいる．

診察所見

一般身体所見：身長162 cm，体重54 kg，BMI 20.6．右上下肢の筋萎縮を認めた．四肢周囲径は上腕が右20 cm，左20 cm，前腕が右20 cm，左21 cm，大腿が右30 cm，左33 cm，下腿が右26 cm，左27.5 cm であった（図11-1）．
神経学的所見：意識清明で，構成失行はなかった．失語，失認などの高次脳機能障害は認めず，構音障害はなかった．脳神経系では瞳孔は2 mm 正円同大，対光反射は迅速であった．眼球運動制限はなかったが，軽度追従運動（pursuit movement）がやや衝動性（saccadic）で，眼振は認めなかった．顔面の麻痺や感覚異常はなかった．挺舌は良好で，偏倚を認めなかった．運動系では，上肢バレー（Barré）徴候はなく，徒手筋力検査（MMT）では，左上下肢の筋力は5/5であったが，右上下肢遠位筋にて3～4/5程度の筋力低下を認めた．感覚系では，右上下肢にジンジンとした異常感覚があり，触覚，温痛覚は右上下肢にて7/10程度に低下していた．腱反射は右上肢で2+程度亢進，右下肢は2+～3+と亢進していた．左上下肢は正常であった．病的反射は右下肢バビンスキー（Babinski）反射，チャドック（Chaddock）反射ともに陽性であり，右上肢にてワルテンベルク（Wartenberg）反射陽性所見を認めた．指鼻試験では右で軽度の測定異常（dysmetria）を認めた．ロンベ

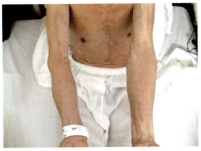
図11-1 右上肢に強い筋萎縮を認める

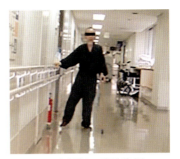
図11-2 右下肢の痙性歩行

ルグ(Romberg)徴候は陰性であった．歩行は右下肢の痙性歩行であった(図11-2)．自律神経系では，立ちくらみや膀胱直腸障害を認めなかった．

Q1
本症例の鑑別診断のために最も重要な兆候として正しいものはどれか？ 2つ選べ．

a. パーキンソン症状の著明な左右差
b. 四肢周囲径の左右差が顕著
c. 腱反射の左右差
d. 右上下肢の感覚障害(感覚過敏)
e. 右上下肢の失調

Q2
本症例より想起される疾患の画像所見として認められるものはどれか？ 2つ選べ．

a. ドパミントランスポーターシンチグラフィーでの取り込み低下の左右差
b. ^{123}I-MIBG 心筋シンチグラフィーでの取り込み低下
c. 頭部 MRI における脳萎縮の左右差
d. 脳幹背側の萎縮や矢状断での hummingbird sign
e. 橋における十字サイン(hot cross bun sign)

Q3
本症例より想起される疾患の診断確定のために，さらに有用な検査はどれか？ 1つ選べ．

a. 体性感覚誘発電位(SEP)
b. ^{11}C-ラクロプライド PET (ドパミン受容体イメージング)
c. 髄液検査
d. 脳波
e. tap test

II. パーキンソン病と類縁疾患の鑑別

初診時診断	○……………●……………●……………●……………●
	大脳皮質基底核変性症（CBD）の疑い

出産時外傷後脳症の疑い，脳炎後パーキンソニズムの疑い，ポストポリオ症候群（Post Polio syndrome）の疑いとの鑑別を要した．

入院時検査所見

高次脳機能検査・神経心理検査：MMSE（mini-mental state examination）17/30点，FAB（frontal assessment battery）10/18点．

絵画検査・書字検査：立方体，花の模写は可能だが，時計描画は不可能だった．名前，住所，文章の書字は良好だった．

血液検査所見：血算，一般生化学所見に異常はなかった．ポリオ抗体価はポリオ1，3でわずかに上昇したが，2では上昇しなかった．

髄液検査所見：特記すべき異常なし．

心電図検査所見：正常洞調律．CV_{R-R}は5.68%であった．

胸部X線検査所見：異常なし．

神経伝導検査所見：右正中神経，尺骨神経，脛骨神経，腓腹神経にて明らかな異常なし．

感覚神経誘発電位：左脛骨神経刺激にてP40が44.7 msecであった．右脛骨神経刺激ではP40の波形がみられなかった．

筋電図検査所見：右背側骨間筋では明らかな異常はなかった．右上腕二頭筋，右大腿四頭筋，右前脛骨筋で多相性運動単位活動電位を認め，interferenceが不良であった．

脳波検査所見：後頭部優位律動，背景脳波に左右差があるが（左半球で減衰あり），明らかな棘波は認めなかった．

頭部MRI：左大脳半球が右に比較して広範に萎縮し，左側脳室の拡大所見を認めた．左被殻にも軽度の萎縮を認めた（図11-3）．

頸椎MRI：C3〜C7にかけて椎間腔狭小化を認めたが，髄内に明らかな異常信号を認めなかった．

^{123}I-MIBG心筋シンチグラフィー：H/M比（心縦隔比）early（早期相）3.8，delay（後期相）4.3，WR（washout ratio）5.4%と正常であった．

ドパミントランスポーターシンチグラフィー（DAT-SPECT）：SBR（specific binding ratio）は平均2.17，右3.76，左0.58と左優位に取り込み低下を認めた（図11-4）．

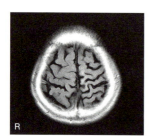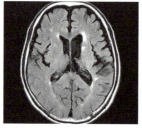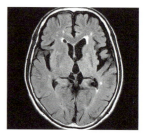

図11-3 頭部MRI（FLAIR画像）

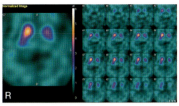
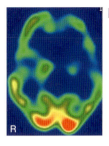

図11-4 ドパミントランスポーターシンチグラフィー（DAT-SPECT）

図11-5 ¹²³I-IMP 脳血流シンチグラフィー

¹²³I-IMP 脳血流シンチグラフィー：左大脳半球，左基底核にて広範に血流低下像を認めた（図11-5）．

 これらの所見から考えられる疾患は何か？

a. パーキンソン病 Parkinson's disease（PD）
b. 進行性核上性麻痺 progressive supranuclear palsy（PSP）
c. 大脳皮質基底核変性症 corticobasal degeneration（CBD）
d. クリッペル・トレノネー・ウェーバー（Klippel-Trenaunay-Weber）症候群
e. HPHA（hemiparkinsonism-hemiatrophy）症候群

(A4：e)

入院時診断
片側大脳・上下肢萎縮をきたしたパーキンソン症候群（HPHA）

 ## 入院後経過

脳萎縮・四肢周囲径に加え，症状の著明な左右差を認める片側萎縮（hemiatrophy）をきたしたパーキンソン症候群（HPHA）の1症例である．右優位のパーキンソニズム，痙性麻痺，感覚障害を認め，ドパミントランスポーターシンチグラフィーの結果より左優位の被殻の取り込み低下所見があったことから，線条体でのドパミン神経終末脱落所見と判断し，L-ドパ200 mg/日より導入を開始した．最終的に，600 mg/日にまで増量したところ，右上下肢の筋強剛可塑性 rigospasticity は改善し，UPDRS（unified Parkinson's disease rating scale）partⅢのスコアも25点から15点に改善した．入院前には一人暮らしが困難な状況であったが，日常生活動作（ADL）は改善し，入院後は自宅での独居も可能となった．

服用薬（退院時）

L-ドパ・ベンセラジド配合剤（100 mg）6錠/日 1日3回 毎食後，ダントロレンナトリウム水和物（25 mg）1錠/日 1日1回 昼食後，ロスバスタチン（2.5 mg）1錠/日 1日1回 朝食後．

エキスパートはここを診る

本症例は，大脳皮質基底核変性症（CBD）様の HPHA であるが，症状のある患肢と対側の線条体にてドパミントランスポーターシンチグラフィーの低下を認め，L-ドパ反応性が良好であった．HPHA では L-ドパ治療可能な症例が 60〜70％ 程度あることは覚えておくべき事項である．

総合解説

老年期に発症した著明な左右差のある筋強剛，巧緻運動障害，歩行障害などのパーキンソニズムに加え，右上下肢周囲径の短縮，筋萎縮，右半身の痙性麻痺，右半身感覚障害を認めた症例である．頭部 MRI にて左大脳半球の広範な萎縮を認め，右半身の痙縮，感覚異常，パーキンソニズムなどの症状に相応する所見と考えられた．

ドパミントランスポーターシンチグラフィーにて左線条体の著明な取り込み低下を認めており，右半身のパーキンソニズムとの強い関連が考えられた．当初は左右差の強いパーキンソニズムと左右差のある脳萎縮の存在から大脳皮質基底核変性症を疑ったが，失行がみられず，患側にて上下肢周囲径が短縮していたこと，錐体路兆候や体性感覚誘発電位 somatosensory evoked potential（SEP）での中枢性感覚路の障害が示唆される．L-ドパの服用により動作緩慢，筋固縮が著明に改善したことから，HPHA と診断された．

● HPHA とは？

HPHA は 1981 年に Klawans らが最初に提唱した概念であり[1]，比較的まれなパーキンソン症候群である．HPHA は緩徐進行性の片側のパーキンソニズムと萎縮をきたすのが特徴的であり[2]，多くは小児期に発症し，成人発症はまれとされている[1]．L-ドパは症例によりさまざまであるが，60〜80％ の症例で有効とされている[3]．神経学的には萎縮のある側で片側のジストニアが初期にみられる．多くは周産期の外傷歴や脳炎に関連して生じるとされているが[3,4]，本症例のように病歴が明らかではないこともある．*Parkin* 遺伝子変異をともなう HPHA の症例[4]やホモ接合双子での HPHA の症例報告があり[3]，一部の症例では，遺伝性の関与も示唆される．わが国でも深江らが 50 歳代の遅発性 HPHA の女性例を報告しているが，大脳皮質基底核変性症との鑑別にドパミン D_2 受容体結合能の差をみる ^{11}C-ラクロプライド PET が有用であったとしている[5]．すなわち，ドパミントランスポーターシンチグラフィーでは大脳皮質基底核変性症でも HPHA でも取り込み低下がみられるものの，^{11}C-ラクロプライド PET 結合能（線条体シナプス後神経細胞のドパミン D_2 受容体結合能）は大脳皮質基底核変性症では低下，HPHA では正常であった．この点は，HPHA においてドパミン治療反応性が比較的良好であることを裏づけるものと考えられる．HPHA の ^{123}I-MIBG 所見についてはこれまで報告例はないが，本例では正常所見であった．^{123}I-MIBG 正常所見は，HPHA が，末梢自律神経から中枢へ α-シヌクレイン（α-synuclein）病理が進展する Braak 仮説に沿うような典型的なパーキンソン病とは異なる病理所見を呈する疾患である可能性を示唆するものと思われる．

（髙橋牧郎）

◆文献
1) Klawans HL: Neurology, 31: 625-628, 1981.
2) Giladi N, et al.: Neurology, 40: 1731-1734, 1990.
3) Wijemanne S and Jankovic J: Neurology, 69: 1585-1594, 2007.
4) Pramstaller PP, et al.: Neurology, 58: 808-810, 2002.
5) 深江治郎 ほか: 臨床神経学, 45: 390-393, 2005.
6) Orimo S, et al.: Parkinsonism Relat Disord, 18: 494-500, 2012.
7) Jacob AG, et al.: Mayo Clin Proc, 73: 28-36, 1998.

解説

a. 誤 (△) 一般にパーキンソン病や大脳皮質基底核変性症は左右差をともなうが, パーキンソニズムの左右差のみでは疾患の鑑別は困難である.

b. 正 HPHA症候群では四肢の形態的左右差をともなうのが特徴である. 本症例では脳萎縮の左右差と四肢周囲径の左右差が目立つことが特徴であった.

c. 正 本症例ではパーキンソニズムの強い右上下肢にて腱反射が著明に亢進し, 強い痙性をともなう錐体路障害が示唆された. この所見は他のパーキンソン病, 症候群にはあまりみられない.

d. △ 感覚障害の左右差は脳血管障害(視床梗塞など)でよくみられる兆候である. 本症例での感覚障害は体性感覚誘発電位(SEP)による振幅の低下などより皮質性と考えられたが, 最も重要な所見とはいえない.

e. 誤 右上下肢の失調は ataxic hemiparesis(片麻痺＋同側半身失調)と考えられたが, HPHAを積極的に示唆する兆候ではない.

a. 正 右優位のパーキンソニズム(筋強剛, 巧緻運動障害)があり, ドパミントランスポーターシンチグラフィーでは左側線条体の取り込み低下が示唆される.

b. 誤 MIBG(3-メタヨードベンジルグアニジン)はノルエピネフリンのアナログであり, ノルエピネフリンと同様に末梢交感神経節後線維シナプス末端より取り込まれる. ^{123}I-MIBG心筋シンチグラフィーのH/M比の低下は, 末梢交感神経終末の脱落, 機能障害を反映し, パーキンソン病やレヴィ小体型認知症 dementia with Lewy bodies(DLB), 純粋自律神経失調症にて低下するため, 他のパーキンソン症候群との鑑別に役立つ[6]. HPHAでは末梢神経の機能異常はない.

c. 正 大脳皮質基底核変性症でも進行期は左右差のある脳萎縮を呈してくるが, 本症例でも左右差のある脳萎縮が著明であった.

d. 誤 脳幹背側の萎縮や矢状断での hummingbird sign は進行性核上性麻痺(PSP)でみられる画像上の特徴である.

e. 誤 橋の十字サインは小脳失調症状が優位である多系統萎縮症(MSA-C)で特徴的にみられる所見である.

a. 誤 (△) 本症例では右半身の異常感覚があり, 体性感覚誘発電位(SEP)にて右脛骨神経刺激での誘発電位の低下を認め, 末梢の感覚神経伝導に異常がみられなかった点は, 中枢性の感覚伝導路障害の可能性がある. しかし, HPHA診断確定のための検査とはならない.

b. 正 ^{11}C-ラクロプライドPETは線条体でのドパミンD_2受容体に特異的に結合し, シナプス後のD_2受容体へのドパミン結合能を評価するのに有用である. パーキンソン病では主としてシナプス前ドパミン神経の障害であるため, ドパミンD_2受容体結合能は保たれるが, 多系統萎縮症などではシナプス後の障害も加わるため, ドパミンD_2受容体結合能は低下する. HPHAではシナプス後ドパミン神経障害はないとされている[5].

c. **誤** パーキンソン病では髄液検査にてα-シヌクレインの異常をきたすとする報告があるが，一定しない．リン酸化α-シヌクレインは一般に上昇するとされるが，病期により異なるとするものもある．HPHAの鑑別にはならない．

d. **誤** HPHAでは背景脳波に左右差がみられることがあるが，特異的ではない．パーキンソン病の脳波変化は乏しいが，認知症を合併すると基礎律動の徐波化がみられる．

e. **誤** tap testは正常圧水頭症の鑑別には必要な検査であるが，HPHAとは臨床症状，画像所見より区別されうる．

a. **誤** 本症例では，ドパミン反応性やドパミントランスポーターシンチグラフィーによる取り込み低下の所見からはパーキンソン病の所見を示唆するが，パーキンソン病でしばしばみられる自律神経障害や精神症状はなく，四肢長，周囲径の左右差，脳萎縮の左右差がみられるのが，特徴である．

b. **誤** 本症例は症状の左右差が目立ち，進行性核上性麻痺(PSP)でみられるような垂直性眼球運動障害はなく，頭部MRI所見にて中脳被蓋の萎縮や，第三脳室拡大，hummingbird signがみられない．

c. **誤** 症状の左右差が目立ち，脳萎縮の左右差がみられる点，ドパミントランスポーターシンチグラフィーにて左右差がみられる点は大脳皮質基底核変性症と同一であるが，明らかな失行はなく，四肢の形態的左右差がみられる点やドパミン反応性がよい点で，本症例は異なる．

d. **誤** クリッペル・トレノネー・ウェーバー(Klippel-Trenaunay-Weber)症候群は四肢周囲径や四肢長の左右差が特徴的な疾患であるが，四肢の血管奇形と患側肢の肥大延長が特徴的である．血管新生因子である *AGGF1* 遺伝子の関与が指摘されているが，本症例のようなパーキンソニズムは認めない[7]．

e. **正**

III

パーキンソン病・パーキンソニズムの運動症状の治療

III パーキンソン病・パーキンソニズムの運動症状の治療

1. パーキンソン病の初期治療は？

case
57歳女性，右利き．主訴：右手足のふるえ．
薬物治療を開始した未治療早期パーキンソン病（PD）の1症例．

現病歴

56歳ごろから右足のふるえを自覚するようになった．また同時期に，右足の膝窩のあたりの突っ張る感じを自覚した．他院を受診したところ，本態性振戦が疑われ，クロナゼパム，アロチノロールが処方されたが，症状は改善しなかった．

57歳時から右手と左足のふるえも出現し，とくに右方向に横に移動しようとすると転倒しそうになることがあった．これらの症状が現れたため，当科外来を紹介受診した．

既往歴：特記事項なし．
家族歴：母（89歳），アルツハイマー型認知症．
生活歴：喫煙なし，飲酒なし，飲食店勤務．

診察所見

一般身体所見：身長158 cm，体重39 kg，BMI 15.6．
神経学的所見：意識は清明で，失語・失行・失認は認めなかった．仮面様顔貌で，マイヤーソン（Myerson）徴候陽性であった．眼球運動は保たれ，その他の脳神経系には異常は認めなかった．寡動，右上肢と両下肢（右優位）の安静時振戦と歯車様固縮を認めた．指叩き試験と反復拮抗運動はいずれも右手で遅く，また振幅の低下を認めた．筋力，協調運動，腱反射は正常で，病的反射は認めなかった．また，感覚障害は認めなかった．歩行姿勢は軽度前かがみだが，歩幅は正常で，姿勢反射障害は認めなかった．

Q1 本症例の運動症状に対する治療薬選択に考慮すべきことは何か．
a. 将来の運動合併症のリスク
b. 自動車の運転の希望
c. 運動症状の重症度
d. 年齢
e. 認知機能障害

（A1：すべて正解）

ドパミンアゴニストに関して,正しいものを2つ選べ.
a. ドパミンアゴニストはL-ドパと比較して,運動合併症を生じるリスクが高い.
b. 非麦角系ドパミンアゴニストは自動車を運転している患者に有用である.
c. 認知症を合併した患者には,ドパミンアゴニストでの治療開始を考慮する.
d. 麦角系ドパミンアゴニストは心臓弁膜症を惹起するおそれがある.
e. 下腿浮腫はドパミンアゴニストの副作用としてしばしばみられる.

(A2. d, e)

L-ドパに関して,正しいものを2つ選べ.
a. L-ドパは血液脳関門を通過し,ドパミンに代謝され,抗パーキンソン病作用を示す.
b. L-ドパは神経変性を促進する可能性が示唆されており,投与は遅らせるべきである.
c. L-ドパは末梢性ドパ脱炭酸酵素阻害薬 decarboxylase inhibitor (DCI) との配合剤が使用される.
d. 若年者の患者には,L-ドパでの治療開始を考慮する.
e. ドパミンアゴニストよりもL-ドパに多い副作用として,日中過眠,消化管症状,幻覚があげられる.

(A3. a, c)

初診時診断

パーキンソン病(PD)の疑い

エキスパートはここを診る

56歳時に右下肢のふるえを自覚した.その1年後には右上肢と左下肢にもふるえが出現し,歩行障害が出現した.神経学的診察では,仮面様顔貌,マイヤーソン徴候陽性,右側優位の安静時振戦,歯車様固縮,指叩きと手回内回外運動の拙劣を認めた.また,歩行姿勢は前傾であった.病変部位診断は錐体外路系,病因診断は緩徐進行性経過から変性,臨床診断はパーキンソン病(PD)と考えられた.診断確定と治療開始目的に入院とした.

患者および家族への説明

診察の結果からはパーキンソン病の可能性が高いと考えた.しかし,パーキンソン病には類縁疾患が存在するため,診断確定と治療開始目的に入院を勧めた.

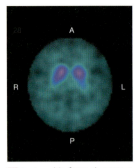

図1-1 ドパミントランスポーターシンチグラフィー
左側優位に線条体への結合が低下していた．右優位に症状を呈するパーキンソン病に矛盾しない所見である．

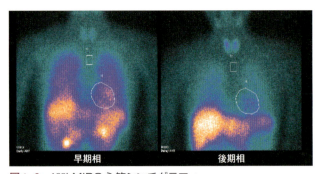

図1-2 ¹²³I-MIBG心筋シンチグラフィー
H/M 比(心縦隔比)の delay (後期相)における心臓交感神経への取り込みは正常下限で，WR (washout ratio)が亢進しており，パーキンソン病早期として矛盾しない所見である．

検査所見

ドパミントランスポーターシンチグラフィー：左側優位に線条体への取り込みが低下していた(図1-1)．被殻での集積低下が目立ち，尾状核での集積は比較的保たれ，円形・卵形を呈しており，パーキンソン病に合致するものであった．

¹²³I-MIBG 心筋シンチグラフィー：標準化法を用いた自動処理(Smart MIBG 処理)では，H/M 比(心縦隔比)は delay (後期相) 2.19 であったが，パーキンソン病早期であれば矛盾しないと考えた(図1-2)．

頭部 MRI：異常を認めなかった．

神経心理検査：HDS-R (改訂 長谷川式簡易知能評価スケール) 30/30点，MMSE (mini-mental state examination) 30/30点，前頭葉機能検査 frontal assessment battery (FAB) 16/18点．認知機能と前頭葉機能に異常を認めなかった．

あわせて，嗅覚に関するテストである OSIT-J (odour stick identification test for Japanese) パターン A では8点 (12点満点における50歳代女性平均正答数10.24点，severe hyposmia カットオフ値≦4点[1]) であり，嗅覚の低下を認めなかった．また，起立性低血圧と便秘は認めなかった．

入院後経過

上でふれた臨床的特徴および検査結果より，本症例はパーキンソン病であることが強く示唆された．安静時振戦が主症状であり，年齢が比較的若くパーキンソン病の早期であるために，非麦角系ドパミンアゴニストのうちプラミペキソール徐放剤 0.375 mg/日を開始し，同時に消化器症状に対しての予防的服用としてドンペリドン 10 mg/日を開始した．プラミペキソール徐放剤 0.375 mg/日を開始した後，数日間は眠気をきたしたが，その後，眠気は改善した．0.75 mg/日に増量したところ，手足のふるえが軽度改善した．以上の処置にて退院，外来フォローとした．

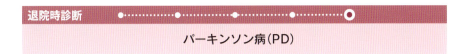

退院時診断　パーキンソン病（PD）

総合解説

本症例は，症候的に典型的なパーキンソン病といえる．早期から転倒傾向を示す場合は，進行性核上性麻痺 progressive supranuclear palsy（PSP）やレヴィ小体型認知症 dementia with Lewy bodies（DLB）など，ほかのパーキンソン症候群も考慮されるが，本症例は症状の強い右側に移動した際に限られており，その他にパーキンソン病以外のパーキンソン症候群を示唆する所見はない．ドパミントランスポーターシンチグラフィーと ^{123}I-MIBG 心筋シンチグラフィーの結果もパーキンソン病早期に矛盾しなかった．

「パーキンソン病治療ガイドライン2011」[2] では，未治療のパーキンソン病の薬物治療の推奨として以下をあげている（図1-3）．

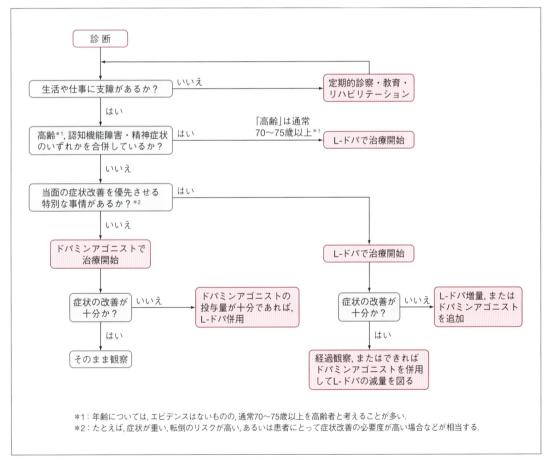

*1：年齢については，エビデンスはないものの，通常70〜75歳以上を高齢者と考えることが多い．
*2：たとえば，症状が重い，転倒のリスクが高い，あるいは患者にとって症状改善の必要度が高い場合などが相当する．

図1-3　パーキンソン病初期（未治療患者）の治療アルゴリズム
〔日本神経学会 監修，パーキンソン病治療ガイドライン作成委員会 編：パーキンソン病治療ガイドライン2011, p.77, 医学書院, 2011を一部改変〕

パーキンソン病の初期の薬物治療

#1. ドパミンアゴニストまたはL-ドパにより治療を開始することを原則とする
#2. 非高齢者で精神症状・認知機能障害を呈していない場合は，ドパミンアゴニストで開始し，効果が不十分な場合はL-ドパを併用する
#3. 高齢者，精神症状・認知機能障害のある場合や，運動症状改善の必要性が高い場合は，L-ドパで治療を開始する（高齢者とは，通常70〜75歳以上と考える）

「パーキンソン病治療ガイドライン2011」[2]では，薬物療法の開始を遅らせることにより神経変性が予防されるエビデンスはなく，むしろ運動症状が悪化することから，ドパミン補充療法の開始を遅らせることのないよう提言している．しかし，神経保護効果が確認された薬剤はなく，早期に治療開始することによる神経系回路異常の正常化や，リハビリテーション効果などの二次的効果が考えられている．

ドパミンアゴニストとL-ドパの比較においては，ドパミンアゴニストで治療を開始した患者群において運動合併症（ジスキネジア dyskinesia とウェアリング・オフ wearing-off）が起こりにくいことが報告されている．運動合併症はとくに若い症例で起こりやすいことから，非高齢者で精神症状・認知機能障害を呈していない場合は，ドパミンアゴニストで開始することが推奨されている．ただし，安全性はL-ドパがやや優れており，L-ドパよりドパミンアゴニストに多い副作用として，日中過眠，下腿浮腫，消化管症状，幻覚があげられる．とくに，非麦角系ドパミンアゴニストにおける突発性睡眠と，麦角系ドパミンアゴニストにおける心臓弁膜症に注意する必要がある．

以前「パーキンソン病治療ガイドライン2002」では，最初に用いる薬剤として，若年者の場合はアマンタジンやトリヘキシフェニジルを考慮してよいことになっていたが，改訂された「パーキンソン病治療ガイドライン2011」[2]ではこれらの薬剤は十分なエビデンスがないことから，ドパミン補充療法で開始することを原則とし，これで効果が不十分な場合に追加を考慮してよいことになっている．

「パーキンソン病治療ガイドライン2011」[2]の公開された時点以降の治療薬の進展としては，プラミペキソールとロピニロールの徐放剤，またロチゴチン貼付薬が発売された．これらは1日1回の服用または貼付で治療効果が得られ，効果の日内変動とアドヒアランスの改善が期待できる．また，これまでにモノアミン酸化酵素B（MAO-B）阻害薬であるセレギリンが単独投与でも初期治療に有効であるエビデンスが示されていたが，わが国でも単独投与が保険診療上可能となった．

〔上村紀仁〕

文献

1) Baba T, et al.: Brain, 135: 161-169, 2012.
2) 日本神経学会 監修，パーキンソン病治療ガイドライン作成委員会 編：パーキンソン病治療ガイドライン2011, 医学書院, 2011.

解説

すべて 正   患者の運動症状の重症度や認知機能障害を把握したうえで，年齢などをふまえ，将来の運動合併症のリスクをあわせて検討する．自動車の運転などライフスタイルにおける患者本人の希望を確認することも重要となる．

a. 誤   ドパミンアゴニストで治療を開始した患者群において運動合併症（ジスキネジアとウェアリング・オフ）が起こりにくいことが報告されている．L-ドパは半減期が短く，病気の進行によって作用時間が短くなる欠点があり，運動合併症を生じやすい．

b. 誤   ドパミン補充療法で突発性睡眠や日中傾眠が起こりうるが，とくに非麦角系ドパミンアゴニストで頻度が高い．本剤服用中には，自動車の運転，機械の操作，高所作業など危険をともなう作業に従事させないよう注意すること，と添付文書に警告が記されている．

c. 誤   ドパミンアゴニストは L-ドパと比較して幻覚・妄想を生じやすく，認知機能障害を合併した患者では L-ドパが推奨される．

d. 正   麦角系ドパミンアゴニストは心臓弁膜症をはじめとして，肺線維症，後腹膜線維症などの全身の線維化をきたすことがあり，原則として第一選択薬とはしない．投与は最少量にとどめ，投与開始後は定期的なモニタリングを行う．

e. 正   ドパミンアゴニストは末梢性の下腿浮腫を生じることがあり，薬物中止により早期には軽快するが，遷延化すると難治となる．

a. 正   L-ドパはドパミン神経細胞内で芳香族アミノ酸脱炭酸酵素 aromatic L-amino acid decarboxylase (AADC)によってドパミンに変換される．

b. 誤   実験的に L-ドパは代謝の過程で活性酸素を生じることが示されたが，長期予後の検討において，神経細胞障害の観点からは治療を遅らせる利点は確認されなかった．

c. 正   末梢性ドパ脱炭酸酵素阻害薬(DCI)により末梢での L-ドパの代謝が抑制され，L-ドパの必要量の削減が可能となり，消化器系の副作用が減少した．

d. 誤   若年者の患者では将来的に運動合併症としてのジスキネジアを生じるリスクが高いことから，ドパミンアゴニストで治療を開始することが推奨されている．

e. 誤   日中過眠，下腿浮腫，消化管症状，幻覚の副作用はドパミンアゴニストで頻度が高い．

III パーキンソン病・パーキンソニズムの運動症状の治療

2. 若年発症患者の上肢の巧緻運動障害・筋強剛に対する有効な治療とは？

case
48歳男性，右利き．主訴：左上肢の振戦，左腕が振りにくい．
上肢の巧緻運動障害・筋強剛をともなう若年発症パーキンソン病（JPD）の1症例．

現病歴

45歳ごろより左上肢の振戦に気づき，左手で物を落とすことが増えた．また，子どもとキャッチボールがうまくできなくなってきた．近医にてパーキンソン病（PD）と診断され，L-ドパ300 mg/日にて治療が開始されたが，今ひとつ効果が実感できなかった．さらに，歩行時に左腕をうまく振れない，治療効果に満足感が得られないとのことで当院を受診した．

既往歴：特記事項なし．
家族歴：特記事項なし．

診察所見

一般身体所見：身長173 cm，体重70 kg，BMI 23.4．特記すべき異常はとくになし．
神経学的所見：顔貌はやや仮面様で，構音障害は認めなかった．瞬目の頻度は減少しているが，閉眼失行などは認めなかった．脳神経系には異常を認めず，四肢筋萎縮や筋力低下はなかった．左上下肢と頸部に歯車様筋強剛を認め，安静時に左手指にて3〜4 Hzの丸薬まるめ様振戦 pill-rolling tremor を認めた．指叩き finger tapping，足叩き foot tapping や上肢の回内回外運動は左優位で両側拙劣であった．また，感覚障害，自律神経障害は認めなかった．歩行は正常であるが，左上肢の腕振りが低下していた．ウェアリング・オフ wearing-off やジスキネジア dyskinesia の自覚はなかった．一方，最近は何をしても「楽しい」と感じることが少なくなった．

初診時診断
パーキンソン病（Hoehn & Yahr の重症度分類ステージⅢ．HY 3）

検査所見

一般血液検査所見：異常なし．
頭部 MRI：特記すべき異常はとくになし．
^{123}I-MIBG 心筋シンチグラフィー：H/M 比（心縦隔比）early（早期相）2.2，delay（後期相）1.9と軽度取り込み低下を認めた．

2. 若年発症患者の上肢の巧緻運動障害・筋強剛に対する有効な治療とは？

Q1 この時点で考えられる治療のうち，最も適切と考えられるのはどれか？
- a. L-ドパを増量する．
- b. 抗コリン薬を併用する．
- c. エンタカポンを併用する．
- d. ドパミンアゴニストを併用する．
- e. イストラデフィリンを併用する．

(A1は．．．)

外来における経過

45歳と比較的若年発症のパーキンソン病であり，L-ドパ治療の満足度が低かったことから，ロピニロール徐放剤2 mgを追加した．4週後，外来受診時には頸部，体幹に軽度の固縮を認めた．左上肢の振戦はほぼ消失し，左上下肢の巧緻運動障害の改善がみられ，回内回外運動もスムーズとなった．患者自身のコメントとして，

① 劇的な改善ではないが，左手の細かい動作がましになった（巧緻運動症状の改善），
② 少し精神的にはよいかな，という気がする．不安がなくなった（気分の改善），
③ L-ドパはそれほど効いている自覚はなかったが，ロピニロール徐放剤服用後は動きが早く滑らかになり，子どもとキャッチボールができるようになった（動作緩慢の改善），
④ 眠気やふらつきは感じない（日中の傾眠なし），

以上4点があった．最終的にロピニロール徐放剤8 mg/日，L-ドパ200 mg/日に減量服用にて日常生活に支障がなくなった．

服用薬の変更点
L-ドパ300 mg/日
→ L-ドパ300 mg/日，ロピニロール徐放剤2 mg/日
→ L-ドパ200 mg/日，ロピニロール徐放剤8 mg/日．

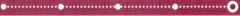
確定診断 パーキンソン病（mHY 1.5）

総合解説

本症例は，45歳と比較的若年の左優位のパーキンソニズム（左上肢の安静時振戦，筋固縮，巧緻運動障害）で発症し，近医でL-ドパ300 mg/日の加療を受けていた．症状のコントロールが十分でないため，ロピニロールを追加したところ，振戦，巧緻運動障害が改善した．子どもとのキャッチボールも可能となり，L-ドパも200 mg/日に減量できた．

日本神経学会の「パーキンソン病治療ガイドライン2011」[1)]では，若年発症で精神疾患や

認知症がなく，当面の症状改善を優先する特別な事情がなければ，ドパミンアゴニストによる治療を開始することが提唱されている．その理由として，

① ドパミン単独治療を早期から行っていると，ウェアリング・オフやジスキネジアなどの運動合併症が出現しやすい[2,3]．
② ドパミンアゴニストを併用することで，ジスキネジアの発症リスクが減少し，ドパミントランスポーターシンチグラフィーでの取り込み低下が抑制されることから，線条体におけるドパミン神経終末の保護作用が示唆されている[4]．

などがあげられる．ただし，麦角系ドパミンアゴニストでは，長期，高用量の使用にて心臓弁膜症や肺線維症などの副作用が報告されるようになり，第一選択薬としては使用されなくなった．現在では非麦角系ドパミンアゴニストが主流であるが，突発性睡眠や性欲過剰，病的賭博，買い物依存，反復常同行動 punding などの衝動制御障害 impulse control disorder（ICD）の問題があり，精神疾患を合併していたり，車の運転をしたり，危険な作業に従事する患者へは慎重投与である．

本症例のポイントとして，振戦・巧緻運動障害に対するロピニロールの有効性を実証し，L-ドパの減量を成しえたことがあげられる．

（髙橋牧郎）

文献

1) 日本神経学会 監修, パーキンソン病治療ガイドライン作成委員会 編: パーキンソン病治療ガイドライン2011, 医学書院, 2011.
2) Fahn S, et al.: N Engl J Med, 351: 2498-2508, 2004.
3) Hong JY, et al.: Neurology, 82: 1597-1604, 2014.
4) Whone AL, et al.: Ann Neurol, 54: 93-101, 2003.

解説

a. 誤（△） 日本神経学会の「パーキンソン病治療ガイドライン2011」[1]によれば，若年発症で認知症や精神症状がなく，当面の症状を改善させる特別な事情がない場合は，ドパミンアゴニストで治療を開始することを推奨している．本症例は40歳代と比較的若年での発症であり，精神症状や認知症はなく，すでに L-ドパで治療を開始されているが薬効が不十分の状況であり，ドパミンアゴニストの併用を考慮したほうがよいと考えられる．

b. 誤 抗コリン薬は振戦の強いパーキンソン病には有効であるが，口渇，便秘，排尿障害などの自律神経障害や高齢者では認知症，精神症状を悪化させるリスクがあり，現在は第一選択薬としては推奨されない．

c. 誤 若年発症パーキンソン病はしばしばウェアリング・オフやジスキネジアなどの運動合併症や症状の日内変動をきたしやすいとされているが，本症例ではウェアリング・オフ症状はなく，エンタカポンを第一選択薬としては推奨できない．

d. 正 若年発症のパーキンソン病で精神症状がなく，L-ドパの薬効が不十分な場合，まず考慮すべき薬剤である．L-ドパ単剤治療群と比較して，ドパミンアゴニスト治療群ではドパミントランスポーターシンチグラフィーによる取り込み低下が抑制され，ジスキネジアなどの運動合併症が抑制される[4]ことから，パーキンソン病の進行抑制にドパミンアゴニストが寄与することが期待される．

e. 誤 イストラデフィリンは線条体間接路の中型有棘神経細胞（medium spiny neuron）にあるアデノシンA2A受容体拮抗薬であり，非ドパミン系に位置づけられる薬剤である．ウェアリング・オフ症状などの運動合併症がある場合にドパミンとの併用で用いられ，本症例のように運動合併症のない時期には適応がない．

Ⅲ パーキンソン病・パーキンソニズムの運動症状の治療

3. ドパミンアゴニストの功罪とは？

case

76歳男性，右利き．主訴：歩きにくい，やる気が出ない．
ドパミンアゴニストにより非運動症状の改善とともに，さまざまな副作用を認めた1症例．

現病歴

72歳ごろから便秘で困るようになり，緩下剤を服用するようになった．

74歳ごろから歩行時に足が重く，歩きにくくなってきたことに気がついた．また，時おり右手がふるえていることに家族が気づいていた．この頃から外出がおっくうになり，家の中で過ごすことが多くなった．趣味の庭いじりや，合唱の練習にも興味がなくなってしまったかのようであったが，患者自身によると，歩きにくいので外に出るのが嫌になった，とのことであった．家族によると，昔に比べて少し忘れっぽくなった，あるいは返事が返ってくるのが遅くなった，とのことであった．

歩きにくいのが困ると患者が訴えたことで受診した．

初診時診断　パーキンソン病（PD）

既往歴：肺気腫，糖尿病（経口血糖降下薬服用中）．
家族歴：神経疾患なし．
生活歴：飲酒歴なし，喫煙30本/日×40年（5年前より禁煙）．

診察所見

一般身体所見：身長165 cm，体重60 kg，BMI 22.0．
神経学的所見：意識は清明で，失語・失行・失認は認めなかった．仮面様顔貌を認めたが，眼球運動は保たれ，その他の脳神経系には異常を認めなかった．動作緩慢と右側優位の四肢体幹の軽度固縮，右上肢の歯車様固縮がみられたが，協調運動は正常であった．腱反射は正常で左右差なく，病的反射もなかった．また，感覚障害も認めなかった．一方，年齢相応ともとれる軽度の前傾姿勢を認め，姿勢反射障害が認められた．起立性低血圧は明らかではなかったが，頻尿を認め，また比較的高度の便秘のため，緩下剤の処方を受けていた．

外来における経過

初診時の診察所見より，パーキンソン病（PD）が最も考えられた．頭部MRIでは年齢相応の軽度の萎縮・虚血性変化のみであり，^{123}I-MIBG心筋シンチグラフィーもH/M比

（心縦隔比）はdelay（後期相）が1.65と低下を認め，これらもパーキンソン病の診断に矛盾しないものであった．L-ドパ300 mg/日の投与で，振戦・固縮は改善し，姿勢や歩行障害も他覚的には改善したかのように思えた．しかし，歩きにくいので外出したくない，との患者自身の訴えには大きな改善を認めなかった．

パーキンソン病の非運動症状としてのアパシーapathyの存在，あるいは軽度のうつ状態を疑い，ドパミンアゴニストであるプラミペキソール徐放剤の投与を開始した．1.5 mg/日まで増量したところでやる気のなさに改善の兆しを認めたため，3.0 mg/日まで増量した．この時点で，昔に戻ったかのような感じ，との訴えがあり，外出もするようになった．

3ヵ月ほど経過した時点で，患者の妻より，1日中食事もとらず庭いじり（同じようなことを1日中繰り返している）をしていて低血糖に気がつかないほどであった，との訴えがあった．抗パーキンソン病薬によるpundingあるいは繰り返し行動repetitive behaviorの傾向ありと判断し，プラミペキソールを1.5 mgまで減量したところで同症状は落ち着いた．

半年後，今度は足のむくみがひどくなってきたとの訴えが出現した．両下肢に高度の圧痕が残る浮腫pitting edemaを認め，各種検査よりドパミンアゴニストの副作用が最終的に考えられたため，プラミペキソールを中止したところ，浮腫は軽快した．しかし，アパシーの症状が再発したため，患者・家族と相談し，ほかのドパミンアゴニストを少量から慎重に開始したところ，アパシーの症状は再び軽快した．punding様症状や高度の浮腫の再発も今のところ認めていない．

服用薬（経過）

L-ドパ300 mg/日
→ L-ドパ300 mg/日，プラミペキソール徐放剤1.5 mg/日→3.0 mg/日
→ L-ドパ300 mg/日，プラミペキソール徐放剤1.5 mg/日→0 mg/日
→ L-ドパ300 mg/日，他のドパミンアゴニストを少量から慎重投与．

本症例より想起される疾患で認められる非運動症状に関して，正しいものを2つ選べ．

a. 中期から進行期にかけて出現することが多い．
b. 認知機能障害にはドネペジルが有効である．
c. 嗅覚低下は将来の認知機能低下のリスク因子である．
d. レム睡眠行動障害 REM sleep behavior disorder（RBD）はパーキンソン病に特異的な前駆症状である．
e. 膀胱直腸障害として，排便の障害（便秘）や排尿の障害（尿閉）を認めることが多い．

本症例より想起される疾患における衝動的強迫行動(impulsive and compulsive behavior)について，正しいものを1つ選べ．

a. 衝動制御障害 impulse control disorder (ICD)は，ドパミンアゴニストより高用量の L-ドパが関連する．
b. 性欲過多・買い物依存は男性，病的賭博・食欲過多は女性に多い．
c. 衝動制御障害は，ドパミンアゴニスト離脱症候群 dopamine agonist withdrawal syndrome (DAWS)の強いリスク因子である．
d. punding とは不安や強迫観念から生じる無意味な常同運動である．
e. ドパミン調節障害 dopamine dysregulation syndrome (DDS)は，高齢発症，男性，高用量 L-ドパ換算量投与がリスク因子である．

(A2. c)

本症例における浮腫の原因として，鑑別にあげるべきものをすべて選べ．

a. 心機能・腎機能障害
b. 甲状腺機能低下症
c. 下肢静脈血栓症
d. 寡動・運動量低下
e. ドパミンアゴニスト

(A3. すべて正解)

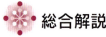 **総合解説**

　ドパミンアゴニストは抗パーキンソン病薬のなかで重要な役割を占めるが，運動症状の改善以外の効果，あるいは副作用を常に考えながら治療することが必要である．

1. アパシーへの対応

　本症例で認めたやる気のなさは，アパシー apathy（無気力ともいわれる）とよばれているものであり，パーキンソン病の非運動症状で比較的よく認められるものである．「うつ」とオーバーラップする部分もあるが，うつで認めるような罪業感や悲観，高い自殺のリスクなどは認めない．また，アパシーとよく似た症状にアンヘドニア anhedonia（無快感症ともいわれる）があり，こちらもパーキンソン病においてよく認められる．アンヘドニアも，うつやアパシーとオーバーラップする部分があるが，本質は喜び・快感に対する感度が下がってしまった状態である[1]．

　アパシーは，治療効果の発現や患者の治療満足度に影響する場合には，とくに治療対象とすべきであるが，エビデンスのある治療法は存在しない．しかし，ドパミンアゴニスト，とくにドパミン受容体 D_3 刺激作用の強いプラミペキソールは，オープンラベル試験ではあるが，効果を認めており，使用を考慮してもよい．選択的セロトニン・ノルアドレナリン再取り込み阻害剤(SNRI)も同様であり，次に使用を考慮してもよい薬剤である．うつ

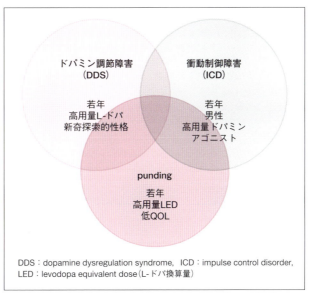

図3-1　パーキンソン病とその治療にともなう衝動的強迫行動
衝動的強迫行動には，ドパミン調節障害，punding，衝動制御障害があり，互いに病態やリスク因子のオーバーラップが認められる．

をともなう場合には，選択的セロトニン再取り込み阻害剤（SSRI）も考慮されるが，うつを合併しない独立したアパシーに関しては効果がないとされる[2]．

2. pundingへの対応

　次に，本症例で認められたドパミンアゴニストの副作用であるが，1つめとしてpunding（あるいは繰り返し行動）があげられる．パーキンソン病の治療にともなう見逃してはいけない精神症状として，一般的に衝動的強迫行動 impulsive and compulsive behavior がある．これにはドパミン調節障害 dopamine dysregulation syndrome（DDS），punding，衝動制御障害 impulsive control disorder（ICD）がある（図3-1）．このなかでpunding は，あまり聞きなれない用語であるが，無意味かつ複雑な常同運動であり，具体的には「薬を薬箱から出してはまた入れて整理する」「器具を分解してはまた組み立てる」といった動作である[3]．とくに強迫的観念から行っているわけではないが，「自ら制止できず，続けられない状態」になると強い苛立ちを覚える，といった精神状態となり，生活に支障をきたすことさえある．患者自ら主治医に報告することは少なく，本症例のように家族からの情報で判明することも多く，注意が必要である．本症例の庭いじりの症状は，趣味の延長にあるものでマニア mania 的な要素があるが，同じような作業を1日中繰り返していたとのことであり，一種の punding 様行動，あるいは punding と同様の病態生理をもつ行動と考えられる．punding は L-ドパ換算量で高用量の抗パーキンソン病薬がリスクであり，L-ドパ・ドパミンアゴニストの両者で生じうる．抗パーキンソン病薬の減量で比較的すみやかに改善することもある．

　一方，ドパミン調節障害（DDS）は，長期のドパミン補充療法のなかで，必要以上に抗パーキンソン病薬を欲して服用してしまうもので，服用後の高揚感や，off 時の不安・抑うつ

感をともなっていることが多い．日常・社会生活上問題となるようなものが持続する場合に，このように呼称される．若年発症・高用量のL-ドパ服用・新奇探索的性格がリスクとなる．衝動制御障害(ICD)とは，欲求もしくは衝動を抑えきれずに，「病的賭博，買い物依存，性行動・性欲の異常亢進，過食」などをきたし，日常・社会生活に支障をきたすようになった状態である．若年男性，高用量ドパミンアゴニストが明らかなリスク因子である．これらドパミン調節障害，punding，衝動制御障害は互いに合併することも多く，さらに自己申告されずに家族からの申告で判明することも多いため，注意深い問診が必要である[4]．

3. 下腿浮腫への対応

2つめの副作用として，下腿浮腫があげられる．パーキンソン病患者は，高齢者で日常生活動作(ADL)が低い場合が多く，一般的な下腿浮腫の原因精査は行うべきである．具体的には，心機能障害・腎機能障害，甲状腺機能低下症，下肢静脈血栓症などを鑑別し，否定すべきである．このうえで，ドパミンアゴニストが原因として残れば，減量のリスク〔運動症状の悪化，ドパミンアゴニスト離脱症候群 dopamine agonist withdrawal syndrome (DAWS)〕を勘案しながら，減量を行う．なお，虚血性心疾患の既往や糖尿病の存在がドパミンアゴニストによる下腿浮腫のリスク因子としてあげられており，またどのドパミンアゴニストでも下腿浮腫は生じうる[5]．

（山門穂高）

◆文献

1) Assogna F, et al.: Mov Disord, 26: 1825-1834, 2011.
2) Kaji Y, et al.: ISRN Neurol, 2011: 219427, 2011.
3) Spencer AH, et al.: Mov Disord, 26: 578-586, 2011.
4) Zhang G, et al.: Front Aging Neurosci, 6: 318, 2014.
5) Kleiner-Fisman G, et al.: Arch Neurol, 64: 820-824, 2007.

解説

a. 誤 発症初期，あるいは発症前より生じることも多い．
b. 正 大脳基底部コリン作動性神経の高度脱落を反映して，中枢性のコリンエステラーゼ阻害薬であるドネペジルが有効である．
c. 正 辺縁系の障害を示唆する嗅覚低下は認知機能低下のリスク因子である．
d. 誤 レム睡眠行動障害は，パーキンソン病に限らず多系統萎縮症 multiple system atrophy (MSA)の前駆症状でもある．
e. 誤 パーキンソン病では，蓄尿障害(頻尿・切迫性尿失禁)を呈することが多く，尿閉は泌尿器疾患や多系統萎縮症などのほかの神経疾患の存在を示唆する．

3. ドパミンアゴニストの功罪とは？

a. 誤　衝動制御障害は，ドパミンアゴニストがより関連する．
b. 誤　性欲過多・病的賭博は男性に，買い物依存・食欲過多は女性に多い．
c. 正　衝動制御障害をきたした患者は，減量によりドパミンアゴニスト離脱症候群を生じるリスクが強く，注意が必要である．
d. 誤　punding は不安や強迫観念にかられて生じるわけではない．
e. 誤　ドパミン調節障害は，若年男性，高用量 L-ドパ（高用量 L-ドパ換算量という報告もある）投与がリスク因子である．

すべて正　とくにドパミンアゴニストの減量のリスク（運動症状の悪化，ドパミンアゴニスト離脱症候群）が高いときには，まずはほかの治療可能な疾患の精査を行うべきである．

III パーキンソン病・パーキンソニズムの運動症状の治療

4. 進行期パーキンソン病の治療は，どのようにするか？

case
75歳女性，右利き．主訴：幻覚が見える，身体が意に反して揺れる，薬の効き目が短くなった．ジスキネジア，ウェアリング・オフ，幻覚をともなう進行期パーキンソン病（PD）の1症例．

現病歴

59歳時，気がつくと右手が勝手にふるえてしまうことが増えてきた．

60歳時，友人と旅行に行った際，以前より歩く速さが遅くなったのではないかと指摘された．そこで，近くの総合病院の神経内科を受診した．同院精査の結果，パーキンソン病（PD）と診断され，少量のL-ドパより治療が開始された．緩徐ながらも動作緩慢は進行し，それに応じて抗パーキンソン病薬が増量されてきた．

66歳時に姿勢反射障害による転倒があり，特定疾患を申請した．

68歳ごろより，毎食後の定時服用では，服用1時間ほど前から薬の切れを自覚し，動きにくいとの訴えがあり，薬剤調整がなされていた．

70歳ごろより，服用後に増強する身体全体の揺れが出現し，徐々に揺れの程度や，1日のうちの揺れている時間が長くなってきた．

73歳ごろより，隣の人が家の中をのぞきに来ていると，とくに夕方以降に言い出し，夜中に懐中電灯を持って家の中を見まわるなどの行動があった．その後，徐々に認知機能が低下し，さらに週に数回半日ほど，よびかけに対して反応が鈍くなることがあった．現状評価および今後の治療方針から当院へ紹介され，入院となった．

紹介時診断
パーキンソン病（PD）

既往歴

50歳ごろより検診で高血糖を指摘され，54歳時に糖尿病と診断された．55歳ごろより便秘症が発症した．

家族歴：他界した母親が，70歳ごろより動作が遅くなってきたが，医療機関の受診歴がないため詳細は不明である．

生活歴：福井県出身，高校卒．結婚後も40歳ごろまでスーパーでレジのアルバイトに従事していた．

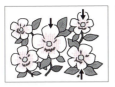
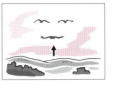

図4-1 パーキンソン病での幻視
レヴィ小体型認知症(DLB)や，進行期パーキンソン病では，とくに夕方以降に鮮明な人物や，小動物の幻視をともなうことがある．このような患者では，診察時に人の顔のパレイドリアを誘発する図や写真を示すと，その上に鮮明な人の顔が見えることがある．
〔Crepet P: Acta Psychiatr Scand, 77: 515-523, 1988を一部改変〕

患者背景：81歳夫と二人暮らし．介護保険の認定を受けているが，病気のことを近所の人に知られたくない，と実際に利用はしていなかった．

診察所見

一般身体所見：身長152 cm，体重41.1 kg，BMI 17.8．

神経学的所見：診察時は昼の服用1時間後であった．意識は清明で，MMSE (mini-mental state examination)は22/30点(時間見当識4/5点，7の連続引き算1/5点，遅延再生1/3点，ただし語頭音キューで再認可，図形模写0/1点)であった．

図4-1のような図や写真を見せ，内容を問うと，パンジーの花および夕焼けに飛ぶ鳥の写真で，「人の顔が見える」と答えた．脳神経系は嗅覚低下があった．水平方向眼球運動が衝動性運動を呈していたほか，異常は認めなかった．表情が乏しく，動作緩慢を認めた．体幹には，持続的なジスキネジア dyskinesia を認めた．また，右上肢にわずかな安静時振戦を認めた．さらに，右優位の手関節，肘関節筋強剛があった．椅子からの立ち上がりに介助を要し，起立位で中等度の前傾姿勢であった．歩行開始，方向転換時にすくみをともない，右優位で歩行時の手の振りが低下した．小刻み歩行を呈し，後方，側方への pull テストは陽性であった．協調運動障害はなく，腱反射は左右差なし，両側アキレス腱反射は消失，病的反射はなかった．また，他覚的感覚障害もなかった．起立性低血圧，排尿障害は認めなかったが，高度の便秘を認めた．

> **服用薬（紹介時）**
> L-ドパ/末梢性ドパ脱炭酸酵素阻害薬 (L-ドパ/DCI)配合剤　朝食後100 mg・10時100 mg・昼食後100 mg・15時100 mg・夕食後100 mg. プラミペキソール徐放剤 夕食後3 mg. エンタカポンはL-ドパ/DCI配合剤服用時に毎回100 mg 併用．そのほかに，緩下剤，数種類の経口糖尿病薬の服用あり．

進行期パーキンソン病において，ジスキネジアを最もきたしにくい薬剤を1つ選べ．

a. L-ドパ/DCI 配合剤
b. イストラデフィリン
c. セレギリン
d. エンタカポン
e. ゾニサミド

III. パーキンソン病・パーキンソニズムの運動症状の治療

L-ドパ服用後の効果発現がない(no on)，あるいは効果発現が遅れる(delayed on)患者に抗パーキンソン病薬を投与するうえで，正しい対応を2つ選べ．

a. ヒスタミン H_2 受容体拮抗薬や，プロトンポンプ阻害薬を併用すると，L-ドパの吸収が改善することがある．
b. モサプリドを併用すると，L-ドパの吸収遅延が生じやすい．
c. ドパミンアゴニストのうち，貼付剤の剤形を検討する．
d. L-ドパ/DCI 配合剤は，食後に服用するほうが L-ドパの血中濃度立ち上がりがよい．
e. ビタミン C 製剤を併用すると，L-ドパ/DCI 配合剤の吸収が改善する．

(A2:c, e)

ピークドーズ・ジスキネジア(peak-dose dyskinesia)を呈する患者への対応として，正しいものを1つ選べ．

a. アマンタジンは，ジスキネジア改善効果が数年に渡って認められる．
b. L-ドパ/DCI 配合剤を食後に服用すると，ジスキネジアが悪化することが多い．
c. セレギリンを L-ドパ/DCI 配合剤に併用すると，ジスキネジアが減弱する．
d. エンタカポンを L-ドパ/DCI 配合剤に併用すると，午前中のジスキネジアが悪化する．
e. 脳深部刺激療法のうち，視床下核脳深部刺激療法(STN-DBS)は，ジスキネジアが改善する可能性がある．

(A3:e)

Q4

本症例の幻視に対して検討される薬はどれか，すべて選べ．

a. 抑肝散
b. クエチアピン
c. リスペリドン
d. オランザピン
e. ドネペジル

(A4:a, b, e)

検査所見

介護者付き添いのもと，パーキンソン病症状日誌(図4-2)に記載した．

^{123}I-MIBG 心筋シンチグラフィー：H/M 比(心縦隔比)は early(早期相)1.62，delay(後期相)1.34 であった．

4. 進行期パーキンソン病の治療は，どのようにするか？

		5時	6時	7時	8時	9時	10時	11時	12時	13時	14時	15時	16時	17時	18時	19時	20時	21時	22時	23時	24時
生活	睡眠	→																			←
	食事			○					○							○					
薬剤	L-ドパ/DCI 配合剤〔mg〕		50	100			100		100			100				100					
	エンタカポン〔mg〕			100			100		100			100				100					
	プラミペキソール徐放剤〔mg〕															3					
症状	苦痛をともなう異常な身体の動き												○	○			○	○			
	苦痛をともなわない異常な身体の動き				○			○		○					○				○		
	良く動くことができる				○			○			○				○						
	やや動きが鈍い			○		○				○		○			○			○			
	かなり動きが鈍い	○					○									○					
	全く動くことができない																				
	幻覚																+	+			

図4-2 入院後，介護者が記載したパーキンソン病症状日誌の記録例

L-ドパ/DCI 配合剤服用後にジスキネジアの出現を認めた．また，ジスキネジアの程度および持続時間は，午後になるにつれて悪化していた．夕方の服用以降は幻視の出現の訴えを認めた．

ドパミントランスポーターシンチグラフィー：両側線条体で著明な集積低下を認め，右尾状核の集積がわずかに保たれていた．

頭部 MRI：年齢相応のびまん性脳萎縮・軽度深部白質病変以外，異常所見を認めなかった．

123I-IMP 脳血流シンチグラフィー：両側後頭葉における軽度の灌流低下が示唆された．

入院後経過

ジスキネジア，ウェアリング・オフ wearing-off，幻視が問題となったが，ジスキネジアについて，患者自身は，午前中はあまり気にしている様子はなかった．しかし，パーキンソン病症状日誌からは，とくに夕方にかけて苦痛に感じるジスキネジアを呈することが多いとのこと，ときに患者からナースコールすることもあった．15時，夕食後のL-ドパ/DCI 配合剤の用量を 100 mg から各々 50 mg に減量したところ，夕方にかけてジスキネジアの程度の改善を認め，苦痛の訴えは消失した．

ウェアリング・オフの改善を目指すことで，ジスキネジアや幻視の悪化が懸念された．とくに夜間の幻視による不安な訴えで，介護者は頻回に様子を見に行く必要があり，同居人の負担となっていた．ジスキネジアを悪化させることなくウェアリング・オフを改善することを目指し，前述のL-ドパ/DCI 配合剤の用量を減量した後にゾニサミドを 25 mg/日から開始し，さらに退院時にゾニサミドを 50 mg に増量したところ，1日の off 時間の短縮が認められたが，ジスキネジア，幻視の悪化は認めなかった．

幻視のほか，MMSE の低下を認め，さらに認知機能低下が示唆された．そこで，認知症をともなうパーキンソン病あるいはアルツハイマー病（AD）など他の認知症の併発であるのかが検討された．臨床的には，幻視を認め，覚醒レベルのムラを認める点などは

認知症をともなうパーキンソン病（PDD）を示唆する．p.103の図4-1で示したが，レヴィ小体型認知症 dementia with Lewy bodies（DLB）あるいは認知症をともなうパーキンソン病の患者では，パレイドリア parcidolia を引き起こす図や写真に，人の顔が鮮明に誘起されている．入院時画像所見にてアルツハイマー病など他の認知症を積極的に示唆する所見に欠き，後頭葉の血流低下などから総合的に認知症をともなうパーキンソン病と診断した．幻視は，15時以降の L-ドパ/DCI 配合剤減量で改善を認めたが残存し，「夜間に病室内に勝手に人が入ってくる」と言って混乱するなどの症状もあった．これに対し，ドネペジルを3mgより開始し，退院時には5mgに増量したところ，幻視の消失に至った．

> **服用薬の変更点**
>
> L-ドパ/DCI 配合剤 朝食後100 mg・10時 100 mg・昼食後100 mg・15時 50 mg・夕食後50 mg，プラミペキソール徐放剤 夕食後3 mg，エンタカポン100 mg 併用，緩下剤，経口糖尿病薬，ゾニサミド（25 mg →）50 mg/日，ドネペジル（3 mg →）5 mg/日．

総合解説

パーキンソン病治療は，発症早期および進行期で治療方法が大きく異なる．一般的に進行期パーキンソン病の治療は難渋することが多い．

1. 発症早期パーキンソン病

すでに述べたとおり，発症早期の数年間は「ハネムーン期」と称されるように，薬物療法への反応性が比較的よく，副作用に対しても対処が難しくないことが多い．しかしながら，進行期運動合併症の発生に，発症早期の治療が大きくかかわっているとされ，その重要性は高い．発症早期のパーキンソン病では，抗パーキンソン病薬をどの時点で導入するか，また，どの薬剤で開始するかが一般的な問題となる．以前は，進行期合併症を抑制するため，治療開始をできるだけ遅らせ，かつ使用する薬剤も可能な限り少ない用量とする考えが，一般に支持されていた．ところが，ADAGIO，ELLDOPA 試験などで，治療開始を遅らせることで，その後の運動症状の改善に悪影響をきたす可能性が示唆され，現在では治療開始をいたずらに遅らせることなく，また運動症状の改善には必要な薬剤を十分投与するなど，治療の方針が大きく変化してきている[1,2]．

2. 進行期パーキンソン病とジスキネジアへの対応

一方で，症状の進行にともない薬剤への反応性の低下，薬剤により望まない随伴症状の出現など，治療に苦慮することが多くなる．本書の他章で詳細に記載されており，ここでは，概略を述べるに留める．

ジスキネジアは，進行期パーキンソン病で頻繁に目にする運動合併症状のひとつである．ジスキネジアには，抗パーキンソン病薬の最高血中濃度時に生じるピークドーズ・ジスキネジアおよび，上昇時・下降時ともに認める二相性ジスキネジア diphasic dyskinesia がある．ピークドーズ・ジスキネジアを認める場合は，原則，抗パーキンソン病薬の減量が

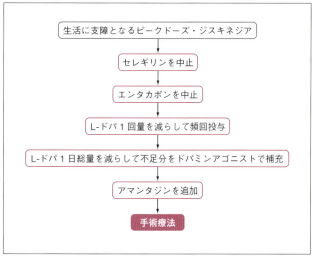

図4-3 生活に支障となるピークドーズ・ジスキネジアへの対応
[日本神経学会 監修,パーキンソン病治療ガイドライン作成委員会 編:
パーキンソン病治療ガイドライン2011,p.119,医学書院,2011を一部改変]

検討されるが[3]（図4-3）．運動症状の悪化との兼ね合いが問題となる．そこで，ジスキネジアに対し，アマンタジンの効果が報告されている．しかし，その効果はおよそ1年以内に消失することがあり，永続的に良好な効果が得られないこともある．また，後述するウェアリング・オフが併発している際に，offの短縮を目指す結果，ジスキネジアを悪化させてしまうことがある．エンタカポンは，当初L-ドパ最高血中濃度を上昇させることなく，offの短縮を図ることができるとされていたが，その後，頻回にL-ドパ/DCI配合剤に併用して治療する例で，とくに午後にかけてL-ドパの血中濃度トラフ値上昇をきたし，ジスキネジアの悪化を招くことが報告されている．対応として，午後にかけてL-ドパ/DCI配合剤の減量が検討される．また，イストラデフィリンは，新規非ドパミン系薬剤として，線条体，淡蒼球のアデノシンA2A受容体に拮抗し，間接路を抑制することで，off時間の短縮が得られる．L-ドパ補助薬，非ドパミン系薬剤でジスキネジア発現頻度を比較すると，イストラデフィリン16.9％（承認時），ゾニサミド5.7％（用量追加承認時），セレギリン6.6％（承認時），エンタカポン37.5％（承認時）であった（各薬剤添付文書より）．各試験時の患者背景は異なることから一概に比較することはできないものの，イストラデフィリンもジスキネジア悪化の原因となりうる．一方で，イストラデフィリンを加えることで生じるジスキネジアはnon-troublesomeであることが多いとされ，症例ごとに検討が必要である．ゾニサミドは，用量依存的にoffの短縮効果があるため，ウェアリング・オフに用いられるが，間接路の抑制効果に加えて，ジスキネジアを悪化させるとされる直接路を抑制している可能性が報告されていることから，ジスキネジアを悪化させずにウェアリング・オフの改善が得られる可能性がある[4]．

3. 進行期パーキンソン病とウェアリング・オフへの対応

進行期の薬効減弱には，ウェアリング・オフのほか，delayed onやno on，on-offなど

III. パーキンソン病・パーキンソニズムの運動症状の治療

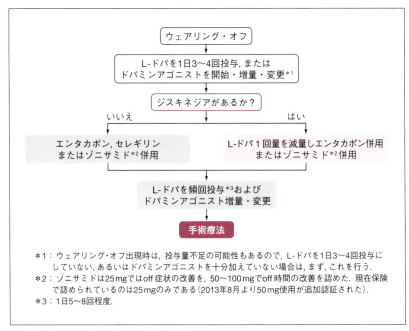

図4-4　ウェアリング・オフへの対応
　　　　［日本神経学会 監修, パーキンソン病治療ガイドライン作成委員会 編:
　　　　　パーキンソン病治療ガイドライン2011, p.107, 医学書院, 2011を一部改変］

認めることがある．ウェアリング・オフへの対応として(図4-4)，offの短縮に効果のある薬剤が選択されるが，すでに述べたとおり進行期ではジスキネジアや幻覚などを生じやすいため，それらとの兼ね合いが問題となる[3]．L-ドパ/DCI配合剤では，off時間の短縮のため，またジスキネジア悪化を防ぐために少量頻回服用が検討される．ドパミンアゴニストは，ここ数年でわが国でも徐放剤または貼付剤が発売となり，長時間の安定した作用が期待できるようになった．他の薬剤では，エンタカポンでoff時間の短縮効果があるが，ジスキネジア悪化の可能性があることはすでに述べたとおりである．最近，L-ドパ/DCI/エンタカポン配合剤が発売となり，進行期には服用薬剤の数が多くなりがちな状況において，患者負担の軽減が期待できる．非ドパミン系薬剤として，イストラデフィリンは20 mgでoff時間の短縮効果，40 mgでon時の運動症状改善が認められている．1日1回の服用で効果を認め，多剤併用下でも追加しやすい一方で，ジスキネジアを悪化させることがある点は前述のとおりである．ゾニサミドの利点は，用量依存性にoff時間の短縮が得られ，さらにジスキネジアを悪化させることが少ない点である．一方で，運動症状改善は振戦型パーキンソン病の患者で効果を得られやすく，無動型パーキンソン病では効果を得られにくいとの報告もある．

4. 合併する認知症への対応

進行期パーキンソン病では，さらに認知症の合併が問題となる．α-シヌクレイノパチー（α-synucleinopathy）として認知症をともなうパーキンソン病であるのか，また，年齢的

にアルツハイマー病の好発年齢でもあり，パーキンソン病にアルツハイマー病が併発することもあるため，鑑別を要する．認知症をともなうパーキンソン病の剖検の脳でもアルツハイマー病の病理をともなうことがあり，オーバーラップしていることも少なくないと考えられる．パーキンソン病では，レヴィ小体型認知症に準じた認知機能低下，精神症状を呈する．とくに，鮮明な幻視が特徴的であり，抗パーキンソン病薬にて悪化することが知られている．認知症をともなうパーキンソン病/レヴィ小体型認知症においては，アルツハイマー病同様，あるいはそれ以上に脳内アセチルコリンが低下していると報告されており，最近になってドネペジルがレヴィ小体型認知症に対しても保険適用となった．ドネペジルは幻視に対しても効果が期待される．さらに，漢方の抑肝散も幻視に対し試みる価値がある．なお，抵抗性の幻視に対しては，抗精神病薬が考えられるが，少量でも過剰な反応を示すことがあり，注意が必要である．また，クエチアピン，オランザピンは糖尿病をもつ患者には禁忌である点，いずれの抗精神病薬も認知症をともなうパーキンソン病/レヴィ小体型認知症には保険適用外である点に留意が必要である．

　進行期では，脳深部刺激療法 deep brain stimulation（DBS）の適応が検討される（詳細は第Ⅲ部第14〜17章を参照）．重要な点として，現在は，おもに視床下核脳深部刺激療法（STN-DBS）または淡蒼球内節脳深部刺激療法（GPi-DBS）が主流であり，運動症状に対する効果は大きな優劣はない点，STN-DBS は L-ドパの減量が可能なことから，結果としてジスキネジアを改善しうる点，DBS 導入前の L-ドパによる最高効果発現時（best on 時）以上の効果をもたらす治療ではない点などがあげられる．刺激部位に応じて，それぞれ効果に特徴があり，患者に応じて刺激部位が選択される．

（樽野陽亮）

◆文献

1) Rascol O, et al.: Lancet Neurol, 10: 415-423, 2011.
2) Fahn S, et al.: N Engl J Med, 351: 2498-2508, 2004.
3) 日本神経学会 監修，パーキンソン病治療ガイドライン作成委員会 編: パーキンソン病治療ガイドライン2011, 医学書院, 2011.
4) Fukuyama K, et al.: Neuropharmacology, 76 (part A): 137-145, 2014.

解説

a. 誤　ピークドーズ・ジスキネジアは，L-ドパの最高血中濃度時に生じるジスキネジアである．そのため，L-ドパ/DCI 配合剤は頻回少量投与に変更するなどの対処が必要である．

b. 誤　イストラデフィリンは，大脳皮質基底核回路，間接路において，線条体，淡蒼球に存在するアデノシン A2A 受容体を抑制し，視床から大脳皮質への興奮性刺激を増加させる．off の短縮，off 時の運動症状の改善が望める一方で，ジスキネジアを悪化させる可能性がある．

c. 誤　セレギリンは，中枢でドパミンを分解するモノアミン酸化酵素 B（MAO-B）を阻害し，脳内でのドパミン濃度を上昇させる．そのため，ジスキネジアの原因となる．

d. 誤 L-ドパ/DCI 配合剤は，DCI が末梢での L-ドパの主要な分解経路であるドパ脱炭酸酵素を阻害することで，中枢への有効な L-ドパ移行を担っているが，エンタカポンは，副経路であるカテコール-O-メチルトランスフェラーゼ（COMT）を阻害することで，さらに L-ドパの半減期を延長する．L-ドパ/DCI 配合剤服用時に毎回併用すると，とくに午後にかけて L-ドパの血中濃度の上昇傾向を認め，ジスキネジアの悪化を招くことがある．

e. 正 ゾニサミドは，元来，抗てんかん薬として発売され，その後，抗パーキンソン作用が発見された．線条体の δ_1 受容体，また間接路の代謝型グルタミン酸受容体を介し，間接路を抑制するとともに，黒質網様部での代謝型グルタミン酸受容体にも作用し，その結果，直接路を抑制することで，ジスキネジアの悪化をきたしにくいと考えられている[4]．

a. 誤 L-ドパは一般的に，胃内が酸性環境であったほうがよく吸収されるため，胃酸分泌を阻害する薬剤の併用で L-ドパの吸収が悪化することがある．

b. 誤 no on, delayed on は，L-ドパの吸収障害が背景とされる．L-ドパは小腸上部で吸収されるため，消化管運動の低下が存在すると吸収が遅延する．モサプリドは，消化管運動を改善することで，L-ドパの吸収を改善する．

c. 正 経消化管的な L-ドパ吸収遅延が no on, delayed on の原因であると考えられる場合，経皮的な薬剤の選択にて改善する可能性がある．

d. 誤 L-ドパは空腹時に服用することで，吸収効率が上昇するため，no on, delayed on の際には試みる．ただし，血中濃度の立ち上がりが食後服用に比べ急峻になるため，ジスキネジアの悪化に注意する．

e. 正 L-ドパは，胃内が酸性環境であったほうがよく吸収されるため，ビタミン C 製剤を併用すると吸収の改善が期待される．

a. 誤 アマンタジンのジスキネジアに対する抑制効果は，開始後に最も抑制効果が高い．その後，約 1 年でしだいに効果が減弱する場合もある．

b. 誤 L-ドパは食後ではなく食前服用で吸収が急峻となり，ジスキネジアを生じやすい．

c. 誤 セレギリンは中枢での L-ドパの分解を阻害し，L-ドパ濃度を上昇させるため，ジスキネジアを悪化させやすい．

d. 誤 エンタカポンは末梢での L-ドパ半減期を延長し，徐々にトラフ値を上昇させるため，L-ドパ/DCI 配合剤に毎回併用すると，午後にかけて L-ドパ血中濃度が上昇しやすい．

e. 正 一般的に視床下核脳深部刺激療法では，L-ドパの処方量の減量効果により，結果としてジスキネジアの改善が期待される．

a. 正 抑肝散は，パーキンソン病にともなう幻視に対して，有効なことがある．ただし高齢者では，ほかにも漢方薬を併用していることがあり，低カリウム血症を招きやすく，甘草の総服用量には注意をはらう必要がある（偽性アルドステロン症に注意する）．

b. 誤 クエチアピンは，パーキンソン病にともなう幻視に対して効果を示し，運動症状を悪化させることは少ないが，糖尿病患者には禁忌である．

c. 正 リスペリドンは，幻視を改善しうるが，運動症状を悪化させることがある．糖尿病などで他剤が使用できない場合に，血糖値に注意しながら本剤を使用する．なお，保険適用はないことに留意する．

d. 誤 オランザピンの幻視改善効果は低く，また糖尿病患者には禁忌である．

e. 正 ドネペジルは，幻視に対し効果を示すことがある．コリンエステラーゼを阻害し，脳内のアセチルコリン濃度を上げるため，理論上はパーキンソン症状を悪化させうるが，実臨床で悪化の程度が問題になることは少ない．

III パーキンソン病・パーキンソニズムの運動症状の治療

5. ウェアリング・オフへの治療は，どのようにするか？

> **case**
> 69歳女性，右利き．主訴：薬の効果が切れると動けない．
> 運動症状の日内変動に対してロチゴチン貼付剤とアポモルヒネの間欠的皮下投与を新規に導入した進行期パーキンソン病（PD）の1症例．

現病歴

　61歳時，右手が使いにくくなり，食事の準備に時間がかかるようになった．同時期から右足を引きずるようになり，歩行開始時に1歩目が出にくいことに気がついた．

　62歳時，安静時に右上下肢がふるえるようになった．高血圧と糖尿病の治療目的に他院の内科に入院した際，パーキンソン病（PD）を疑われ，前医神経内科に紹介された．右上下肢優位に筋強剛と静止時振戦があり，無動と姿勢保持障害を認めたことからパーキンソン病と診断された．一方，認知機能低下や幻覚はみられなかった．プラミペキソール速放剤が導入され，静止時振戦と運動緩慢が改善した．

　63歳時，椅子から立ち上がりにくくなるとともに運動緩慢が目立つようになり，L-ドパが追加された．

　64歳時，抗パーキンソン病薬の服用前に動きにくさがみられ，また午前中よりも午後の調子が悪いことが多くなったため，症状の日内変動の軽減を目的としてエンタカポンが追加された．その後も日内変動が悪化したことからセレギリンを開始したところ，午後にみられた気分の落ち込みが改善した．

　67歳時，プラミペキソールが速放剤から徐放剤に変更され，L-ドパの服用間隔が短縮されたが，以降も症状の日内変動は進行性に顕著となった．服薬の合間にみられる off 時には20～30分間ほどまったく動けなくなる時間帯があり，on 時にはジスキネジア dyskinesia が持続してみられた．

　69歳時，ウェアリング・オフ wearing-off の治療目的に当院紹介となった．

> **服用薬（紹介時）**
> プラミペキソール徐放剤 4.5 mg/日，L-ドパ・カルビドパ配合剤 600 mg/日 1日6回，エンタカポン 600 mg/日 1日6回，セレギリン 7.5 mg/日，酸化マグネシウム製剤．

既往歴：高血圧，糖尿病．
家族歴：神経疾患なし，血族婚なし．
生活歴：京都府出身．

III. パーキンソン病・パーキンソニズムの運動症状の治療

診察所見

一般身体所見：身長143.4 cm，体重41.6 kg，BMI 20.3．心肺腹部に異常なし．

神経学的所見：意識清明で，高次脳機能障害はなく，幻覚やレム睡眠行動障害 REM sleep behavior disorder（RBD）もなかった．嗅覚低下はなく，その他の脳神経系に異常はなかった．また，四肢筋力の低下はなく，腱反射は正常で，病的反射はなかった．

さらに，四肢に測定異常はなく，感覚障害もなかった．一方，夜間頻尿と便秘がみられたが，起立性低血圧はなかった．

Q1 進行期パーキンソン病の運動症状と姿勢異常に関して，誤っているものを2つ選べ．

a. いわゆる首下がり（dropped head syndrome）はパーキンソン病でみられることが多く，多系統萎縮症 multiple system atrophy（MSA）での頻度は少ない．
b. ドパミンアゴニストによってピサ症候群などの姿勢異常が増悪することは，しばしば経験される．
c. ウェアリング・オフの off 時にすくみが出現する場合は，まず動作開始時の視覚や聴覚のキュー（合図）を試すべきである．
d. no on, delayed on の原因には，L-ドパの吸収障害が考えられる．
e. off 時のジストニアは早朝起床時にみられやすく，痛みをともなうことがある．

Q2 ジスキネジアについて，正しいものを2つ選べ．

a. L-ドパ誘発性ジスキネジアには，ピークドーズ・ジスキネジア peak-dose dyskinesia と二相性ジスキネジア diphasic dyskinesia が知られ，いずれも日常生活に支障をきたさない早期から治療すべきである．
b. 二相性ジスキネジアに対する治療は，ピークドーズ・ジスキネジアよりも効果が実感されにくい．
c. 抗パーキンソン病薬の調節のみでは改善が困難な運動合併症に対して脳深部刺激療法 deep brain stimulation（DBS）を行った場合，脳深部刺激療法の術後の服薬調節は一般的に不要である．
d. 活動に影響を及ぼすジスキネジアの治療では，セレギリンやエンタカポンを増量すると効果的である．
e. アマンタジンは，グルタミン酸 NMDA 受容体に拮抗してジスキネジアを抑制することが知られる．

on 時には発語がやや不明瞭であり，表情は乏しかった．また，頸部と右上下肢に軽度の筋強剛があった．反復運動は両上肢で振幅が小さく，右上肢では時に停止することがあった．起居動作にやや時間を要し，立位時には前傾姿勢が軽度にみられた．小刻み歩行で，方向転換時にはすくみ足があり，突進現象は陽性であった．ただし，手押し車を用いればスムーズな自立歩行が可能であった．口，四肢，体幹には持続的にジスキネジアが出現したが，活動には影響しなかった．

off 時には発語が非常に小さく，ほとんど聞き取れなかった．右上下肢優位に筋強剛と静止時振戦が高度であり，無動が目立った．ベッド上では寝返りをうてず，起き上がれなかった．

進行期パーキンソン病の非運動症状について，誤っているものを2つ選べ．

a. 感覚障害や痛みに対して，L-ドパは一般には効果が期待できない．
b. レム睡眠行動障害（RBD）には，クロナゼパムが効果的である．
c. 幻覚を誘発しにくい抗パーキンソン病薬として，抗コリン薬，アマンタジン，セレギリンがあげられる．
d. 抗パーキンソン病薬を使用中に難治性幻覚がみられた場合は，抗パーキンソン病薬の減薬にともなう QOL の悪化を許容せざるをえないことがある．
e. 衝動制御障害 impulse control disorder (ICD) には，病的賭博，性欲亢進，買いあさり，むちゃ食いなどがある．

(A3 : a, c)

エキスパートはここを診る

61歳時に右上下肢の運動障害を自覚し，発症1年後には右上下肢に静止時振戦が出現した．プラミペキソール導入後も運動症状は進行性に悪化した．発症4年目には症状の日内変動がみられるようになった．エンタカポン，セレギリンがそれぞれ追加され，プラミペキソールが速放剤から徐放剤に変更された．L-ドパの服用間隔が短縮されたのちも症状の日内変動はしだいに悪化し，発症7年目以降は off 時に動けないようになっていた．神経学的には，右優位の筋強剛と静止時振戦，運動緩慢，姿勢保持障害を認めた．病変部位診断は錐体外路系，病因診断は進行性経過から変性，臨床診断はパーキンソン病と考えられた．抗パーキンソン病薬への良好な反応がみられる一方，発症後の比較的早期からウェアリング・オフと L-ドパ誘発性ジスキネジアが出現していることから，若年発症例ではないが遺伝性パーキンソン病の可能性を念頭に置く必要がある．服薬調節によるウェアリング・オフの改善，リハビリテーション，脳深部刺激療法の適応判断，遺伝子検査の説明を目的とした入院加療が必要と判断した．

患者および家族への説明

症状の日内変動がしだいに悪化し，日常生活に支障をきたしている状況である．診断は，

進行期パーキンソン病と考えられる．ただし，発症早期から症状の日内変動がみられることから，遺伝性パーキンソン病の可能性が否定できない．同意が得られれば，遺伝子検査を提案する．症状の日内変動に対する服薬調節ならびにリハビリテーション，脳深部刺激療法の適応判断，さらには遺伝子検査を目的とした入院を勧める．

検査所見

^{123}I-MIBG 心筋シンチグラフィー：核種の取り込み低下はない．
頭部 MRI：右被殻に陳旧性脳出血があった．そのほかに特記すべき異常はない．
遺伝子検査：*Parkin*（*PARK2*），*PINK1*（*PARK6*）にいずれも変異はない．

入院後経過

臨床経過からは，進行期パーキンソン病として矛盾しないと考えた．ただし，比較的早期からウェアリング・オフがみられること，^{123}I-MIBG 心筋シンチグラフィーの取り込みが保たれていることから，若年発症例ではないが，診断確定のためには遺伝性パーキンソン病の遺伝子検査が重要であることを，患者および家族に説明した．常染色体劣性遺伝性パーキンソン病 autosomal recessive juvenile Parkinson's disease（ARPD）のうち，わが国で最も頻度が高い2つは，*Parkin* 変異（*PARK2*）と *PINK1* 変異（*PARK6*）である．インフォームド・コンセントを得たのちに，上記2つの遺伝子検査を行ったところ，いずれの変異も認めなかった．

入院中には，診察と症状日誌に基づいて症状の日内変動を評価した．ウェアリング・オフが目立ち，とくに L-ドパ服用の合間にはまったく動けない off があった．また，服薬効果の発現が遅れる delayed on と服薬効果が現れない no on も頻回にみられていた．一方，数秒間で突然起きる予測困難な off はなかった．午後には身体全体を揺らすような持続性のジスキネジアがみられたが，患者自身は活動に影響しないと話した．

on 時の UPDRS（unified Parkinson's disease rating scale）partⅢ（運動能力検査）の合計スコアは14点，off 時は40点，UPDRS partⅣ（治療合併症）は12点であった．認知機能低下や幻覚はいずれも認めなかった．頭部 MRI 検査では右被殻に陳旧性脳出血がみられたが，脳神経外科との協議で脳深部刺激療法は禁忌ではないと判断した．今回は患者が脳深部刺激療法を希望しなかったため，運動症状の日内変動 motor fluctuation とジスキネジアに対して服薬調節と並行してリハビリテーションを行った．

昼食前後のウェアリング・オフと no on が最も生活に支障をきたしていたことから，午前中の L-ドパの服用間隔を調節し，最終的には 800 mg を1日8回に分けて服薬するまで慎重に増量した．頻回の delayed on と no on からは抗パーキンソン病薬の消化管吸収障害が示唆されたため，便秘と消化管蠕動低下に対して緩下剤と消化管の運動を改善するモサプリドをそれぞれ開始した．ドパミンアゴニストをプラミペキソール徐放剤からロチゴチン貼付剤に変更したところ，1日を通して off 時間が短縮した．また，睡眠が確保できるようになり，起床時の運動症状が軽減した．昼食前後には引き続き治療に抵抗性の no on が残存したため，off 時に即効的な改善作用があるアポモルヒネ1回3 mg 間欠的皮下注射を導入したところ，日常生活動作（ADL）が明らかに改善したことから，自宅退院と

なった．

> **服用薬（変更後）**
> L-ドパ・カルビドパ配合剤 800 mg/日 1日8回，ロチゴチン貼付剤 22.5 mg/日，
> アポモルヒネ 1回 3 mg 間欠的皮下注射．

総合解説

　進行期パーキンソン病では，運動症状に加えてさまざまな非運動症状（認知精神障害，睡眠覚醒障害，自律神経障害など）がみられるようになり，日常生活に大きな支障をきたすことから，各症状に応じた適切な介入が求められる．日常生活動作に与える影響がとくに大きい運動症状の日内変動（ウェアリング・オフ，delayed on，no on，on-off）の治療は，服薬調節，リハビリテーション，脳深部刺激療法，L-ドパ・カルビドパ配合剤ジェルの持続的経腸投与などである．本章では，運動症状の日内変動に対する薬物療法の調節について解説する．

1. 運動症状の日内変動

　進行期パーキンソン病における運動症状の日内変動には，L-ドパ（頻回投与，1日5～8回）に加えて十分量のドパミンアゴニストが服用されることが多い．また「パーキンソン病治療ガイドライン2011」[1]に準じて，カテコール-O-メチル基転移酵素（COMT）阻害薬であるエンタカポン（末梢血中のL-ドパの代謝を抑制し，血中半減期を延長させる），モノアミン酸化酵素B（MAO-B）阻害薬であるセレギリン（不可逆的なMAO-Bタンパク質への結合により酵素活性を阻害する），ゾニサミド（パーキンソン病に対する治療効果には複数の作用機序が関与，50 mg ではウェアリング・オフの改善効果がある）が併用されることもめずらしくはない．新しい非ドパミン系抗パーキンソン病薬として，2013年5月にわが国で最初に承認されたアデノシンA2A受容体拮抗薬のイストラデフィリンは off 時間の短縮効果が知られており，すでに述べた抗パーキンソン病薬に追加投与されることがある．海外ではNMDA受容体拮抗薬やセロトニン作動薬などの臨床試験が実施中であり，運動合併症の軽減が期待されている[2]．

　このように，治療抵抗性の運動合併症には多種類の抗パーキンソン病薬が併用されることが多いが，抗パーキンソン病薬のさらなる追加投与により，ジスキネジア，幻覚，妄想をきたす危険性が高まること，服用以外の治療法として脳深部刺激療法があることの説明を行う必要がある．本症例では，治療抵抗性の運動合併症に対してドパミンアゴニストをプラミペキソール徐放剤からロチゴチン貼付剤に変更したあとに，アポモルヒネの間欠的皮下注射を新規導入した．

2. ロチゴチン貼付剤の活用

　L-ドパを服用している進行期パーキンソン病患者においてロチゴチン貼付剤を併用した場合の off 時間短縮効果は，等用量プラミペキソールの併用群に比べて劣らないことがす

でに報告されている[3]．貼付剤の薬物動態面での利点は，経口投与時に問題となる消化管吸収障害の影響を受けないこと，血中濃度が安定して保たれることによって持続的ドパミン刺激 continuous dopaminergic stimulation（CDS）を達成しやすくなることの2点である．本症例では，プラミペキソールからロチゴチン貼付剤に変更したところ，1日を通して off 時間が短縮した．そして，睡眠が確保できるようになり，早朝起床時の運動症状が軽減した．ただし2015年時点では，進行性パーキンソン病患者の運動合併症に対する治療において，ロチゴチン貼付剤のプラミペキソールに対する優位性を示したランダム化比較試験はなく，今後の知見の蓄積が待たれる．

3. off 時のレスキュー治療

今回，ロチゴチン貼付剤の開始後に新規導入したアポモルヒネは，パーキンソン病に対して最初に投与されたドパミンアゴニストである[4]．経口摂取時の生物学的利用能が非常に低いため，服用薬としては使用できなかったが，皮下注射時に即効性の高い抗パーキンソン病作用を認めたことから，現在では抗パーキンソン病薬としてアポモルヒネの皮下注射法が用いられている．皮下注射後から効果発現に要する時間は4〜12分以内と短く，平均45〜60分間ほど効果が持続する．進行期パーキンソン病において，運動症状ならびに非運動症状の日内変動 non-motor fluctuation に対して迅速な改善が得られることがランダム化比較試験で示されており，off 時のいわゆる「レスキュー治療 rescue therapy」として位置づけられている[5,6]．ペンによる間欠的皮下注射とポンプを用いた持続的皮下注射があるが，わが国では間欠的皮下注射法のみ使用可能である．本症例では，既存の治療に抵抗性の delayed on と no on に対してアポモルヒネを間欠的に皮下注射したところ，すみやかに運動症状が改善した．注射部位反応，突発性睡眠，精神症状，起立性低血圧，嘔気嘔吐などの有害事象はいずれも認めなかった．

以上より，持続的ドパミン刺激が期待されるロチゴチン貼付剤はウェアリング・オフの軽減に効果的であると考えられる．一方，即効性を有するアポモルヒネの間欠的皮下注射は治療抵抗性の delayed on や no on に対して有効であることが示された．

結論

進行期パーキンソン病の治療は，1日を通した症状の変化を十分に把握したうえで抗パーキンソン病薬の最適化を目指すとともに，継続的なリハビリテーションを行うことが重要である．薬剤治療抵抗性の運動合併症がみられる場合は，脳深部刺激療法の適応可否についての検討が必要である．

（八木宏樹）

◆文献

1) 日本神経学会 監修，パーキンソン病治療ガイドライン作成委員会 編：パーキンソン病治療ガイドライン2011，医学書院，2011．
2) Rascol O, et al.: Mov Disord, 30: 1451-1460, 2015.
3) Poewe WH, et al.: Lancet Neurol, 6: 513-520, 2007.

4) Schwab RS, et al.: Trans Am Neurol Assoc, 56: 251-253, 1951.
5) Trenkwalder C, et al.: Parkinsonism Relat Disord, 21: 1023-1030, 2015.
6) Pahwa R, et al.: J Neurol Sci, 258, 137-143, 2007.
7) Kleiner-Fisman G, et al.: Parkinsons Dis, 2011: 292719, 2011.

解説

- a. 誤　首下がりはパーキンソン病でもみられるが，多系統萎縮症のほうが頻度が高い．
- b. 正　ただし，L-ドパで増悪したり，ドパミンアゴニストにより改善する場合もあるので注意が必要である．
- c. 誤　off 時のすくみには，まずウェアリング・オフ対策に準じた服薬調節を行うことが推奨される．一方，on 時のすくみ(on-freezing とよばれる)はドパミン補充療法に抵抗性であり，ドロキシドパ服用や視覚・聴覚のキュー（合図）を試す．視覚や聴覚のキューによって，すくみ足が急激に改善する症候は，kinesie paradoxale（矛盾性運動）に含まれる．
- d. 正　L-ドパは，酸に溶けやすく，おもに小腸のアミノ酸トランスポーターを介して吸収されるため，L-ドパの効果発現は食事中のタンパク質や消化管吸収障害の影響を受けやすい．L-ドパの効果発現が不安定になることにより，no on や delayed on が生じると考えられている．
- e. 正　早朝のジストニアの治療として，睡眠前のドパミンアゴニスト服用，早朝の L-ドパ服用，日中のセレギリン追加がある．

- a. 誤　日常生活に支障をきたさないジスキネジアは経過観察でもよいことが多い．
- b. 正　二相性ジスキネジアは L-ドパの効果が発現するタイミングと消失するタイミングの二相性に生じる．発症機序は不明で，確立した治療法はない．
- c. 誤　脳深部刺激療法の術後も，服薬調節とリハビリテーションは変わらず重要である．
- d. 誤　生活に支障をきたすようなジスキネジアがみられたときは，セレギリンやエンタカポンを減量または中止することを検討する．
- e. 正　アマンタジンは線条体の中型有棘細胞のグルタミン酸 NMDA 受容体に対する拮抗作用を有する．皮質から線条体の中型有棘細胞に投射する興奮性入力を抑制することによって，ジスキネジアを軽減させると考えられている．

- a. 誤　パーキンソン病患者に感覚障害や痛みがみられたときは，他疾患による症状ではないことを確認する．そして，これらの症状が日内変動する場合はパーキンソン病の非運動症状を考える．非運動症状の日内変動は non-motor fluctuation ともよばれ，運動症状の日内変動に随伴する．non-motor fluctuation で頻度の高いものとして，痛み，錯乱，集中力低下，欲求不満，頻尿・尿意促進，発話困難，流涎，短期記憶低下，強迫的行動，判断力低下，うつ，情緒不安定，不眠，興奮などがある[7]．感覚障害や痛みが日内変動する原因のひとつとして，off 時に低下した痛みの閾値が L-ドパを服用することで正常化することが知られている．off 症状として起こる痛みには L-ドパが有効な場合が多いことから，日内変動を軽減させる治療を行う．
- b. 正　レム睡眠行動障害は，パーキンソン病のみならず，多系統萎縮症やレヴィ小体型認知症(DLB)といった，α-シヌクレイノパチーに合併しやすいことが知られる．レム睡眠行動障害には，クロナゼパムが奏効する．
- c. 誤　抗コリン薬，アマンタジン，セレギリンは，幻覚をきたしやすいとされる．難治性幻覚が出現した場合は，直前に加えた薬剤を中止したうえで，上記3剤の服薬があれば中止することが望ましい．

d.	正	パーキンソン病患者に難治性の幻覚がみられた場合は，運動症状悪化の可能性を十分に説明したうえで抗パーキンソン病薬を減量する．時として，抗パーキンソン病薬をL-ドパのみに減らし，さらに非定型精神病薬を併用しなければならないこともある．
e.	正	パーキンソン病では，黒質-線条体系のみならず中脳辺縁系・中脳皮質系のドパミンニューロンにも変性が生じている．脳内報酬系の異常とドパミン補充療法により，報酬関連行動の異常をきたしうる．衝動制御障害は，とくにドパミンアゴニストによって引き起こされることが多いとされる．

III パーキンソン病・パーキンソニズムの運動症状の治療

6. 症状の日内変動が著しい進行期パーキンソン病に対して，どのようにL-ドパ治療をしていくべきか？

> **case**
> 78歳男性，右利き．主訴：L-ドパの薬効が切れてしまい，動けなくなる．
> 高度の運動合併症に対して，L-ドパの血中濃度を測定し，その結果をもとに薬剤調整を行った1症例．

現病歴

　71歳時7月，うつ症状を指摘され，スルピリドを処方されたところ，服用開始3日目より全身倦怠感が出現し，6日目にはベッドから起き上がれなくなった．薬剤性パーキンソニズムが疑われ，スルピリドは中止された．しかし，その後も歩きにくさが改善しないため，74歳時3月10日に当科を受診した．L-ドパ服用開始後，歩行状態は改善し，パーキンソン病(PD)と診断された．当初は，ドパミンアゴニストとL-ドパの併用(ペルゴリド750μg，L-ドパ・カルビドパ配合剤300 mg/日 1日3回)により，終日，動作や歩行に問題なく過ごすことができるようになっていた．

　しかし，75歳時9月ごろより，L-ドパの薬効の持続時間が短くなり，昼食前および夕方になるとパーキンソン症状の悪化(ウェアリング・オフ wearing-off 現象)がみられたため，L-ドパ500 mg/日を5回に分けて服用するようになった．

　76歳時，L-ドパの服用量が増えてくるにつれ，薬効がみられている時間(on)に一致して，体幹を左右に大きく揺らす不随意運動(ジスキネジア dyskinesia)が出現するようになった．また，off になると同時に「身体全体がだるい」，「頭がくらくらして顔がほてる」，「おなかが痛い」などの訴えが出現した．頓用のL-ドパ・カルビドパ配合剤(100 mg)を追加服用すると，それらの症状はおさまった．

　78歳時，off 時間の増加とともに，off 時の動作や歩行の悪化がみられるようになった一方，on 時のジスキネジアが強くなった．また，受診時しきりに「L-ドパを増やして欲しい」と訴えるようになり，実際に自己判断で処方より多く服用するようになった．薬剤調整目的に78歳時6月に入院となった．

既往歴：20年前，鼠径ヘルニア手術を受けた．
家族歴：特記事項なし．

> **服用薬(入院時)** (p.120, 表6-1)
> L-ドパ・カルビドパ配合剤 600 mg/日，プラミペキソール 2 mg/日，エチゾラム 1.5 mg/日，ドンペリドン 15 mg/日，シメチコン 120 mg/日，酸化マグネシウム 990 mg/日，クロナゼパム 0.5 mg/日，センノシド 24 mg/日，ブロチゾラム 0.25 mg/日．

表6-1 L-ドパ服用時間(入院時)

	6:00	9:00	11:30	14:00	17:00	20:00
L-ドパ・カルビドパ配合剤 600 mg/日 1日6回	○	○	○	○	○	○

診察所見

一般身体所見：身長164 cm，体重64 kg，BMI 23.8．特記すべき異常なし．

神経学的所見：意識清明．MMSE (mini-mental state examination) 28/30点(日付，遅延再生で失点)．また，小声，仮面様顔貌，四肢体幹の筋強剛，姿勢反射障害，頻尿，切迫性尿失禁，頸部・体幹のジスキネジア，ウェアリング・オフ現象(L-ドパ服用後2〜3時間でoffが出現する)がみられた．

Q1 パーキンソン病の運動症状の日内変動について，正しいものを3つ選べ．

a. 進行期パーキンソン病患者にみられるウェアリング・オフは，多くの場合，L-ドパの血中濃度に依存する．
b. ウェアリング・オフの原因は，パーキンソン病の進行とともにドパミン神経終末が減少し，ドパミンの再取り込み・保持ができなくなるためである．
c. ウェアリング・オフに対しては，カテコール-O-メチル基転移酵素(COMT)阻害薬であるエンタカポンは単独で off 時間を短縮する．
d. 不安や焦燥によっても運動症状が変動することがあるため，ウェアリング・オフを診断するには，運動症状の日内変動とL-ドパ服用との関係を正確に把握することが重要である．
e. no on と delayed on は，いずれもL-ドパの吸収障害とは関連しない．

(A1: a, b, d)

Q2 パーキンソン病にともなうジスキネジアについて，正しいものを3つ選べ．

a. アマンタジンには，ジスキネジアを軽減する作用がある．
b. 日常生活レベルを低下させない程度のジスキネジアであれば，off の治療が優先される．
c. 生活に支障となるジスキネジアでは，エンタカポンの頻回服用が原因になっている場合があるので，その際はエンタカポンの減量，または中止を検討する．
d. 高齢発症のパーキンソン病患者ほど，ジスキネジアが起こりやすい．
e. 淡蒼球手術は，視床下核手術と比較して抗パーキンソン病薬の減量効果が強く，これによりジスキネジアを抑制することが可能となる．

(A2: a, b, c)

6. 症状の日内変動が著しい進行期パーキンソン病に対して，どのようにL-ドパ治療をしていくべきか？

入院時の問題点

本症例では入院時の問題点として

①運動合併症：ウェアリング・オフ，ジスキネジア（ピークドーズ・ジスキネジア peak-dose dyskinesia の疑い）の発現，

②非運動症状：off 時に出現する腹部の痛みなどの感覚異常，ドパミン補充への渇望，

以上の2点があげられる．抗パーキンソン病薬の持続時間が短くなり症状が悪化する現象（ウェアリング・オフ）と，on 時に出現する不随意運動（ジスキネジア）により，日常生活に大きな支障が生じた症例である．また，off 時に一致して，腹痛，ドパミン補充への渇望などの非運動症状がみられ，これらも QOL を低下させていた．薬剤調整を行うにあたり，まずはパーキンソン症状の日内変動と L-ドパ薬物動態プロファイルについて，詳細な検討を行うこととした（図6-1）．

パーキンソン病にともなう運動症状については，12～15時，および19時は on と考えられたが，9～11時，および16～18時は UPDRS (unified Parkinson's disease rating scale) part Ⅲ（運動症状の評価）のスコアが高値であり，off と考えられた．

一方で，L-ドパ薬物動態プロファイルを観察すると，午前中は L-ドパ服用後も血中濃度が上昇せず，13時に血中濃度のピークが遅れてみられた．その後，17時に一度血中濃度の低下があり，19時に再びピークがみられた．運動症状のスコアは，L-ドパ血中濃度の推移とおおむね一致している．ジスキネジアの出現時間は on 時間に一致し，ピークドーズ・ジスキネジアと診断した．

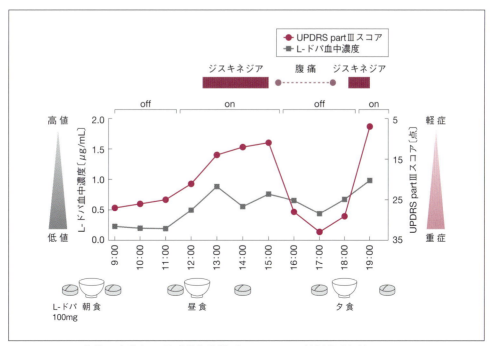

図6-1　1日の症状の変動とL-ドパ薬物動態プロファイルの検討（入院時）

L-ドパ薬物動態プロファイルから明らかになった問題点と対策

①午前中の血中濃度の立ち上がりが遅く，L-ドパの効果発現に時間を要する delayed on が観察された．とくに，朝食後に服用した L-ドパの吸収が遅延し，食後胃排泄時間の延長が示唆された．

対策：朝食後の L-ドパ服用を朝食前に変更した．

②L-ドパの血中濃度が維持されず，16〜18時にウェアリング・オフが観察された．ドパミン神経終末の減少にともなう脳内ドパミン保持能の低下が示唆された．

対策：末梢性 COMT 阻害薬（エンタカポン）を追加し，L-ドパ血中濃度の延長を図った．

上記をふまえて，服用時間，内容を変更した．その後，パーキンソン症状の変動と L-ドパの薬物動態プロファイルについて再検討を行った（図6-2，表6-2）．

終日にわたり UPDRS part Ⅲ のスコアがほぼ一定となり，日中の off 時間がなくなった．それにともない，off 時にみられた腹痛の症状や，L-ドパに対する渇望も消失した．また，動作時に上半身や頸部を横に振る軽度のジスキネジアは残存したものの，日常生活動作

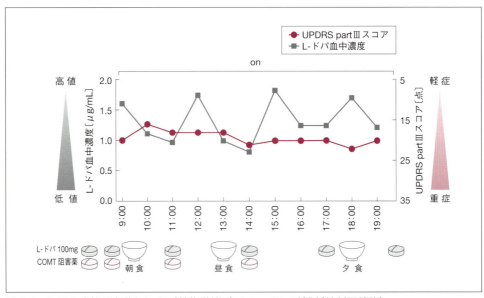

図6-2　1日の症状の変動とL-ドパ薬物動態プロファイルの検討（薬剤調整後）

表6-2　L-ドパ服用時間（薬剤調整後）

	6:00	8:00	11:00	14:00	17:00	20:00
L-ドパ・カルビドパ配合剤 600 mg/日 1日6回	○	○	○	○	○	○
末梢性 COMT 阻害薬（エンタカポン）	○	○	○	○		

（ADL）を障害するような強いジスキネジアもみられなくなった．L-ドパ薬物動態プロファイルを観察すると，入院時の検査で午前中および夕方にみられた血中濃度の低下はなくなり，1.0〜2.0μg/mLのあいだに維持されていた．その後，症状は改善し，退院となった．

 総合解説

　パーキンソン病治療開始後，約5〜10年を経ると，ジスキネジアなどの運動症状の日内変動 motor fluctuation により治療に難渋することをしばしば経験する[1]．運動合併症の出現には，脳変性の進展とともにL-ドパの長期服用が深くかかわっている．そのため，パーキンソン病の初期治療にはドパミンアゴニストの使用を優先するよう推奨されている[2]．しかし，治療効果および運動合併症以外の安全性のいずれにおいても，L-ドパはドパミンアゴニストよりも優れるため，いずれかの時点で治療の主体を担うことになる．

　ジスキネジアなどの運動合併症がすでに出現した患者では，L-ドパ血中濃度の日内変動は，脳内ドパミン濃度の推移とよく一致することが知られている．運動合併症では，運動症状の日内変動を詳細に観察し，L-ドパ血中濃度の推移を推測しつつ，薬剤調整を行って軽減を図る．難治例には，L-ドパ血中濃度プロファイルを同時に確認し，その結果にもとづいた薬剤調整が有効である．いずれにしても，運動合併症の治療は患者の特性や生活状況を把握し，以下の特徴をふまえて個別に治療計画を立てることが大切である．

1. 運動症状の日内変動

　運動症状の日内変動には，「ウェアリング・オフ」のほかに，no on, delayed on, on-off が含まれる．ウェアリング・オフ現象とは，抗パーキンソン病薬の効果持続時間が短縮し，薬物濃度の変動とともに症状が変動する現象であり，次の時間に服用する前に薬剤の効果の消退を自覚する．ドパミン神経は，ドパミンを産生，放出するほかに，ドパミントランスポーターを介した再取り込み機構により，シナプス間隙のドパミン濃度を一定に保つ働きをもつ．変性によりドパミン神経が失われると，ドパミンの再取り込み機構も失われるため，ドパミンが薬剤として補充されるたびに刺激が発生するものの，すぐに消退してしまい薬効変動をきたす．こうしてウェアリング・オフが出現する．解決には，L-ドパの末梢における分解酵素であるCOMT阻害薬や，脳内ドパミンの分解を行うモノアミン酸化酵素B（MAO-B）阻害薬を併用することが有効である．

　no on や delayed on は，おもにL-ドパの吸収遅延によって起こると考えられている．no on はL-ドパを服用しても効果発現がみられないもの，delayed on は効果発現に時間を要する現象をよぶ．L-ドパの吸収点は上部小腸にあるため，自律神経障害のため胃排泄時間が延長しやすいパーキンソン病患者では，食後服用しても薬剤がすぐに吸収点まで到達しないことがある．この場合には，服用薬を食前に変更すると改善されることが多い．on-off はスイッチを入れたり切ったりするように，急激に症状が変動する現象であり，その出現は予測が困難で，定まった解決法はない．

　運動症状の日内変動と薬剤の関係を知るためには，患者自身が記録したパーキンソン病症状日誌が非常に有効である（図6-3）．それでもうまくいかない場合には，本症例のようにL-ドパ薬物動態プロファイルと症状との関連を測定することによって，より正確なコント

Ⅲ．パーキンソン病・パーキンソニズムの運動症状の治療

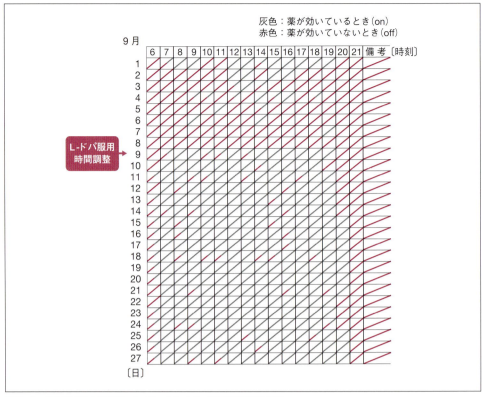

図6-3　患者自身が記録したパーキンソン病症状日誌の例
午前6時より午後21時まで，on 時間は灰色，off 時間は赤色の斜線で記入した．L-ドパの服用時間を調整した日（→）以降は，日中を通しておおむね on が得られた．

ロールが可能になる．

2．ジスキネジア

　L-ドパ誘発性ジスキネジアは，前述の運動症状の日内変動の出現とともにみられる運動合併症のひとつである．その機序には，長年にわたるドパミン補充療法による，ドパミン受容体への非生理的な（間欠的）ドパミン刺激が関連するとされている．舞踏運動とジストニア様の異常姿勢の組み合わせが，顔面，舌，頸部，四肢，体幹に現れる．ジスキネジアには，L-ドパ血中濃度のピーク時に出現するピークドーズ・ジスキネジアと，血中濃度の上昇期と下降期に二相性に出現する二相性ジスキネジア diphasic dyskinesia がある．日常生活動作（ADL）を障害するような強いピークドーズ・ジスキネジアに対しては，L-ドパ血中濃度のピークを下げ，かつ1日のうちの変動を小さくすることを目指して服薬調整する．具体的には，L-ドパの1回服用量を減量し，服用回数を増やすことで，L-ドパ血中濃度のピークをおさえることができる．ジスキネジアのコントロールにも L-ドパ薬物動態プロファイルの観察が参考になる．また，アマンタジンは，抗パーキンソン病薬のなかで唯一，ジスキネジアの抑制作用が知られており，併用を考慮する[3]．併用にあたっては，高齢者や腎機能障害のある患者では，精神症状などの副作用に留意する．なお，二相性ジスキネジアについては定まった治療はない．

3. 非運動症状

パーキンソン病では，非常に多彩な非運動症状 non-motor symptom が出現することが，近年の研究で明らかになってきている．また，パーキンソン病の発症以前から出現するものや，QOL のみならず生命予後にも影響しうるものもあるため，治療を行ううえで無視できない．具体的な症状として，抑うつ，アパシー，幻覚，妄想，衝動制御障害（ICD），ドパミン調節障害 dopamine dysregulation syndrome（DDS）などの精神症状，睡眠・覚醒障害，自律神経障害，痛みなどの感覚障害，疲労，体重減少，複視などがあげられる．本症例のようにウェアリング・オフに関連して出現しやすい症状に，不安，痛み，チクチク感，四肢の冷え，むずむず足などがあり[4]，これらはウェアリング・オフの改善とともによくなる可能性が高い．

ドパミン調節障害（DDS）は，ドパミン補充薬への必要量を超えた渇望を主徴する．さらに，病的賭博，性欲亢進，病的買い物，過食などの行動異常を呈する衝動制御障害（ICD）をともなうこともある．社会生活に支障となるような行動異常がみられた場合には，ドパミン補充薬，とくにドパミンアゴニストの減量，中止を検討する[2]．

（冨田　聡　　大江田知子）

文献

1) Fahn S: Ann N Y Acad Sci, 991: 1-14, 2003.
2) 日本神経学会 監修，パーキンソン病治療ガイドライン作成委員会 編: パーキンソン病治療ガイドライン2011, 医学書院, 2011.
3) H Sawada: PLoS ONE, 5(12), 2010.
4) Chaudhuri KR, et al.: Lancet Neurol, 5: 235-245, 2006.
5) Ahlskog JE, et al.: Mov Disord, 16: 448-458, 2001.
6) Sharma JC, et al.: Parkinsonism and Related Disorders, 16: 490-497, 2010.

解説

a. 正　運動合併症のある患者では，L-ドパ血中濃度の日内変動は，脳内ドパミン濃度の推移とよく一致することが知られている．

b. 正　黒質のドパミン神経が変性し，脱落・消失するため，線条体の神経終末に蓄えられているドパミンが枯渇し，神経伝達が障害される．病初期では，残存するドパミン神経終末でドパミンの再取り込みが行われ，シナプス小胞に保持されるため，シナプス間隙のドパミン濃度は一定に保たれ，ウェアリング・オフは起こりにくい．

c. 誤　エンタカポンは，L-ドパを代謝する末梢のカテコール-O-メチル基転移酵素（COMT）を選択的に阻害する．エンタカポンの使用により，L-ドパの血中半減期が延長し，作用持続時間が延長するため，L-ドパとの併用が必要である．

d. 正　実際に運動症状が悪化している時間を正確に把握することが，治療の第一歩である．患者に症状日誌をつけてもらったり，介護者に聴取したり，あるいは入院後に自分で実際に頻回の観察を行って初めて，off 症状の詳細を評価できる場合も多い．

e. 誤　L-ドパは小腸上部で吸収され，腸管および脳血液関門では，LNAA (large neutral amino acid) トランスポーターシステムとよばれるアミノ酸トランスポーターにより能動輸送される．したがって，胃排出時間遅延，アミノ酸大量摂取などにより，吸収の遅れや吸収量の低下が出現する．

a. 正 　NMDA 型グルタミン酸受容体遮断薬であるアマンタジンは，抗パーキンソン病薬のなかで唯一ジスキネジアを軽減する作用をもつ．一方で，パーキンソン病にともなう精神症状を悪化させうるため，とくに腎機能低下症例では注意が必要である．

b. 正

c. 正 　エンタカポンは単回投与で適切に使用される場合には，L-ドパのピーク濃度を上昇させないため，日常生活に支障となるジスキネジアを増加させることはない．しかし，エンタカポンの服用回数が多くなると，夕方になるにつれ L-ドパのピーク濃度が上昇し，生活に支障があるジスキネジアの原因となる場合があるため，注意が必要である．

d. 誤 　L-ドパ治療開始後4～6年で，約40％の患者にみられる[5]．ただし，若年発症の患者では，より早期に，より高率にジスキネジアを発症しやすい．40歳以下で発症した患者では，治療開始後5年後にジスキネジアを有する割合が90％に，10年後には100％に達するという報告がある．一方で，高齢発症であるほど，ジスキネジアの出現頻度は低くなる[6]．

e. 誤 　定位脳手術は，薬物治療で十分なコントロールを得られない場合に考慮される．視床下核および淡蒼球の破壊術・刺激術が有効である．淡蒼球手術は，その効果によりジスキネジアを直接的に抑制しうる．視床下核手術は，主として薬物の減量によりジスキネジアを抑制する．

III パーキンソン病・パーキンソニズムの運動症状の治療

7. off症状に対する有効な治療とは？

case
63歳女性，右利き．主訴：転倒し，起き上がることができない．
早朝のoff症状に対し，ロチゴチン貼付剤による治療が有効であった1症例．

症例サマリー

　55歳時より歩行速度が遅くなり，また財布からお金を取り出すことが困難となってきた．徐々に動作緩慢が進行し，家事動作が困難となってきたが，病院嫌いのため受診はしなかった．その後，食事の際に「むせ」も出現するようになり，トイレ歩行も困難になってきたことをきっかけに，58歳時に当科を受診した．右優位の歯車様筋固縮，安静時振戦，寡動と姿勢反射障害があり，パーキンソン病（PD）と診断された．L-ドパ300 mgとプラミペキソール速放剤0.5 mgで症状は安定し，外来通院となった．

　61歳時，1日4回に分けL-ドパ400 mgに増量された．

　1年前の62歳時から症状の日内変動が強くなり，さらに8カ月前からはプラミペキソール速放剤0.75 mgからプラミペキソール徐放剤0.75 mgに変更となったが，効果の実感に乏しかったことから，3カ月前には再び速放剤に戻された．

　63歳のある日，前日の起床時まで普段と変わりなかったが，寝床から起き上がって居間に行こうとしたところ前向きに転倒した．転倒時に顔面を打撲し，うつぶせのまま動けなくなった．独居であることから助けをよぶこともできず，水分摂取や服薬ができないまま1晩を過ごした．連絡がとれないことを不審に思った息子が昼に訪問すると，居間でうつぶせになって動けなくなっている患者を発見し，救急車で来院した．

　体温37.1度，右頬の発赤と前胸部および両膝関節のⅠ度の褥瘡を認めた．意識は清明で受け答えは可能だが，右優位の高度の寡動，中等度の固縮があった．輸液による脱水の補正とL-ドパ注射液により寡動は改善し，経口食事摂取や服用が可能となった．服用薬はL-ドパ400 mgとプラミペキソール徐放剤0.75 mgに加えて，ロチゴチン貼付剤を4.5 mgから開始し，9 mg，13.5 mgと増量するにつれて早朝のoff症状が改善し，退院となった（p.129，図7-1）．

一般身体所見：身長151 cm，体重45 kg，BMI 19.74．
既往歴：通院歴なく，特記事項なし．
生活歴：喫煙なし，飲酒なし．マンション（エレベーター付き）に独居だが，息子が同じ建物に居住．歩行は，室内では伝い歩き，屋外はバギーで移動．階段昇降は不可能．排便や排尿は自立しているが，入浴や更衣は息子やヘルパーの介助により可能である．
服用薬：L-ドパ400 mg/日 1日4回，プラミペキソール速放剤0.75 mg/日 1日3回毎食後，ブロチゾラム0.25 mg 1錠を眠前1回服用．

現病歴

　生来健康であり，もともと病院嫌いということもあって1度も通院はしたことはなかったが，とくに問題なく生活できていた．

　55歳時より，歩くのが遅くなった．また，財布からお金を取り出すことが困難になり，店員に財布を渡して取り出してもらうようになった．徐々に症状は増悪し，何をするにも動作に時間がかかるようになった．食事にはスプーンを使うようになったが，トイレや炊事は自立していた．

　57歳時の9月には，買い物に時間がかかることから，食材の戸別配達を利用するようになった．また，炊事や文字を書くのも困難になってきた．さらに，食事の際に食べ物をむせるようになり，食べる量が減った．

　58歳となる春ごろから，右足が出しにくくなり，自宅内でも伝い歩きとなった．同年7月18日の深夜0時に，台所のシンクに手をかけた状態で身体を後ろに傾けて倒れそうになり，動けなくなっているところを息子に発見された．息子が患者自身の手を取り，寝室まで歩かせて寝かせた．午前3時に「トイレに行きたい」と言ったが起き上がれず，A病院に搬送された．安静時振戦と仮面様顔貌，歩行障害を認め，3日後，当科に紹介受診となった．

　初診時，右優位の上下肢に歯車様筋固縮，安静時振戦，寡動，姿勢反射障害を認め，入院予約となった．入院を待つあいだ，A病院でリハビリを継続したが改善せず，日中のほとんどをベッド上で過ごしていた．食事は何とかひとりで摂取できるものの一食を摂るのに3時間もかかり，むせることもあった．A病院では，とくに治療をされず食事とリハビリだけであったため，患者本人が不安に思って退院を希望した．8月20日の夜に退院し，車椅子のまま自宅へ戻った．帰宅後にそのまま横になり入眠したが，21日の未明にトイレに行こうとして息子に介助されても起き上がることができなかった．食事を含む日常生活動作（ADL）の困難が続くことから，同年8月21日11時に当科へ救急搬送となり，緊急入院となった．

　右上肢優位の歯車様固縮と安静時振戦，寡動に加え，高度の姿勢反射障害を認めた．頭部 MRI では，深部白質に虚血性変化と思われるわずかな高信号を散見するのみで，大脳および脳幹の萎縮は認めなかった．発症後3年の未治療のパーキンソン病〔Hoehn & Yahr 重症度分類ステージⅣ〜Ⅴ（HY4〜5）〕と診断され，L-ドパ100 mg/日から服用を開始した．200 mg/日に増量した時点で歩行が可能となり，300 mg/日としたところ UPDRS（unified Parkinson's disease rating scale）partⅢのスコアが治療前の50点台から30点台へと改善した．しかし，後方突進は残存していた．プラミペキソール速放剤を追加し，0.5 mg/日まで増量したうえで，11月2日に退院となった．退院時は Hoehn & Yahr 重症度分類ステージⅢ（HY3）となり，外出にも問題ない程度にまで改善していた．

　その後，当科外来に通院していたが，61歳ごろから服用後に薬効を実感するまで1時間以上かかるようになった．同年夏には，日内変動を改善するために L-ドパ・ベンセラジド配合剤の服用を4錠/日1日4回に増量された．同年冬には，プラミペキソール速放剤0.75 mg/日1日3回服用していたが，プラミペキソール徐放剤0.75 mg/日1日1回での服用に変更となった．

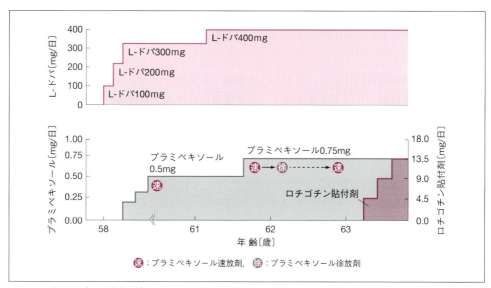

図7-1　経過表（63歳女性）

　自宅内での日常生活には変化はなく，おおむね自立しており，62歳春に要介護度2と判定された．同年秋ごろから日内変動の自覚がさらに強くなり，薬の効果が切れるタイミングもはっきりと自覚するようになった．一方で，幻視，ジスキネジア dyskinesia，ジストニアや on-off 現象は認めなかった．

　63歳となる5月には，薬効の実感が乏しいとの理由で，プラミペキソール徐放剤0.75 mg/日1日1回からプラミペキソール速放剤0.75 mg/日1日3回に戻された．L-ドパ・ベンセラジド配合剤の効果持続時間は2〜2.5時間程度と，徐々に短くなりつつあった．なお，早朝の off 症状（morning off）はなく，普段から起床時は調子がよかった（図7-1）.

　同年8月11日の起床時にも普段と変わらなかったが，7時に寝床から起き上がって，居間に行こうとした際にふらついて前向きに転倒した．転倒時に顔面を打撲し，ふすまの桟の上にまたがるような形で，うつ伏せの状態となった．寝返りはできず，首をわずかに動かせる程度の状態で，身動きがとれなくなった．そのときには自宅には誰もおらず，助けも呼ぶこともできなかった．うつ伏せのまままったく動けない状態で，うつらうつらしながら時おり首を動かすのみで，一切水分も摂ることができずに横たわっていた．同日の夜間に，息子が勤務先から患者宅に電話をしたが，連絡がとれなかった．不審に思い，翌12日の12時30分に息子が訪問したところ，内側からチェーンがかかっており，ドアの隙間からうつ伏せで倒れている患者を発見した．錠前業者に依頼しチェーンを切り，部屋に入ったところ，患者の意識ははっきりしており普段どおりの受け答えができたが，自力ではまったく動けない状態であった．また，前胸部の痛みを訴えていたことから息子が救急要請し，15時25分に当院に到着した．

　来院時，皮層ツルゴール（つまんで調べる皮膚の緊張度や張り）は低下し，前胸部など圧迫部位に発赤を認めた．高度の固縮と寡動もあり，輸液路確保のうえで L-ドパ注射液

50 mg を投与した．固縮や寡動は若干軽減し，構音障害もやや改善してきたが，自力での起き上がりは不可能なままであった．血液検査でもクレアチンキナーゼ(CK)の値が3,100 U/mL と上昇しており，同日緊急入院となった．

診察所見

一般内科学的所見：体温37.1度，呼吸数18/分，脈拍68回/分，血圧121/76 mmHg，酸素飽和度97%（室内気）．

一般身体所見：頭部は明らかな外傷痕なく，圧痛なし．頸部は圧痛なし．顔面は両側眼瞼（左側優位）腫脹あり，左側自力開瞼困難，右頬発赤あり．前胸部は発赤あり，同部位に圧痛あり．腹部は打撲痕/発赤なく，圧痛なし．両膝関節に発赤あり，明らかな腫脹なし．

神経学的所見：意識清明で，質問に返答でき，言語指示にも応じることができた．発語は小声で，抑揚が少なかった．視力低下や瞳孔不同もなく，対光反射は良好であった．口角，鼻唇溝に左右差はないが，表情は乏しく仮面様であった．嚥下障害や流涎はなかった．開口は一横指程度と制限があり，挺舌は正中だが歯列をわずかに超える程度であった．筋固縮は頸部に軽度，上肢は右中等度，左軽度，両下肢は軽度に存在した．筋把握痛はなく，安静時，姿勢時の振戦もなかった．離握手は右優位に振幅や速度の著明な低下があり，右手はわずかに手指の先が動く程度であった．なお，指叩き finger tap や足叩き foot tap の動作は不可能であった．感覚鈍麻はなく，四肢深部腱反射は正常であった．寝返りや起立，歩行は不可能で，座位保持もできなかった．

本症例の陽性所見

#1．右優位の四肢の高度の寡動
#2．右優位の四肢の中等度から軽度の筋固縮
#3．両側眼瞼腫脹，左側は自力での開瞼が困難，右頬部の発赤
#4．前胸部および両膝関節のⅠ度褥瘡

入院後経過

8年前に歩行障害で発症したパーキンソン病の63歳の女性で，5年前の58歳時から L-ドパを主体とした薬物治療を開始していたが，ウェアリング・オフ wearing-off が悪化しつつあった．

今回，自宅内でうつ伏せに転倒したのち，約30時間動けず飲食や服用もできない状態が続き，息子に発見されて救急搬送となった．

来院後，L-ドパ注射液の静脈内投与でパーキンソニズムは若干軽減したが，自力での起き上がりは不可能であり，また横紋筋融解によると思われるクレアチンキナーゼ(CK)上昇をともなったため，入院となった．L-ドパは入院2日前の夜の服用が最終であったが，悪性症候群を疑わせる高熱はなかった．脱水と横紋筋融解に対する輸液 1,500 mL/日を開始し，服薬を再開する方針とした．

悪性症候群の治療薬として誤りはどれか，2つ選べ．
a. L-ドパ注射液
b. クロルプロマジン
c. シプロヘプタジン
d. ダントロレン
e. ブロモクリプチン

(A1: b, c)

エキスパートはここを診る

　悪性症候群は抗パーキンソン病薬の急激な減量が誘因となることが多いが，治療薬の服用中断がなくても感染症や脱水などが原因となることもある．早期に発見し，治療にとりかかることが大切であり，パーキンソン病患者で発熱を認めた場合には，常に念頭に置く必要がある．軽症例では十分な輸液や冷却を行いながら，ドパミンアゴニストであるブロモクリプチンの経管投与やL-ドパ静注などにより抗パーキンソン病薬を投与する．中等症以上ではダントロレンの点滴が必要となる．重症例では播種性血管内凝固症候群 disseminated intravascular coagulation（DIC）や急性腎不全（AKI）を起こすこともあり，全身管理とともにそれぞれに対する治療を行う（図7-2）．

　来院時のL-ドパ注射液点滴静注後には，介助で水分をむせることなく飲めるようになったが，転倒してから一睡もしていなかったためにそのまま寝入ってしまった．何とか起こして夜間の服薬を行ったものの，半分くらいは口腔内に残った．そのため，入院翌日早朝

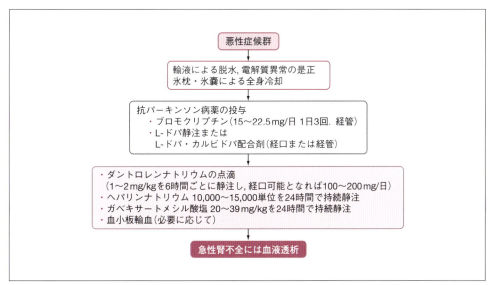

図7-2　悪性症候群の治療アルゴリズム
L-ドパの量は，原則として悪性症候群発症前の量を参考にして，経口・経管摂取が困難の場合，L-ドパ合剤100mgにつきドパストン50mgで開始し，効果が足りなければ75～100mgの割合で換算する．1回量1時間で静注し，1日3～4回投与する．

　　　　　　　　　［日本神経学会 監修，パーキンソン病治療ガイドライン作成委員会 編：パーキンソン病治療ガイドライン2011, p.97, 医学書院, 2011を一部改変］

にL-ドパ注射液を再度点滴静注し，そのうえで定期服用を再開する方針とした．

前胸部の痛みも訴え，診察ではうつ伏せでの臥床状態が続いたことによるⅠ度の褥瘡を認めた．仰臥位をとらせることで自然に除圧可能であり，経過観察のみとした．

服用薬はL-ドパ400 mg/日とプラミペキソール速放剤0.75 mg/日 1日3回に加えてロチゴチン貼付剤を4.5 mgから開始した．9 mg, 13.5 mgと増量するにつれて早朝のoffが改善し，ADLが自立したことを確認して退院となった．

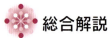

総合解説

進行期のパーキンソン病患者において，早朝のoff症状は生活動作の妨げになり，QOLを低下させることが知られている．近年，欧州で行われた多施設共同観察研究[1]では，早朝のoff症状はパーキンソン病患者の6割近くにみられ，そのうちの88％では非運動症状のoffもともなっていることが明らかになっている．とくに多かったのが頻尿，不安，流涎，痛み，気分の落ち込み，四肢の異常感覚やめまいであり，持続的なドパミン補充療法により，これらの非運動症状の一部には改善がみられたとしている．

（金子　鋭）

文献

1) Rizos A, et al.: Parkinsonism Relat Disord, 20: 1231-1235, 2014.

解説

- a. 正　悪性症候群の軽症例では，十分な輸液や冷却を行いながらL-ドパ注射液を静注する．
- b. 誤　クロルプロマジンはドパミン受容体遮断作用があり，悪性症候群を誘発することがある．
- c. 誤　シプロヘプタジンはセロトニン拮抗薬であり，セロトニン症候群の治療に用いる．
- d. 正　悪性症候群の中等症以上では，ダントロレンの点滴が必要となる．
- e. 正　悪性症候群の軽症例では，十分な輸液や冷却を行いながらブロモクリプチンの経管投与を行う．

Ⅲ パーキンソン病・パーキンソニズムの運動症状の治療

8. 服薬内容の変更によって生じうる症状とその対応とは？

> **case**
> 62歳女性，右利き．主訴：腰曲がり．
> 服薬内容の変更により生じた症状に対応した1症例．

現病歴

　57歳時，家族に右上肢のふるえを指摘された．当科外来を受診したところ，安静時振戦に加え，仮面様顔貌，右上肢優位の固縮，動作緩慢，姿勢反射障害を認め，パーキンソン病（PD）が疑われた．^{123}I-MIBG 心筋シンチグラフィーでも取り込み低下を認めた．プラミペキソール速放剤2 mg/日の服用を開始したところ，安静時振戦の改善が得られた．次いで L-ドパを開始，300 mg/日まで漸増したところ，振戦のさらなる改善と固縮・姿勢反射障害の改善を認めた．以後約5年のあいだ，症状の増悪に合わせてプラミペキソールを速放剤から徐放剤に変更し，4.5 mg/日まで増量，また，L-ドパも500 mg/日まで漸増しつつ，外来通院加療にて Hoehn & Yahr 重症度分類 ステージⅢ（HY3）の状態が保たれていた．一時，衝動買いが目立つなどの問題行動がみられたが，家族の注意にて大きなトラブルなく済んだこともあり，日常生活動作（ADL）の維持を重視し，服薬内容の変更はなく継続されていた．数ヵ月の経過で前傾姿勢の急激な悪化を認め，歩行にも介助を要する状態となったため，原因精査および薬剤調整目的に当院入院となった．

既往歴：特記事項なし．
服用薬：プラミペキソール徐放剤4.5 mg/日，L-ドパ500 mg/日，エソメプラゾール20 mg/日．
家族歴：神経疾患なし．
生活歴：飲酒は日本酒0.5合を週に2回程度，喫煙なし．

診察所見

一般身体所見：身長160 cm，体重45.2 kg，BMI 17.7．
神経学的所見：意識は清明で，失語・失行・失認は認めなかった．軽度の仮面様顔貌と小声を認めたが，眼球運動は保たれ，その他の脳神経系には異常は認めなかった．一方，動作緩慢と右上肢優位の安静時振戦，歯車様固縮がみられた．協調運動は正常であった．腱反射は正常で左右差なく，病的反射もなかった．また，感覚障害も認めなかった．腰曲がりがみられ，介助があれば小刻み歩行が可能だが，明らかな姿勢反射障害がみられた．なお，起立性低血圧，排尿障害は明らかではなかった．

腰曲がりの原因として最も可能性の高いものを，以下のなかから2つ選べ．

a. プラミペキソール
b. L-ドパ
c. エソメプラゾール
d. アルコール
e. パーキンソン病そのものの症状

入院後経過

　入院後プラミペキソール徐放剤を漸減・中止したところ，夕方のoff症状と1日を通じての著しい不安・意欲低下が出現した．ドパミンアゴニストの減量・中止にともなうoff症状とそれによる精神的影響である可能性を考え，15時にL-ドパを追加し600 mg/日としたところ，off症状は軽減したが，不安・意欲低下はまったく改善を認めなかった．服薬内容の変更による腰曲がりの改善も認めなかったため，プラミペキソール徐放剤を再開すると，明らかな不安・意欲低下の改善が認められた．入院中にリハビリテーションも行ったところ，わずかではあるが腰曲がりの改善傾向と歩行の安定も得られたため，退院となった（図8-1）．

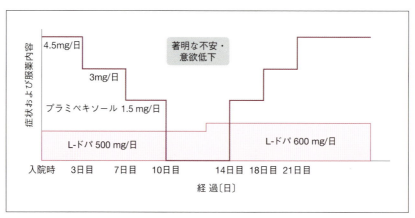

図8-1　入院後経過表

入院中に生じた不安・意欲低下の原因に関して，同じ原因で生じやすい症状として，正しいものを2つ選べ．

a. パニック発作
b. 薬物渇望
c. 性欲の異常亢進
d. 衝動買い
e. 過食

入院中に生じた不安・意欲低下の原因に関して，正しいものを選べ．
a. 入院による環境の変化が主要因であり，早期退院が望まれる．
b. L-ドパの長期使用によって生じたものと考えられる．
c. プラミペキソールをほかのドパミンアゴニストに置きかえる形の服薬内容の調整であれば，このような症状は生じなかった可能性が高い．
d. プラミペキソール以外のドパミンアゴニストでは，このような症状は生じない．
e. 病歴上の衝動買いの既往はこの症候のリスク因子である．

診断　パーキンソン病（PD），ドパミンアゴニスト離脱症候群（DAWS）

 総合解説

1. パーキンソン病の姿勢異常とドパミンアゴニスト

　パーキンソン病の姿勢異常としては，ほぼ必発のものに前傾・前屈姿勢がある．これに対しては，抗パーキンソン病薬の服用で一定の効果が得られる場合が多いが，進行した場合にはこの限りではない．自動的もしくは他動的な関節可動域訓練などのリハビリテーションは，高いエビデンスがあるわけではないが，ある程度有効であるとされている[1]．

　この通常の姿勢異常に加え，経過中に強い腰曲がり（camptocormia）が目立ってくることがしばしば経験される．これは通常の前傾姿勢とは異なり，極端な胸腰椎部の屈曲を示すもので，坐位や立位・歩行時などに目立ち，臥位で消失するのが特徴である．鑑別となる整形外科的な問題，とくに圧迫骨折による椎体変形などが原因の際は，原則として臥位でも完全には消失しない．一般に L-ドパは効果がなく，治療に難渋することが多い．一方で，ドパミンアゴニストの増量によって腰曲がりが増悪することがあり，患者によってはドパミンアゴニスト服用の中止やほかのアゴニストへの変更によって腰曲がりが改善することがあるので，留意すべきである．

2. ドパミンアゴニスト離脱症候群（DAWS）とは

　抗パーキンソン病薬の急な中止が悪性症候群を誘発しうることはよく知られているが，L-ドパを中心とした治療が行われている際，L-ドパの服用量を維持していれば悪性症候群をきたすことはまずないため，ドパミンアゴニストだけの減量・中止に関してはあまり注意をはらわれないことも多い．しかし，L-ドパが十分量継続されている場合においても，ドパミンアゴニストの減量・中止がその離脱症状を引き起こすことがある．これはドパミンアゴニスト離脱症候群 dopamine agonist withdrawal syndrome（DAWS）とよばれる（表8-1，表8-2）．

　そもそもコカインやアンフェタミンなど中脳辺縁系を刺激する薬剤は，一般に身体的・

表8-1　ドパミンアゴニスト離脱症候群（DAWS）の定義・特徴

- ドパミンアゴニストの減量や中止によって生じる重度かつ典型的な精神的・身体的症状で，ドパミンアゴニスト以外の抗パーキンソン病薬（L-ドパを含む）では改善が得られない
- 多くの場合ドパミンアゴニストの減量や中止から1週間以内に生じる
- 麦角系/非麦角系問わず，いずれのドパミンアゴニストにおいても生じうる
- ドパミンアゴニストを長期かつ高用量使用している患者で，とくに衝動制御障害の既往のある患者において生じやすい

表8-2　ドパミンアゴニスト離脱症候群（DAWS）の症状

・不安	・睡眠障害
・パニック発作	・疲労感
・気分変調，身体の違和感	・薬物渇望
・イライラ感，焦燥感	・起立性低血圧
・痛み	・発汗異常

精神的依存を形成し，乱用を招きやすく，長期使用後の服用中止で典型的な離脱症状を示す．離脱症状の典型的なものは，不安，パニック，抑うつ，気分障害，疲労感などの精神症状と薬物への渇望である．身体症状として，異常な発汗や起立性低血圧を示す場合もある．パーキンソン病の治療において用いられるドパミン代替療法は，おもに黒質-線条体系へのドパミン刺激を通じて運動症状の改善をもたらすが，同様に中脳辺縁系のドパミン神経をも賦活する．つまり，コカインやアンフェタミンなど，ほかの報酬系を刺激する薬剤と同様，ドパミン代替療法も理論上，依存・乱用と離脱症状を呈しうる．実際には，その薬剤の自覚的効果の高さと半減期の短さから，依存・乱用に関してはL-ドパで出現しやすく，このことはドパミン調節障害 dopamine dysregulation syndrome（DDS）とよばれる．一方，ドパミンアゴニストでは衝動制御障害 impulse control disorder（ICD）がみられることがある．具体的には病的賭博，過食，過度の衝動買いや性欲の異常亢進などを呈することが多い．

3. ドパミンアゴニスト離脱症候群（DAWS）への対応

ドパミンアゴニスト離脱症候群は，とくにこの衝動制御障害がみられる患者群で，かつドパミンアゴニストを比較的高容量・長期間使用している患者において生じやすい[2]．ドパミンアゴニストの急な減量・中止により，不安，パニック，抑うつなどを生じる．L-ドパの服用によって運動症状が改善しても精神症状にほぼ改善がみられないことが特徴で，ドパミンアゴニストの再開によってのみ症状の改善を得ることができる．ドパミンアゴニスト間での発症率に関してはとくに差がないと考えられており，プラミペキソールに限って生じるわけではない．麦角系ドパミンアゴニスト・非麦角系ドパミンアゴニストともに生じうる．

本症例のように腰曲がりに関して服薬調整をする際のみならず，コントロール困難な幻視が日常生活を障害している場合など，ドパミンアゴニストを減量・中止しなければならない場面は臨床上よく経験される．その際，とくに衝動制御障害を疑う病歴のある患者に関しては，可能なかぎり，ゆっくりと漸減し，ドパミンアゴニスト離脱症候群を疑う精神

症状が現れた場合はいったんドパミンアゴニストを再開してから再度ゆっくりと漸減することも検討すべきである．

また，予防の観点からは，衝動制御障害を疑う症状を認めた時点でドパミンアゴニストの長期・高容量使用の高リスク患者であると考え，依存を生じる前にドパミンアゴニストを減量し，L-ドパやその他の抗パーキンソン病薬中心の治療に切り替えていくということも選択肢にあがる．

（生野真嗣　　山門穂高）

◆文献

1) 日本神経学会 監修，パーキンソン病治療ガイドライン作成委員会 編：パーキンソン病治療ガイドライン2011，医学書院，2011．
2) Rabinak CA and Nirenberg MJ: Arch Neurol, 67: 58-63, 2010.

解説

a. 正　プラミペキソールなど，ドパミンアゴニストによって腰曲がりを生じることがあり，患者によってはドパミンアゴニストの中止やほかのドパミンアゴニストへの変更によって腰曲がりが改善することがある．
b. 誤　まれにL-ドパによって腰曲がりが悪化することもあるが，ドパミンアゴニストのほうがより生じやすいと考えられている．
c. 誤　腰曲がりとエソメプラゾールには，とくに強い関連性は認められない．
d. 誤　腰曲がりとアルコールには，とくに強い関連性は認められない．
e. 正　経過の長い進行した例で生じることが多いが，初期から認められる場合もある．L-ドパの増量で改善することも多く，ほかの原因との鑑別に有用である．

a. 正　パニック発作は，離脱症状として典型的である．
b. 正　薬物渇望は，離脱症状として典型的である．
c. 誤　性欲の異常亢進は，むしろドパミンアゴニスト服用による衝動制御障害として生じやすい．
d. 誤　衝動買いは，むしろドパミンアゴニスト服用による衝動制御障害として生じやすい．
e. 誤　過食は，むしろドパミンアゴニスト服用による衝動制御障害として生じやすい．

a. 誤　鑑別にはあがるが，ドパミンアゴニストの再開で精神症状が改善しているため，入院による環境の変化が主要因であるとは，結果的には考えづらい．
b. 誤　L-ドパよりもドパミンアゴニストの影響が強い．
c. 正　ドパミンアゴニスト全体としての量が維持されていれば不安・意欲低下の症状は生じにくいため，プラミペキソールからほかのドパミンアゴニストへの置換を試す価値がある．
d. 誤　すべてのドパミンアゴニストの離脱症状として，不安・意欲低下の症状が生じうる．
e. 正　衝動制御障害（ICD）がリスク因子であることが報告されており，衝動制御障害の既往をもたない群に比べ高リスクである．

III パーキンソン病・パーキンソニズムの運動症状の治療

9. 体幹の傾きには，どのように対応するか？

case
60歳女性，右利き．主訴：体幹が右に傾く．
発症から6年で側方への体幹の傾きを示したパーキンソニズムの1症例．

現病歴

54歳時に右手の静止時振戦を自覚した．しばらく後から，右下肢にも静止時振戦が出現するようになり，同時期より運動緩慢や前傾姿勢も指摘されるようになった．

56歳時に精査加療目的で当院に入院した．このとき，高次脳機能，眼球運動は保たれ，運動失調も認めなかった．また，頭部MRIでも特記すべき異常を認めず，^{123}I-MIBG心筋シンチグラフィーの取り込みは保たれていたが，パーキンソン病（PD）と診断して，ロピニロールによる薬物治療を開始した．

58歳時よりL-ドパ併用療法を開始した．その後，ロピニロール12 mg服用中に体幹が右に傾くようになり，この姿勢異常が増悪した．立位では左に凸となって体幹が傾き，臥位では傾きが消失した．そのため，精査加療と薬剤調整目的で入院した．このとき，嗅覚低下，レム睡眠行動障害 REM sleep behavior disorder（RBD），抑うつはみられなかった．

既往歴：甲状腺機能亢進症，脂質異常症，パニック障害．
服用薬：L-ドパ・カルビドパ配合剤，ロピニロール，アマンタジン，酸化マグネシウム，アトルバスタチン，ラフチジン，テプレノン．
家族歴：神経疾患なし，近親婚なし．
生活歴：山梨県出身，パートで骨董品販売．喫煙なし，機会飲酒．

診察所見

一般身体所見：身長167 cm，体重53.1 kg，BMI 19.0．喘鳴は認めなかった．
神経学的所見：意識は清明で，MMSE（mini-mental state examination）28点（計算で2失点）．失語・失行・失認は認めず，脳神経系にも異常は認めなかった．運動緩慢と右上肢の歯車様強剛を認めたが，協調運動は正常であった．一方，右上下肢に静止時と動作時の振戦，左上肢に動作時振戦を認めた．腱反射は両側膝蓋腱のみで軽度亢進していたが，病的反射は認めなかった．また，感覚障害も認めなかった．歩行時に体幹が右に傾くものの，臥位をとると傾きは消失した．さらに，小刻み歩行と姿勢保持障害がみられたが，起立性低血圧は明らかでなかった．加えて，頻尿と便秘を認めた．

9. 体幹の傾きには，どのように対応するか？

本症例でみられた姿勢異常について，誤っているものを2つ選べ．
a. ピサ症候群（斜め徴候）を示す症例は，パーキンソン病全体の1％以下とまれである．
b. パーキンソン症候群症例にピサ症候群がみられた場合には，多系統萎縮症（MSA）を鑑別診断にあげるべきである．
c. ピサ症候群には，薬剤性の遅発性ジストニアの一種が含まれる．
d. ピサ症候群の発症に，片側の定位脳手術が関与する可能性も指摘されている．
e. パーキンソン病でみられるピサ症候群では，症状が優位な側へ傾くことが多い．

(A1：a, e)

姿勢異常に対して行うべき治療について，正しいものを2つ選べ．
a. ボツリヌス治療の有効性を示した質の高いエビデンスがある．
b. リハビリテーションは症状を増悪させることが多い．
c. ドパミンアゴニストの減量もしくは中止を試みる．
d. 姿勢異常の病態にL-ドパは関与しない．
e. まず試みる治療として，抗精神病薬を服用している場合には，その中止や変更があげられる．

(A2：c, e)

本症例を多系統萎縮症（MSA）と鑑別するにあたり，誤った記載を2つ選べ．
a. バビンスキー（Babinski）徴候陽性であれば，多系統萎縮症は否定的である．
b. 非薬剤性幻覚は，多系統萎縮症の診断を支持する．
c. 多系統萎縮症では夜間に上気道閉塞をきたすことがあり，突然死との関連が指摘されている．
d. 発症5年以内に嚥下障害がみられれば多系統萎縮症が示唆される．
e. 頭部MRI T_2^*強調画像が診断上有用である．

(A3：a, b)

入院時診断 ●·········●·········●·········●·········●

パーキンソン病（PD）
ただし多系統萎縮症（MSA）の鑑別を要する

　54歳時に右手の静止時振戦を自覚し，56歳時からドパミンアゴニストによる薬剤コントロールを開始した．58歳ごろから体幹が側方へ傾くようになり，姿勢異常が増悪すると

立位保持が困難となった．神経学的には，運動緩慢，筋強剛，静止時と動作時の振戦，姿勢保持障害，小刻み歩行，姿勢異常が認められた．病変部位診断は錐体外路，病因診断は潜行性発症で緩徐進行性経過から変性，臨床診断はパーキンソン症候群と考えられた．パーキンソン病に随伴した姿勢異常が最も疑われたが，発症後6年の経過で側方への強い姿勢異常が認められること，パーキンソン病にともなうことが多い嗅覚低下などの非運動症状がみられないことから，多系統萎縮症の鑑別が必要と考えた．

検査所見

ドパミントランスポーターシンチグラフィー：左側優位で取り込み低下がみられた．
123I-MIBG 心筋シンチグラフィー：心筋への集積が低下しており，H/M 比（心縦隔比）も delay（後期相）1.79 と，4年前の前回検査（3.62）と比べ低下していた．
頭部 MRI：T_2^* 強調画像で被殻に低信号域を認めなかった（図9-1）．その他特記すべき所見を認めなかった．
123I-IMP 脳血流シンチグラフィー：特定の部位に血流低下を認めなかった．

入院後経過

症候からはパーキンソン病が疑われた．ドパミントランスポーターシンチグラフィーの取り込み低下はパーキンソン病の診断と矛盾しなかった．また，123I-MIBG 心筋シンチグラフィーは取り込み低下を示し，心臓超音波検査では心機能に異常はなく，採血から糖尿病も否定的で，これらもパーキンソン病を示唆する所見と考えられた．一方，頭部 MRI，123I-IMP 脳血流シンチグラフィーで多系統萎縮症を示唆する異常は認めなかった．入院後はロピニロールを 12 mg から 4 mg に漸減したところ，姿勢異常が消失した．日常生活動作（ADL）の向上によって，UPDRS（unified Parkinson's disease rating scale）partⅢのスコアも入院時の30/108点から13/108点にまで改善した．

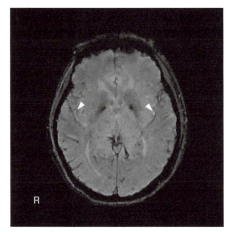

図9-1 頭部MRI
T_2^* 強調画像．被殻に低信号域を認めなかった（▷）．

退院時診断	●……●……●……●……●
	パーキンソン病（PD）

> **服用薬の変更点**
> ロピニロール 12 mg/日 → ロピニロール 4 mg/日 まで漸減．

 総合解説

　パーキンソン病として治療する経過のなかで姿勢異常を認めることはめずらしくないが，この場合に漫然と経過観察することなく，薬剤性やほかのパーキンソン症候群も考慮して診療にあたる必要がある．姿勢異常では，骨格系の変形が加わる前に十分に対応することが重要となる．

1. ピサ症候群とは

　パーキンソン病にともなう姿勢異常として前傾・前屈姿勢がよく知られているが，ほかに，腰曲がり，強直したまま屈曲する姿勢を示すピサ（Pisa）症候群，首下がりを示すこともある．イタリアで行われた1,631例を対象とした横断研究によると，パーキンソン病患者のうちピサ症候群（10度以上の側方への傾き）を有したのは全体の8.8%と比較的高率であり，L-ドパ換算での高用量服用例と L-ドパとドパミンアゴニストの併用例に多い傾向があった[1]．パーキンソン病にともなうピサ症候群の病態には不明な点も多いが，ジストニアの一種とされるものが含まれる．本症例でみられたような，歩行時に目立ち，臥位で消失するという動作特異性は，ジストニアによる姿勢異常を示唆している．

2. ピサ症候群への対応

　ピサ症候群はもともと抗精神病薬の副作用として報告[2]され，ほかにコリンエステラーゼ阻害薬，抗うつ薬，制吐薬などが原因となりうる薬剤として知られる．パーキンソン病症例のピサ症候群への治療でも，まず行うべきことは服薬確認と原因薬剤の中止・変更である．本症例のようにドパミンアゴニストによって姿勢異常が増悪する症例はしばしば経験され，ドパミンアゴニストの減量・中止は試みられるべきである．逆にドパミンアゴニストで姿勢異常が改善する症例もあることから，症例ごとに経過をみながら薬剤調整を行う．L-ドパは姿勢異常を改善させることがあるが，不変，増悪する症例もある．一方，運動療法でパーキンソン病症例のピサ症候群が改善したという報告がある[3]．また，ボツリヌス治療について，わが国で保険適用はないものの，クロスオーバー試験で有効であったとの報告がある[4]．

　ピサ症候群は，多系統萎縮症の red flag sign のひとつであり，その鑑別を要する．本症例に，2007年の第2回 MSA コンセンサス会議で合意された多系統萎縮症の診断基準を適用する（第Ⅱ部第3章，p.30参照）[5]．30歳以上で発症した孤発性かつ進行性の経過でパーキンソン症状と自律神経障害（頻尿）を有するものの，腱反射亢進をともなうバビンスキー

(Babinski)徴候，喘鳴，急速進行性の経過，L-ドパ不応性，発症3年以内の姿勢反射障害，小脳症状，発症5年以内の嚥下障害，頭部MRI異常所見のいずれも該当しなかった（FDG-PETによる脳代謝の評価は行っていない）．したがって，多系統萎縮症の診断には至らなかった．

（丸浜伸一朗）

◆文献
1) Tinazzi M, et al.: Neurology, 85: 1769-1779, 2015.
2) Ekbom K, et al.: Z Neurol, 202: 94-103, 1972.
3) 林田研介 ほか: 神経内科, 63: 102-105, 2005.
4) Bonnanni L, et al.: Mov Disord, 22: 2097-2103, 2007.
5) Gilman S, et al.: Neurology, 71: 670-676, 2008.

解説

a. 誤 ピサ症候群の頻度をパーキンソン病全体の8.8％と報告した横断研究があり，決してまれではない．
b. 正 ピサ症候群はパーキンソン病でもまれではない．しかし，多系統萎縮症のred flag signとされており，鑑別について検討すべきである．
c. 正 体幹傾きの進行が比較的早いもののなかに，薬剤性のものが含まれ，注意が必要である．
d. 正 片側の淡蒼球破壊術後にピサ症候群を発症した症例が報告されている．
e. 誤 パーキンソン病でみられるピサ症候群では，症状が優位な側へ傾くことがあるが，その逆もあり，一定しない．

a. 誤 パーキンソン病に随伴したピサ症候群に対して，ボツリヌス治療の有効性を指摘する報告はあるが，現時点で質の高いエビデンスがあるとはいいがたい．
b. 誤 リハビリテーションの有効性を指摘する報告がある．
c. 正 ドパミンアゴニストの減量・中止によって姿勢異常が改善する場合がある．ただし，ドパミンアゴニストの使用により改善した症例も報告され，効果は一定しない．
d. 誤 L-ドパ増量によって姿勢異常が軽減する場合もしばしば経験されるが，逆に増悪することもあり，慎重に薬剤調整を試みるべきである．
e. 正 抗精神病薬服用が姿勢異常に関与している場合がある．

a. 誤 腱反射亢進をともなうバビンスキー(Babinski)徴候陽性所見は，多系統萎縮症を支持する所見である．
b. 誤 非薬剤性幻覚や静止時の丸薬まるめ様振戦 pill-rolling tremor は，多系統萎縮症の診断を支持しない．
c. 正 多系統萎縮症では上気道閉塞と突然死との関連が指摘されている．しかし，気管切開術を施行しても突然死が防げなかった症例の報告もある．

- d. **正** 発症から5年以内に出現した嚥下障害は，多系統萎縮症の red flag sign のひとつである．
- e. **正** とくに MSA-P では，T_2^* 強調画像で被殻に低信号域を認めることが診断上有用である．

III パーキンソン病・パーキンソニズムの運動症状の治療

10. 腰曲がりには，どのように対応するか？

case
76歳女性，右利き．主訴：立位，歩行時に腰が前屈する．
服薬内容の変更により症状の改善がみられた1症例．

症例サマリー

4年前，72歳時に，右上肢の安静時振戦でパーキンソン病（PD）が発症した．L-ドパ300 mgで治療されてきたが，振戦の悪化により生活動作に支障をきたすようになったため，プラミペキソール徐放剤0.375 mgが追加された．その11カ月後になって腰曲がりcamptocormiaが出現したことから，プラミペキソールの服薬を中止したところ，腰曲がりは消失した．振戦が持続するためロチゴチン貼付剤を4.5 mgから開始し，9 mgまで増量したところ，腰曲がりの再発はなくなり，振戦の改善が得られた．

現病歴

5年前から，右上肢の安静時のふるえが出現したことに家政婦が気づいていた．患者自身はふるえの自覚がなかったが，同時期から便秘がちとなっていた．時に夜中に大声を上げることがあり，夢にうなされているものだと家族は思っていた．

一般身体所見：身長153 cm，体重56 kg，BMI 23.9．
合併症：腰部脊柱管狭窄症による腰痛と間欠性跛行．

服用薬（かかりつけ医）
リマプロストアルファデクス30 μg/日，エトドラク200 mg/日，レバミピド300 mg/日．

Q1 パーキンソン病の非運動症状のうち，比較的早期から出現するものはどれか，3つ選べ．

a. 嗅覚低下
b. 幻視
c. 認知症
d. 便秘
e. レム睡眠行動障害（RBD）

エキスパートはここを診る

パーキンソン病のα-シヌクレイン（α-synuclein）病理は，Braakらの仮説[1]によると，嗅球や延髄に始まり，脳幹を徐々に上行して中脳に至る．この時点で運動症状を発症し，さらに大脳へと広がっていくとされている．これに対応するように，嗅球や下位脳幹の障害に由来する嗅覚低下や便秘，レム睡眠行動障害 REM sleep behavior disorder（RBD）などの非運動症状は，比較的早期に出現する．一方，大脳の障害で起こる幻視や認知症などは，進行期になってから出現することが多い．

3年前，73歳の12月に当科を初診し，仮面様顔貌と頸部および右優位の四肢筋固縮と寡動を認めた．また，歩行時には右優位に腕の振りの低下があり，すくみ足と突進歩行もみられた．頭部 MRI には異常がなく，^{123}I-MIBG 心筋シンチグラフィーでは心筋の取り込み低下を認め，パーキンソン病と診断された．L-ドパで治療を開始し，300 mg/日 1日3回服用まで増量したところで歩行は自立し，日常生活動作が改善した．一方，外来通院は続けていた．

1年前，75歳時に右上肢の振戦の悪化があり，食事や書字の妨げとなってきた．

Q2 パーキンソン病の振戦の治療について，誤りはどれか．

a. 強剛や無動が軽く，振戦のみの場合には，ドパミン補充療法に抵抗性である．
b. 振戦が高度の場合には，β遮断薬の併用が推奨される．
c. 振戦の治療のための脳深部刺激療法（DBS）のターゲットは，視床，淡蒼球，視床下核である．
d. セレギリン，エンタカポンは振戦に対する第一選択薬ではない．
e. トリヘキシフェニジルは，高齢者では精神症状や認知機能障害をきたすおそれがある．

(A2, b)

総合解説

1. 振戦の治療

強剛や無動をともなう振戦の治療は，L-ドパまたはドパミンアゴニストによるドパミン補充療法を許容用量まで増量することである．強剛や無動が軽く，振戦のみの場合や，re-emergent tremor は，しばしばドパミン補充療法に抵抗性で治療に難渋する．

β遮断薬は振戦の高度な例で古くから用いられてきたが，わが国の許容用量上限ではパーキンソン病の振戦治療に関するエビデンスがなく，また副作用としての徐脈に配慮する必要があり，使用を推奨する理由がないとされている．振戦の治療を目的とした脳深部刺激療法（DBS）や脳深部破壊術のターゲットとして，視床，淡蒼球，視床下核はいずれも有効とされている．セレギリンやエンタカポンは L-ドパの効果増強による振戦抑制が目的であり，第一選択薬ではない．また，ゾニサミドには振戦の改善を一次評価項目としたエビデンスがいまだない．トリヘキシフェニジルは振戦に対して有効であるが，高齢者で

は精神症状や認知機能障害をきたすおそれがあることから，若年者に対してのみ推奨されている．

本症例では，L-ドパ300 mg に加えてプラミペキソール徐放剤0.375 mg 1日1回朝食後の服用を開始した．これにより振戦はやや軽減した．

本年，76歳時7月上旬の外来受診時に，立位および歩行の際に腰部が70度前屈し，かつ左へ30度の側屈もみられた．患者自身は腰部脊柱管狭窄症によるものと考えており，家族は「年齢のせい」と受け止めていた．

腰曲がりについて，誤りはどれか．
a. 胸腰椎部での45度以上の前屈と定義されることが多い．
b. パーキンソン病の姿勢反射障害のひとつである．
c. パーキンソン病患者の10％前後にみられる．
d. 背もたれに寄りかかったり臥位をとったりすると消失する．
e. 末梢性ではなく，中枢性のメカニズムで生じている．

(A3. e)

2. 腰曲がりとは

腰曲がり camptocormia はギリシャ語の *kamptos*（曲げる），*kormos*（体幹）に由来する言葉で，体幹の胸腰椎部での前屈姿勢を表している．前屈の度合いについては報告者によってばらつきがあるものの，多くは45度以上と定義している．パーキンソン病患者では立位や歩行時にさまざまな姿勢異常がみられる．頸椎での前屈である首下がり（dropped head），胸椎上部での前屈による前屈姿勢（stooped posture），そして下部胸椎から腰椎にかけての前屈による腰曲がりがある．

Oeda ら[2]はパーキンソン病患者216例について首下がりと腰曲がりの評価を行い，年齢，性別，罹病期間，重症度などとの関連性を解析した．その結果，腰曲がりは UPDRS（unified Parkinson's disease rating scale）partⅢのスコアおよび変形性腰椎症との相関が強かったのに対して，首下がりはこれらの因子との相関がなく，両者は異なる病態メカニズムをもつことを指摘している．

3. 後側弯症との鑑別

パーキンソン病における腰曲がりの頻度について，わが国の報告では Seki ら[3]の4.1%から Abe ら[4]の17.7%まで数字にばらつきがあるが，最も大規模な1,453例を対象とした Yoritaka ら[5]の調査では9.5%とされている．また，腰曲がりは後側弯症 kyphoscoliosis と混同されることがあり，注意を要する．後側弯症は脊柱の変形や圧迫骨折が背景にあり，背もたれに寄りかかったり臥位をとったりしても持続するのに対して，腰曲がりはこのような姿位により前屈が消失する．多くのパーキンソン病患者は高齢であり，後側弯症を合併している可能性も念頭に置く必要がある．腰曲がりの病態は不明な点が多いが，図10-1に示すとおり，さまざまな神経筋疾患でみられることから，中枢性および末梢性のメカニ

```
神経変性疾患
 ・パーキンソン病（PD）
 ・多系統萎縮症（MSA）
 ・レヴィ小体型認知症（DLB）
 ・アルツハイマー病（AD）
 ・筋萎縮性側索硬化症（ALS）
ジストニア
筋疾患
 ・遺伝性筋疾患：顔面肩甲上腕型筋ジストロ
  フィー，筋緊張性ジストロフィー，ネマリン
  ミオパチー，ミトコンドリアミオパチー，
  デュシェンヌ型進行性筋ジストロフィー
 ・後天性筋疾患：多発性筋炎，甲状腺機能低下
  症にともなうミオパチー，封入体筋炎

重症筋無力症
慢性炎症性脱髄性多発神経炎（CIDP）
腰部椎間板ヘルニア
脳梗塞
薬剤性
 ・バルプロ酸，クロザピン，オランザピン，プラ
  ミペキソール，ロピニロール
放射線治療
腫瘍随伴症候群
```

図10-1 腰曲がりをきたしうる疾患
　　　［Srivanitchapoom P and Hallett M: J Neurol Neurosurg Psychiatry, 87: 75-85, 2016を一部改変］

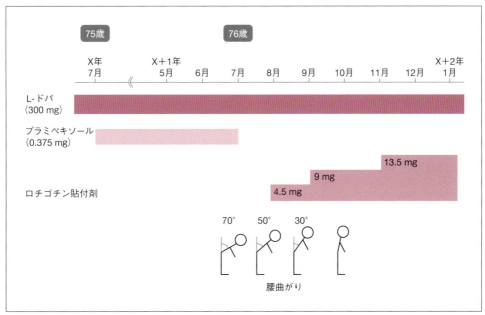

図10-2　腰曲がりの経過表（76歳女性）

ズムが提唱されている．

4．腰曲がりの治療

　腰曲がりの治療については，一般にL-ドパの効果は乏しい．一方で，ドパミンアゴニストで増悪することもしばしばである．逆に，L-ドパで増悪したり，ドパミンアゴニストにより改善したりする場合もあることから，症状を観察しながら薬剤調整を行う必要がある．

服用薬の変更点
L-ドパ300 mg/日，プラミペキソール徐放剤0.375 mg/日
→ L-ドパ300 mg/日，ロチゴチン貼付剤4.5 mg →9 mg →13.5 mg/日．

本症例では，薬剤性の腰曲がりの可能性を考えて，L-ドパ300 mg は続行したままプラミペキソール徐放剤0.375 mg を中止した（図10-2）．

7月下旬には，腰の前屈は50度程度まで改善したが，寡動が悪化していたことから，ロチゴチン貼付剤4.5 mg を開始した．9月には，腰曲がりはさらに改善し，30度程度となったが，寡動が残っていたことから，ロチゴチン貼付剤を9 mg に増量した．9月末には，歩幅が小さいものの自力での歩行が可能となり，方向転換は安定した．腰の前屈もほぼ消失し，日常生活動作も改善していた．11月上旬には，夕方の off が深く，寡動が強いことから，ロチゴチン貼付剤を13.5 mg に増量した．11月下旬には，日常生活動作に支障がないレベルにまで寡動が改善した．

本症例はプラミペキソール投与により顕在化し，中止後に症状が消失したことから，薬剤性の腰曲がりと考えた．抗パーキンソン病薬のなかではプラミペキソール[6]だけではなく，ロピニロールによる腰曲がり[7]も報告されていて，どのドパミンアゴニストが腰曲がりを誘発しやすいかについてはわかっていない．

（金子　鋭）

◆文献
1) Braak H, et al.: Cell Tissue Res, 318: 121-134, 2004.
2) Oeda T, et al.: PLoS One, 8: e73547, 2013.
3) Seki M, et al.: Mov Disord, 26: 2567-2571, 2011.
4) Abe K, et al.: Parkinsons Dis, 2010, 2010.
5) Yoritaka A, et al.: Parkinsonism Relat Disord, 19: 725-731, 2013.
6) Nakayama Y and Miwa H: Intern Med, 51: 2843-2844, 2012.
7) Galati S, et al.: Clin Neuropharmacol, 37: 58-59, 2014.

解説

- a. 正　嗅覚低下は早期から出現する．
- b. 誤　幻視は進行期から出現する．
- c. 誤　認知症は進行期から出現する．
- d. 正　便秘は早期から出現する．
- e. 正　レム睡眠行動障害は早期から出現する．

- a. 正　強剛や無動がない，または軽い場合，ドパミン補充療法に抵抗性である．
- b. 誤　β遮断薬は振戦の高度な例で古くから用いられてきたが，国内の許容用量上限ではパーキンソン病の振戦治療に関するエビデンスがなく，副作用として徐脈に配慮する必要があるため．
- c. 正　振戦の治療のための脳深部刺激療法のターゲットは，視床，淡蒼球，視床下核である．
- d. 正　セレギリンやエンタカポンは L-ドパの効果増強による振戦抑制が目的である．
- e. 正　トリヘキシフェニジルは振戦に対して有効だが，高齢者は精神症状や認知機能障害をきたすおそれがあることから，若年者のみに推奨される．

10. 腰曲がりには，どのように対応するか？

a. **正**
b. **正**
c. **正**
d. **正**
e. **誤** 腰曲がりは中枢性のメカニズムのみによって生じているわけではなく，首下がりとは異なるメカニズムで生じている．

III パーキンソン病・パーキンソニズムの運動症状の治療

11. 服薬内容の調整によってウェアリング・オフを改善できるか？

> **case**
> 50歳男性，右利き．主訴：ウェアリング・オフの出現により仕事に支障がある．
> ジスキネジアとバランスをとりながらウェアリング・オフを改善できた1症例．

症例サマリー

35歳のときに左上肢寡動にて発症し，薬物治療が開始された．

40歳のときにウェアリング・オフ wearing-off が出現し，42歳でジスキネジア dyskinesia が出現した．エンタカポン，セレギリンの調節や L-ドパを分割して服用し，運動合併症に対処されてきた．

L-ドパ300 mg/日 1日6回(起床時，9時，12時30分，14時30分，19時，20時30分)，プラミペキソール4 mg/日ならびにアマンタジン200 mg/日 1日4回，トリヘキシフェニジル3 mg/日 1日3回服用した．

on 時の UPDRS (unified Parkinson's disease rating scale) partⅢ のスコアは27点であり，ピークドーズ・ジスキネジア peak-dose dyskinesia と off 時のすくみ足があった．覚醒時間の38％に off 時間があったことから，ウェアリング・オフの改善を期待してゾニサミド25 mg 眠前で開始したところ，4週後に off 時間は31％，12週後には off 時間は24％に短縮し，ピークドーズ・ジスキネジアも消失した．

一般身体所見：身長167 cm，体重62 kg，BMI 22.2．
家族歴：祖母と母が他院でパーキンソン病(PD)と診断されているが，遺伝子検査は未施行．
生活歴：会社勤務(事務職)．

現病歴

35歳のときに左上肢の寡動にて発症し，前医により若年性パーキンソン病の診断を受け，薬物治療が開始された．L-ドパ150 mg/日，ペルゴリド150 μg/日，トリヘキシフェニジル6 mg/日，アマンタジン150 mg/日の服用により症状は安定し，会社勤務を継続することができていた．

40歳のときに転勤となり，当科を紹介されて受診した．このころにはウェアリング・オフを自覚するようになってきており，日中は off 症状がやや深く，会社で仕事をするうえで支障を感じるようになってきていた．

> **Q1** ジスキネジアをともなっていないウェアリング・オフ症状を改善する目的で，最初に試みるべき方法はどれか．
>
> a. L-ドパを1日5回以上の頻回での服用とする．
> b. ドパミンアゴニストの服用を開始・増量する．
> c. セレギリンを併用する．
> d. エンタカポンを併用する．
> e. ゾニサミドを併用する．

(A1. b)

1. ウェアリング・オフとは？

　ウェアリング・オフとは，L-ドパを1日に3回以上服用していても，次の薬剤の服用時まで効果が持続せず，薬効のとぎれ目が生じてしまう現象である．パーキンソン病の病期が進行してドパミン神経終末が減少あるいは消失してしまうと，服用されたL-ドパはセロトニン神経細胞やグリア細胞によってドパミンへと代謝されると考えられている．これらの細胞はドパミンをシナプス小胞に貯蔵したり，放出したあとドパミントランスポーターで再取り込みしたりする能力を備えていないので，シナプス間隙でのドパミン濃度を一定に保つことができない．その結果，L-ドパ服用のタイミングによってドパミン濃度の変動が生じる．さらには線条体での中型有棘細胞にもドパミン受容体の感受性変化が生じることによって，ウェアリング・オフやジスキネジアなどの運動合併症が引き起こされると考えられている．ウェアリング・オフ出現時には服用量不足の可能性もあるので，L-ドパを1日3～4回投与にするか，あるいはドパミンアゴニスト服用量が十分でない場合にはその増量を試みる[1]（p.108, 図4-4）．

　本症例では，ウェアリング・オフ症状を改善する目的でペルゴリドの増量とセレギリンの追加服用が行われ，日中の会社勤務に支障がない程度にまで症状が改善した．

　42歳のときにはL-ドパ250 mg/日，ペルゴリド1,500 μg/日，トリヘキシフェニジル3 mg/日，アマンタジン150 mg/日，セレギリン5 mg/日となったが，このころから頸部や顎にon時に出現するピークドーズ・ジスキネジアを自覚するようになった．

服用薬の変更点（35歳時 → 42歳時）

35歳時	42歳時
L-ドパ 150 mg/日	L-ドパ 250 mg/日
ペルゴリド 150 μg/日	ペルゴリド 1,500 μg/日
トリヘキシフェニジル 6 mg/日	トリヘキシフェニジル 3 mg/日
アマンタジン 150 mg/日	アマンタジン 150 mg/日
	セレギリン 5 mg/日

ウェアリング・オフやジスキネジアなどの運動合併症について，誤っているのはどれか．

a. ジスキネジアの発生は L-ドパ総服用量と相関する．
b. ドパミンアゴニストで治療を開始したほうが，L-ドパで開始したときよりも運動合併症の生じる頻度が少なくなる．
c. パーキンソン病の発症年齢と運動合併症の発生頻度は正の相関がある．
d. L-ドパ治療開始後5年で，およそ50％にウェアリング・オフが生じる．
e. ジスキネジアはウェアリング・オフにやや遅れて発症することが多い．

2. ウェアリング・オフとジスキネジア

　ジスキネジアの発生は，L-ドパ総服用量と相関する．ウェアリング・オフ現象は治療開始後5年以内に半数の患者が経験するようになり，L-ドパで治療を開始した場合に比べ，ドパミンアゴニストで治療を開始するほうが，発生頻度が少ないと考えられている．発症年齢と運動合併症の発生には逆の相関がみられる．すなわち，若年でパーキンソン病を発症した患者のほうが，運動合併症を起こしやすい．ジスキネジアの発症は，ウェアリング・オフにやや遅れることが多い．

ピークドーズ・ジスキネジアの治療で，最初に試みるべきことはどれか．

a. L-ドパの1回量を減量して，服薬回数を増やす．
b. アマンタジンを開始または増量する．
c. トリヘキシフェニジルを開始または増量する．
d. 併用中のセレギリンを減量または中止する．
e. ドパミンアゴニストを徐放剤に変更する．

　多くの患者は「ジスキネジアがなくて動けない」よりも，「ジスキネジアがあっても動ける」ほうが望ましいととらえることから，日常生活に支障のない程度の軽いジスキネジアは放置してもよい．患者の日常生活動作に支障が生じるか，もしくは苦痛に感じるようになったら治療を検討する．ピークドーズ・ジスキネジアはパーキンソン症状の on 時に出現し，L-ドパの血中濃度が高い時期に一致する．そこで，L-ドパの効果を増強する作用をもつセレギリンを併用している場合には，まずセレギリンを減量または中止する．

　45歳のときには早朝の off が深い一方で，日中にはジスキネジアが顔面や舌に出現した．そこで，L-ドパを1日 300 mg に増量し，6回に分けて 50 mg ずつ少量頻回に服用するようになった．その結果，早朝の off 症状は許容できる程度にまで軽減した．

　47歳のときに off 症状の改善を目指してエンタカポンの併用療法が行われた．ところが，エンタカポンの併用療法により on 時のジスキネジアが悪化した．on 時にはジスキ

ネジアのためにかえってしゃべりにくく，仕事に支障をきたすことから，エンタカポンの併用療法を止めた．そこで，off 症状の改善を目的として，ペルゴリド 1,500 μg の服用からペルゴリド 750 μg とプラミペキソール 1.5 mg の併用，さらにはプラミペキソール 3 mg へとドパミンアゴニストの切り替えを行ったところ，on 時のジスキネジアが悪化することなく off 症状の改善が得られた．

さらに on 時のジスキネジアの軽減を図るため，セレギリンを漸減・中止し，アマンタジンを 200 mg へ増量したところ，ジスキネジアの出現時間が減少した．

50歳のときには急にスイッチを切ったように off になったり，また off 時の寡動が強くなったりすることから，プラミペキソールを 4 mg に増量したが，左右差のない四肢の寡動と固縮が残存し，姿勢反射障害もみられた．

下で示した服薬内容で on 時の UPDRS part Ⅲ のスコアは27点であり，ピークドーズ・ジスキネジアと off 時のすくみ足がみられた．

患者の作成したパーキンソン病症状日誌によると，覚醒時間の 38% に off 時間があり，仕事をするうえで大きな支障となっていた．そこで，ウェアリング・オフの改善を期待してゾニサミド 25 mg 1日1回眠前での服用を開始した．ゾニサミド開始後3週目から，午後2時ごろの off 時間が短縮し，また午後9時ごろの on 時間が早く出現することに気がついた（図11-1）．

> **服用薬（50歳時）**
> L-ドパ 300 mg/日 1日6回（起床時，9時，12時30分，14時30分，19時，20時30分）
> プラミペキソール 4 mg/日 1日4回
> トリヘキシフェニジル 3 mg/日 1日3回
> アマンタジン 200 mg/日 1日4回
> ゾニサミド 25 mg/日 1日1回

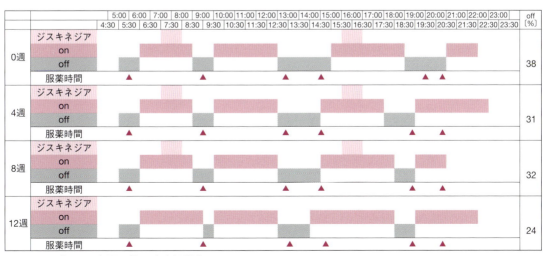

図11-1 ゾニサミド服用後の臨床経過表

ゾニサミド服用開始4週後には，off 時間は31％となり on 時間が長くなったことから，L-ドパを50 mg ずつ服用する間隔が延長し，L-ドパ250 mg で1日を過ごすことができるようになった．患者も「日中は off になりかけても，もちこたえることができる」と感じるようになった．

ゾニサミド開始12週後には，off 時間は24％に短縮し，ピークドーズ・ジスキネジアも消失した．

総合解説

本症例では，ゾニサミドを服用することで off 時間が短縮し，それにともなって L-ドパ服用間隔を広げることができたことが，ピークドーズ・ジスキネジアが改善した理由のひとつと考えられる．L-ドパ治療中で運動合併症を有するパーキンソン病患者に対する多施設二重盲検試験[2]では，ゾニサミド50 mg 投与群で disabling dyskinesia の減少があり，100 mg 服用群でもジスキネジアの出現頻度は増加しておらず，ゾニサミドのグルタミン酸系への関与がジスキネジア改善に寄与している可能性が示唆されている．

また，モデル動物を用いた基礎的研究では，ゾニサミドによる δ_1 受容体を介した間接路の調節[3]や，代謝型グルタミン酸受容体を介した間接路および直接路の神経伝達の調節[4]が報告されており，これらの非ドパミン神経系への作用が off 時間短縮とジスキネジア改善をもたらした可能性が考えられる．

（金子　鋭）

文献

1) 日本神経学会 監修, パーキンソン病治療ガイドライン作成委員会 編: パーキンソン病治療ガイドライン2011, 医学書院, 2011.
2) Murata M, et al.: Neurology, 68: 45-50, 2007.
3) Yamamura S, et al.: Neuropharmacology, 57: 322-331, 2009.
4) Fukuyama K, et al.: Neuropharmacology, 76 Pt A: 137-145, 2014.

解説

a. 誤　ウェアリング・オフ出現時にはドパミンアゴニストの投与量不足の可能性があるので，L-ドパを1日3〜4回投与にする．
b. 正　ウェアリング・オフ出現時には投与量不足の可能性があるので，ドパミンアゴニストの増量を試みる．
c. 誤　セレギリンはドパミンアゴニスト増量後，ジスキネジアがなければ併用可能．
d. 誤　エンタカポンはドパミンアゴニスト増量後，ジスキネジアがなければ併用可能．
e. 誤　ゾニサミドはドパミンアゴニスト増量後，ジスキネジアがなければ併用可能．

a. 正　ジスキネジアの発生は L-ドパの総服用量と相関する．
b. 正　ドパミンアゴニストで治療を開始したほうが L-ドパで開始したときより運動合併症の生じる頻度は少ない．
c. 誤　パーキンソン病の発症年齢と運動合併症の発生頻度には逆の相関がみられる．
d. 正
e. 正

a. 誤
b. 誤
c. 誤
d. 正　ピークドーズ・ジスキネジアはパーキンソン症状の on 時に出現し，L-ドパの血中濃度が高い時期に一致するため，セレギリンを併用している場合は減量または中止する．
e. 誤

III パーキンソン病・パーキンソニズムの運動症状の治療

12. 日内変動のある衝動制御障害を呈する患者に対し，どのように対応するか？

> **case**
> 52歳男性，右利き．主訴：off 時の歩行障害，性欲過剰，ギャンブルがやめられない．on 時のジスキネジア，衝動制御障害のある40代発症パーキンソン病の1症例．

現病歴

　45歳ごろより左上肢振戦，歩行障害が出現するようになり，近医を受診した．そこで，パーキンソン病（PD）を疑われ，L-ドパによる治療が開始された．50歳ごろよりウェアリング・オフ wearing-off，ジスキネジア dyskinesia を自覚するようになり，off 時が辛いので外来でドパミンの増量を過度に要求するようになった．ドパミンの増量にともない，on 時のジスキネジアが強くなり，じっとしていられなくなった．ウェアリング・オフが1日に何度も現れるので，さらに L-ドパを過剰摂取し，その結果ドパミン依存症となっていた．この頃から競馬やパチンコにのめり込むようになった．さらに，性的欲求も強くなり，妻に性交渉を過剰に求めるようになった．一方，off になると動けなくなり，入浴やトイレにも介助を必要とする状態であった．

家族歴：特記事項なし．
一般身体所見：身長170 cm，体重66 kg，BMI 22.8．
一般内科学的所見：表情は仮面様で，口は開いていた．失行はなく，認知機能障害もなかった．視覚性幻覚などの精神症状の自覚はなかったが，性欲が過剰となり，昼間から成人向けビデオを観ていることが多かった．
神経心理検査：MMSE（mini-mental state examination）25/30点．日付，計算，図形模写で失点．
神経学的所見：脳神経系に異常はなく，四肢に麻痺や失調を認めなかった．一方，口唇や左上下肢優位に3～4 Hz の安静時振戦を認めた．頸部に筋強剛を認め，左上下肢優位に両側性の歯車様筋強剛，左優位の巧緻運動障害があった．診察時も絶えず，頸部，体幹，上肢にジスキネジアが出現し，じっとしていられなかった．腱反射は正常であり，病的反射は認めなかった．感覚障害はなかった．歩行は前傾姿勢，小刻みで両側腕振り不良，方向転換時に転倒傾向があった．さらに，姿勢反射障害があった．自律神経系では，立ちくらみは軽度であり，慢性習慣性便秘を認めた．

> **受診時診断**
> パーキンソン病（best on HY 3, worst off HY 4）

検査所見

血算・一般生化学的所見：異常なし．
頭部 MRI：軽度の前頭葉萎縮を認める以外，特記すべき異常を認めなかった（図12-1）．
^{123}I-IMP 脳血流シンチグラフィー：前頭葉を中心にびまん性の血流低下を認めた（図12-2）．

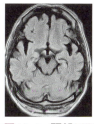
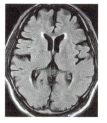
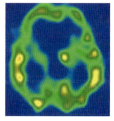
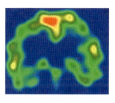

図12-1　頭部MRI　　　　　　図12-2　^{123}I-IMP脳血流シンチグラフィー

Q1 振戦などの運動症状の改善を期待して，この時点で追加すべき薬剤として，最も適切と考えられるのはどれか？

a. ドパミンアゴニストの増量
b. コリンエステラーゼ阻害薬
c. ゾニサミド
d. イストラデフィリン
e. トリヘキシフェニジル

その後の経過

運動症状の日内変動 motor fluctuation が強く，ジスキネジアやウェアリング・オフが著明であり，L-ドパを過剰に要求するなどドパミン依存（craving）もみられたため，L-ドパの1回量を減らし，服用回数を増加させた．off の底上げ効果を期待し，ペルゴリド，プラミペキソール，ロチゴチンなどのアゴニストを使用していたが，性欲過剰などの衝動制御障害 impulse control disorder（ICD）がみられたため，これ以上のアゴニストの使用は困難と考えられた．とくに衝動制御障害の出やすいとされるドパミン D_3 受容体刺激作用の強いプラミペキソールは漸減し，最終的には中止した．運動症状でもとくに振戦が高度であったため，ゾニサミドを追加したところ，off 症状が改善し，まったく動けなくなる時間がなくなった．さらに，ジスキネジアも軽減した．

服用薬の変更点

アマンタジン 150 mg/日 1日3回，L-ドパ・ベンセラジド配合剤 400 mg/日 1日8回 1.5時間おき，ペルゴリド（250μg）1錠/日 1日1回 朝食後，
プラミペキソール徐放剤（1.5 mg）3錠/日 1日2回，ロチゴチン貼付剤 18 mg/日
→プラミペキソール漸減，中止．ゾニサミド追加．

Ⅲ．パーキンソン病・パーキンソニズムの運動症状の治療

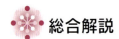 **総合解説**

　衝動制御障害（ICD）をともなう若年発症パーキンソン病例の振戦，ジスキネジアに対してゾニサミドが有効であった症例である．抗パーキンソン病薬としてのゾニサミドの作用機序はいまだ不明な点が多いが，現時点では，①チロシン水酸化酵素 mRNA 発現亢進，②中等度のモノアミン酸化酵素 B（MAO-B）阻害作用，③グリア細胞におけるシスチン-グルタミン酸トランスポーター発現増加作用を介したグルタチオン増加作用などが知られている[3]．また，もともと抗てんかん薬でもあるゾニサミドは T タイプ Ca^{2+} チャネル阻害薬 T-type Ca^{2+} channel blocker であり，パーキンソン病の振戦のみならず，基底核，小脳系由来の L-ドパ抵抗性の振戦にも有効性が示されている[1]．また，ゾニサミドのエンケファリン受容体である δ_1 受容体を介した間接路への選択的な作用[2]が抗ジスキネジア効果をもたらした可能性がある．若年発症のパーキンソン病では，比較的，振戦が目立ち（tremor type），ドパミン受容体感受性が高いことから，症状の日内変動がみられることが多い．本症例では当初よりドパミン受容体に対する感受性が高く，発症 5 年程度でウェアリング・オフ，ジスキネジアなどの運動合併症をきたすようになった．そのため，ドパミンの服用回数を増やし，1 回量を減らして症状の安定化を図ったが，患者自身のドパミン依存度が高く，過量に自己服薬を繰り返すようになった．off 症状の底上げのためドパミンアゴニストも併用していたが，病的賭博や性欲過剰などの衝動制御障害があり，アゴニストの増量は困難であった．ゾニサミドは振戦に有効であり，ジスキネジアの悪化なく，ウェアリング・オフを改善させる．また，衝動制御障害などの精神症状を悪化させることは少なく使用しやすい．衝動制御障害，ドパミン調節障害 dopamine dysregulation syndrome（DDS）が疑われる場合は，ドパミンアゴニスト，L-ドパの過量投与をなるべく避けるよう留意するべきである[4]．

（髙橋牧郎）

◆**文献**

1) Miwa H and Kondo T: Cerebellum, 10: 563-569, 2011.
2) Yamamura S, et al.: Neuropharmacology, 57: 322-331, 2009.
3) 村田美穂：臨床神経学, 50: 67-73, 2010.
4) 髙橋牧郎：Frontiers in Parkinson Disease, 4: 18-22, 2011.

解説

a.　誤　本症例では必要以上にドパミンを欲しがる（craving）ドパミン依存があり，競馬やパチンコにのめり込むような病的賭博，過剰性欲などいわゆる衝動制御障害をきたしている．一般にドパミンアゴニスト，とくに非麦角系では衝動制御障害が増悪することが知られており，なるべく用いるべきではない．

b.　△　幻覚，妄想などが強い場合や，認知症が疑われる場合はコリンエステラーゼ阻害薬を検討してもよいが，本症例では明らかな認知症はなく，第一選択薬とはならない．

12. 日内変動のある衝動制御障害を呈する患者に対し，どのように対応するか？

- c. **正** ゾニサミドは非ドパミン系薬に位置づけられているが，振戦優位のパーキンソン病には有効である．さらに，モデル動物など基礎実験のデータから，神経保護効果や長期的なパーキンソン病進行抑制効果なども明らかにされつつある．精神症状に対する副作用も少なく，ウェアリング・オフ症状のあるケースでは off 時間の短縮効果やジスキネジアを悪化させない効果も示されており，次に併用する薬剤として考慮してよい．
- d. **誤**（△） イストラデフィリンはウェアリング・オフのある進行期パーキンソン病に適応のある非ドパミン系薬剤であるが，ジスキネジアを増悪させたとする臨床試験のデータもあり，この時点での第一選択薬とはなりにくい．
- e. **誤** トリヘキシフェニジルなどの抗コリン薬は幻覚，妄想などの精神症状や認知症を悪化させるため，本症例では用いるべきではない．

III パーキンソン病・パーキンソニズムの運動症状の治療

13. 高齢患者における振戦と姿勢異常への治療とは？

> **case**
> 81歳男性，右利き．主訴：歩行障害，腰曲がり．
> 歩行時のすくみ足と前傾姿勢が著明で，前方への突進現象と腰曲がりが認められた1症例．

現病歴

70歳ごろより歩行スピードや動作が緩慢になってきたことを自覚した．

71歳時より歩行障害，右上肢振戦があり，小声症もあった．近医にてパーキンソン病（PD）と診断され，L-ドパによる治療が開始されたが，L-ドパを服用すると嘔気が出現し，調子が悪いと訴えた．振戦には抗コリン薬であるトリヘキシフェニジルが有効であった．

75歳時，UPDRS（unified Parkinson's disease rating scale）partⅢのスコアはドパミンチャレンジテストを経ても変化がなかった．ときおり人物誤認や幻視が出現するので，抗コリン薬を減量すると，歩行障害などの運動症状が悪化した．そのため，抗コリン薬服用を継続し，服用量も徐々に増加したが，子どもが見えるなどの幻視や物忘れなどの認知障害も出現するようになった．転倒が頻回となり，歩行に介助を要するようになったため，服薬内容の調整目的にて当科を受診した．

一般身体所見：身長165 cm，体重57 kg，BMI 20.9．
家族歴：特記事項なし．
既往歴：変形性腰椎症にて整形外科受診中．

診察所見

意識清明で，見当識良好であった．また，仮面様顔貌を認めたが，脳神経系では異常なし．運動系では右優位の両側上肢巧緻運動障害，右上肢優位に軽度の安静時振戦，歯車様の筋固縮を認めた．感覚系では異常なし．自律神経系では，陰萎，慢性便秘を認めた．協調運動に特記すべき異常はなく，歩行はすくみ足が著明で，方向転換時に不安定，小歩症を認めた．姿勢反射障害は前方に著明であり，歩行時に前傾姿勢で強い突進現象を認めた．立位において前方への腰曲がりが著しい．

受診時診断
パーキンソン病（PD）

検査所見

　頭部 MRI では，明らかな虚血性病変や脳萎縮，基底核の変性所見を認めなかった．¹²³I-MIBG シンチグラフィーは H/M 比（心縦隔比）early（早期相）1.7，delay（後期相）1.3 と著明に低下していた．ドパミンチャレンジテストでは，UPDRS partⅢ スコアが，L-ドパ 100 mg 注射前は 42 点であったが，注射後には 40 点になった．

服用薬（初診時）

L-ドパ・カルビドパ配合剤 150 mg/日 1日3回 毎食後，トリヘキシフェニジル 6 mg/日 1日3回 毎食後，ドンペリドン 5 mg 嘔気時頓用．

Q1 この時点で試みられるべき治療法はどれか，1つ選べ．

a. 制吐剤を併用し，あくまで L-ドパによる服用を継続する．
b. 抗コリン薬を増量する．
c. 脳深部刺激療法（DBS）による治療を考慮する．
d. 非ドパミン系薬（ゾニサミド，イストラデフィリン）の使用を考慮する．
e. ドパミンアゴニストの追加を考慮する．

経過ならびに総合解説

　本症例は 70 歳発症の比較的，高齢のパーキンソン病患者であり，¹²³I-MIBG シンチグラフィーも著明に低下しており，進行期パーキンソン病（Hoehn & Yahr 重症度分類ステージⅣ．HY4）と考えられた．幻視や人物誤認などの精神症状も合併していることから，ドパミンアゴニストの併用は控えたほうがよいと考えられた．したがって，「パーキンソン病治療ガイドライン 2011」¹⁾によれば，まずは L-ドパの服用による治療が優先されるが，嘔気などの副作用で服用できないこと，L-ドパ注射薬（ドパミンチャレンジテスト）でも UPDRS スコアに有意な改善がみられなかったことから，非ドパミン系薬での治療を併用することとした．アデノシン A2A 受容体拮抗薬のイストラデフィリン 40 mg/日を服用開始すると歩行時の姿勢がよくなり，腰曲がりが改善した．その後，気分も落ち着いてきた．幻視や認知障害に対しては，副作用を考え，抗コリン薬を漸減中止した．その後，ドパミンの服用も可能となり，日常生活動作（ADL）のスコアも独歩可能のレベルにまで改善した．

服用薬（回復時）

L-ドパ・カルビドパ配合剤 150 mg/日 1日3回 毎食後，イストラデフィリン 40 mg/日 1日1回 朝食後，ドンペリドン 5 mg 嘔気時頓用．

抗コリン薬の振戦抑制作用と幻覚誘発作用，認知機能悪化作用がみられ，最終的に，イストラデフィリンの服用により姿勢異常と気分安定に対する効果がみられた．

(髙橋牧郎)

◆文献
1) 日本神経学会 監修, パーキンソン病治療ガイドライン作成委員会 編: パーキンソン病治療ガイドライン 2011, 医学書院, 2011.
2) Schulz-Schaeffer WJ, et al.: Mov Disord, 30: 368-372, 2015.

解説

a. △（正） 本症例は比較的典型的なパーキンソン病の臨床的特徴を有し，^{123}I-MIBG 心筋シンチグラフィーも低下しているなど，パーキンソン病を疑う所見を呈しているが，L-ドパの効果がはっきりせず，嘔気などの副作用も強い．そのため，この時点では積極的にドパミン治療に固執して増量する必要はないと思われる．

b. 誤 本症例は 81 歳と高齢で，すでに幻視などの精神症状を呈している．そのため，抗コリン薬は認知症，精神症状を悪化させるので用いるべきではない．

c. 誤 パーキンソン病の腰曲がりに対して，脳深部刺激療法が 2/3 の症例で何らかの効果があることが示されている[2]．腰曲がりや姿勢反射障害が強いことを考えると，脳深部刺激療法の適応も考えられるが，ドパミン反応性があることが手術適応の条件となる．L-ドパチャレンジテストが現時点で無効であること，高齢者で幻視などの精神症状を有することを考慮すると，この時点での脳深部刺激療法の適応は低いものと思われる．

d. 正 L-ドパが副作用のため使用できない場合，非ドパミン系薬はよい適応になると考えられる．とくにイストラデフィリンは間接路の中型有棘神経細胞(medium spiny neuron)に存在するアデノシン A2A 受容体拮抗作用をもち，視床下核脳深部刺激療法(STN-DBS)同様に間接路に特異的かつ直接作用する．一部では腰曲がりやすくみ足に有効な症例が蓄積されつつあるが，エビデンスはまだ乏しい．

e. 誤 すでに幻視などの精神症状や腰曲がりがあり，これらの症状をドパミンアゴニストは増悪させるリスクがあるので，この時点では服用されるべきではない．

Ⅲ パーキンソン病・パーキンソニズムの運動症状の治療

14. STN-DBSを導入する際の適応判断は？

> **case**
> 41歳男性，右利き．主訴：動作が鈍く仕事に支障がある．
> L-ドパ頻回服用でも日中に off 時間がみられることから，視床下核脳深部刺激療法（STN-DBS）を導入した1症例．

現病歴

31歳時に左手指の震えを自覚した．その後，左下肢の振戦が出現した．翌年，左上下肢の動作緩慢が出現するとともに，右上下肢にも振戦が出現した．歩くときに左腕を振ってないことを家族に指摘され，32歳時に近医から紹介されて総合病院神経内科を受診し，パーキンソン病（PD）と診断された．L-ドパで治療を開始したところ，症状の改善を認めた．

34歳時には歩行障害が出現した．プラミペキソール速放剤を追加し，増量したところ，歩行障害が改善した．その後も症状の進行に応じて，L-ドパとともにプラミペキソール速放剤の増量を行った．

37歳時よりウェアリング・オフ wearing-off が出現し，エンタカポンを追加した．その後も L-ドパの分割服用やロピニロール速放剤の追加を行った．

当院受診1年前より症状変動が悪化して，L-ドパ1日5回服用でも日中に off が出現し，仕事に支障をきたすようになったため，視床下核脳深部刺激療法（STN-DBS）の適応検討を目的に当院に紹介された．

生活歴：会社員（事務職）．両親，妻，子供と同居している．

診察所見

一般身体所見：身長175 cm，体重70 kg，BMI 22.9．

> **服用薬（初診時）**
> L-ドパ 600 mg/日 1日5回（200 mg-100 mg-100 mg-100 mg-100 mg）3時間ごと，セレギリン 5.0 mg/日 1日2回 朝・昼食後，エンタカポン 600 mg/日 1日5回（200 mg-100 mg-100 mg-100 mg-100 mg）3時間ごと，プラミペキソール速放剤 1.5 mg/日 1日3回 毎食後，ロピニロール速放剤 6 mg/日 1日3回 毎食後．

日常治療での症状変動：Hoehn & Yahr 重症度分類ステージⅡ（HY2）/Ⅳ（HY4）（on 時/off 時），UPDRS (unified Parkinson's disease rating scale) partⅢ スコア 20点/52点（on 時/off 時），Schwab & England Activities of Daily Living scale（表 14-1）90％/60％（on 時/off 時），活動時間における on 時の比率＝60％，ピークドーズ・ジスキネジア peak-dose dyskinesia（−），日常生活に支障となるジスキネジア troublesome dyskinesia（−），二相性ジスキネジア diphasic dyskinesia（−），すくみ on 時（−）/off 時（−），突進 on 時（−）/off 時（−），転倒 on 時（−）/off 時（−）．

L-ドパ infusion test（12時間以上薬剤中止後．表14-2）：UPDRS partⅢスコア 20点/51点（post/pre）．

表14-1　Schwab & England Activities of Daily Living scale

100%	完全に自立．すべてを問題なく行える．基本的に正常
90%	完全に自立．遅かったり時間を要したりするが，日常生活はすべて自分で可能．2倍の時間を要することがある．困難を感じ始める
80%	ほとんどの日常生活動作は自立．2倍の時間を要する．困難と遅さを自覚している
70%	完全には自立していない．仕事によってはより困難を感じる．場合によっては3〜4倍の時間を要し，1日中生活動作に労力を費やす
60%	一部介助が必要．きわめて遅く，かつ努力を要するが，ほとんどの日常生活動作は自分でできる
50%	日常生活の半分に介助が必要．すべてに困難を感じる
40%	ほとんどの日常生活に介助が必要．一部は自分でできる
30%	一部の日常生活動作については自分でしようとするが，それにはかなりの努力が必要．より多くの介助が必要
20%	高度障害．一部の日常生活動作を行おうと試みるが，一人では何もできない
10%	完全に依存．自分ではどうしようもない．完全に障害された状態
0%	寝たきり．嚥下・膀胱直腸機能も障害された植物状態

出典：Schwab R and England AJ: Third symposium on Parkinson's Disease, Royal College of Surgeons, p.152–158, 1969.

表14-2　L-ドパ infusion test プロトコル

- 過去に L-ドパ内服薬服用によって嘔気嘔吐の既往がある場合には，3日前からドンペリドン（10 mg）3錠/日 1日3回で投与しておく
- 12時間以上抗パーキンソン病薬を中断して off の状態にしておく
- 血圧を含むバイタル測定
- 末梢 V ライン確保
- メインラインから適当な電解質輸液を維持速度で開始
- 5％ブドウ糖液もしくは生食100 mL の中身40 mL を捨てる．その後にドパストン注（25）4A を入れる．これで1 mL＝1 mg の L-ドパ溶液ができる
- 側管から用意した L-ドパ溶液を0.1735 mL/kg/分で輸液開始する（たとえば，体重60 kg なら0.1735×60＝10.41 mL/分）
- 10分経過したら，L-ドパ溶液を0.01085 mL/kg/分の維持量投与に切り替える（体重60 kg なら0.01085×60＝0.65 mL/分）
- 60分経過したら，L-ドパ溶液の投与は終了する
- 途中でも十分な on 状態が得られたら，運動症状を評価して，L-ドパの投与を終了する
- 運動症状の評価を行うときはヘパリンロック可
- 嘔気・嘔吐や強いジスキネジア，幻覚・妄想などの有害事象が生じたら，中止・血圧の低下がみられることがあるので十分注意し，症状をともなう30 mmHg 以上の収縮期血圧低下，もしくは収縮期血圧80 mmHg 以下になるようであれば臥床させて，L-ドパ投与を中止する
- L-ドパ投与終了後は維持輸液に切り替えを行い，維持輸液のみにて120分経過して問題なければ抜針する
- L-ドパ投与中はベッドサイドを離れないこと
- 十分「off 状態」になってから内服を再開する
- 血中濃度の変化にともなって眠気，ふらつき，吐き気が生じうる．事前にそのようなことが起こるのは予想の範囲内であること，何か起こったらすぐ対処することを患者に説明しておく

出典：Black KJ, et al.: J Neurosci Methods, 127: 19-29, 2003.

認知機能および神経心理学的評価：MMSE（mini-mental state examination）28/30点，HDS-R（改訂 長谷川式簡易知能評価スケール）29/30点，FAB（frontal assessment battery at bedside）16/18点，ウェクスラー成人知能検査（WAIS-Ⅲ）言語性 IQ 102，ウェクスラー記憶検査（WMS-R）最低指標 97，遂行機能障害症候群の行動評価（BADS．年齢補正後）98．
精神症状：錯視，幻視・幻覚，妄想，不穏はこれまで一度もなし．病的不安は認めない．軽度の抑うつがあるが，治療は要していない．
衝動制御障害（ICD）および関連行動異常：学生時代にギャンブル歴があり，パーキンソン病になってからはしていない．そのほかの衝動制御障害と関連のある個人歴なし．L-ドパ過剰服用歴なし．

検査所見

頭部 MRI：特記すべき異常を認めない．
^{123}I-MIBG 心筋シンチグラフィー：H/M 比（心縦隔比）＝early（早期相）1.67，delay（後期相）1.55．
^{123}I-IMP 脳血流シンチグラフィー：3D-SSP にて有意な血流低下を認めない．
脳波検査：基礎律動 10 Hz，左右差（－），後頭優位性（＋），徐波（－），鋭波（－），棘波（－）．

> **Q1** 脳深部刺激療法（DBS）の適応と決めるうえで必要な検査は何か．当てはまるものをすべて選べ．
>
> a. on/off 時の運動症状の変動
> b. 認知機能検査，神経心理評価
> c. 抑うつ，不安の評価
> d. ^{123}I-IMP 脳血流シンチグラフィー
> e. 脳波

適応判定

STN-DBS 適合度：B（p.166，表14-3）

エキスパートはここを診る

　脳深部刺激療法 deep brain stimulation（DBS）の適応評価（表14-3）にあたっては，①臨床的にパーキンソン病と診断され，他のパーキンソニズムの原因となる疾患を否定できること，②運動症状改善が十分に期待できること，③リスクが十分低いことを確認する必要がある．このうち，②の運動症状改善効果は L-ドパ反応性と正の相関があること[1]より，日常治療下での症状変動の客観的評価だけでなく，L-ドパ infusion test（表14-2）による潜在的な治療の余地も含めた客観的な評価が必要になる．また，L-ドパ投与により，患者の主要な問題点が短時間でもよいので十分改善しうるものであることの確認が必要で

表14-3 北野病院 STN-DBS 適応評価チェックリスト

(A) STN-DBS 適応チェックリスト	
一般リスク	
・年齢	65歳以下：A，66〜70歳：B，71〜75歳：C，76歳以降：D
・合併症	他に疾病なし：A，コントロールされた疾病・既往あり，血管リスク因子なし：B，コントロールされた疾病・既往あり，血管リスク因子あり：C，コントロールされていない疾病あり：D
診断	
・UK PD ブレインバンクのパーキンソン病診断基準	definite：A，not definite but familial：B，not definite：D
・罹病期間	10年以上：A，5-9年：B，4年未満：D
・MIBG 心筋シンチグラフィー	孤発性 PD に合致：A，取り込み低下なしだが臨床的に *PARK2*：A，その他：D
目標症状	
・運動症状の L-ドパ反応性 (a，b の2項目のうち，よい方を採択する)	
a) 服薬治療での UPDRS partⅢ	Worst-Best が20以上：A，15-19：B，10-15：C，9以下：D
b) L-ドパテスト	pre-post が20以上：A，15-19：B，10-15：C，9以下：D
・現在の ADL	
Hoehn & Yahr	Worst-Best が2以上：A，1：B，0：C
Schwab & England	Worst-Best が50％以上：A，30-50％：B，30％以下：C
精神症状	
・幻覚	一度もなし：A，単純(服薬調整で消失)：B，単純(服薬調整後もあるがコントロール下)：C，複雑(コントロールされていない)：D
・妄想	一度もなし：A，既往あり：C，現在あり：D
・不穏状態	一度もなし：A，既往のみ：B，まれにあるがコントロール下：C，コントロールされていない：D
・不安	なし：A，あるが病状相当：B，あり．少量薬剤でコントロールされている：C，コントロールされていない：D
・うつ	なし：A，あるが病状相当：B，あり．少量薬剤でコントロールされている：C，コントロールされていない：D
大脳皮質機能	
・IMP-SPECT	血流低下なし：A，わずかな皮質血流低下：B，有意だが問題となるほどではない血流低下：C，異常な血流低下：D
・EEG	正常：A，わずかな dis-organization：B，軽度の dis-organization/徐波：C，全般性徐波，レヴィ小体型認知症パターン：D
NeuroPsychometry	
・MMSE	28以上：A，25-27：B，23-24：C，22以下：D
・HDS-R	28以上：A，25-27：B，23-24：C，22以下：D
・FAB	17以上：A，15-16：B，13-14：C，12以下：D
・WAIS-Ⅲ VIQ	95以上：A，85-94：B，75-84：C，74以下：D
・WMS-R 最小スコア	95以上：A，85-94：B，75-84：C，74以下：D
希望・サポート	
・希望	しっかりしていて具体的な目標あり：A，具体的な目標はないが，しっかりしている：B，希望しているが迷いあり：C，不安定：D
・サポート	子供を含む同居家族2人以上：A，C 以上 A 未満：B，同居配偶者のみ：C，独居・不安定：D

表14-3 （つづき）

ドパミン依存・衝動制御障害	
• dopamine dependency	薬剤依存歴なし：A，薬剤依存既往があり，1年以上コントロールされている：C，その他：D
• PG（pathological gambling）	ギャンブルまったくなし：A，時にギャンブルあるが病的でない：B，PG既往があり半年以上コントロールされている：C，その他：D
• HS（hypersexuality）	交友関係の問題情報なし：A，HS既往があり半年以上コントロールされている：C，その他：D
• PE（pathological eating）	食行動異常なし：A，PE既往があり半年以上コントロールされている：C，その他：D
• CS（compulsive shopping）	購買行動異常なし：A，CS既往があり半年以上コントロールされている：C，その他：D
• punding	pundingに類する行動異常なし：A，punding既往があり半年以上コントロールされている：C，その他：D
• 年齢・性別	55歳以上：A，54歳以下の女性：B，54歳以下の男性：C
(B) 適合度と判断基準	
適合度	適合度A：各カテゴリーの半数以上がAでCおよびDがない 適合度B：各カテゴリーの半数以上がAでCありかつDがない 適合度C：各カテゴリーの半数以上がBもしくはAかつDがない 適合度D：各カテゴリーの半数以上がCもしくは1つでもDあり
判断基準	適合度A，B：有用性がリスクを上回ると予想される 適合度C：有用性とリスクがほぼ同等と予想される 適合度D：有用性がリスクを下回ると予想される

ある．症状変動全般が改善する場合でも，患者の主訴が改善しないようであれば，アンメットニーズ（unmet needs）となるためである．

　ここでは③のリスク評価が最も重要であり，多岐にわたる検討が必要である．[123]I-IMP脳血流シンチグラフィーや脳波による生理学的な検討はもちろんのこと，詳細な神経心理学的評価を行って潜在的な認知機能障害の存在を推定する．精神症状の把握はリスク評価だけでなく，脳深部刺激療法（DBS）後のフォローアップの点からも重要である．衝動制御障害はリスクと同時に副次的に改善できる病態でもある[2]が，自発的に申告されることはまれである．スクリーニングとして Questionnaire for Impulsive-Compulsive Disorders in Parkinson's Disease（QUIP）[3]も有用であり，日本語版を用いることができる[4]が，衝動制御障害の疑いがある場合には，その詳細の把握のために注意深い問診が必要である．DBSに際して，まったくリスクのない症例は皆無であり，周術期管理と術後フォローアップ，精神合併症が生じた際のすみやかな対処のために，患者本人・家族の意思や協力体制も確認が必要である．これらを網羅的に確認するために，当院では，STN-DBSのためのチェックリストを用いており，A～Dの適合度で判定を行っている（表14-3）．この適合度はあくまで目安であり，実際にはDであってもDBSを導入するほうが望ましいと判断される場合もあり，BやCであっても導入しないほうがよいと考えられる症例も存在する．類似の評価はDBS施行施設によって多少異なっているものの，本質的には同一の概念に基づいて行われている．

　これらの評価方法は，医療者が思い込みを排して客観的な判断を行い，患者と家族によ

り具体的な説明をして，冷静に考えてもらうためのツールである．適合度と症例固有の病態をふまえてターゲットの選択ならびに推奨度を検討し，DBSを導入した場合に予想される術後の状態を患者と家族に具体的に説明し，最終的な希望を聴取する．

> **Q2** 脳深部刺激療法(DBS)を行うにあたって，患者に説明すべきことはどれか．正しいものをすべて選べ．
>
> a. 手術で生じうる合併症として電極刺入による出血と感染があるが，その頻度はどちらも5%以下である．
> b. 手術後はMRI検査をうけることができなくなる．
> c. 手術後は抗パーキンソン病薬の服用は不要になる．
> d. 手術の目標はoffの底上げではなく，onの改善である．
> e. 長期的な観点からは，視床下核脳深部刺激療法(STN-DBS)導入により医療費などの負担が少なくなる見込みがある．

(A2：a, e)

経 過

42歳時に両側STN-DBSを導入した．STN-DBS植え込みと同時にプラミペキソール速放剤とエンタカポンを中止した．術翌日よりL-ドパは450 mg/日 1日3回 毎食後に減量し，刺激は開始せずほかの薬剤は継続し，術後2週間でいったん退院した．DBSリード植え込みの侵襲による一過性の改善(lesioning effect；第15章，p.177参照)が低減した術後4週で再入院し，刺激を導入した．刺激範囲拡大(電圧増大)による運動症状改善効果が得られだしてから，その後の刺激範囲拡大と並行して残る薬剤の減量・中止を行った．

● STN-DBS導入3カ月後の治療
STN-DBS刺激設定
　右：負極：#1，正極：本体，電圧2.9 V，周波数130 Hz，パルス幅60μ秒．
　左：負極：#1，正極：本体，電圧2.6 V，周波数130 Hz，パルス幅60μ秒．
服用薬：L-ドパ200 mg/日 1日2回 朝・夕食後，ロピニロール速放剤1.5 mg/日 1日3回 毎食後．

● STN-DBS導入7年後の病状
48歳時，両側ジェネレーターを交換した．
STN-DBS刺激設定
　右：負極：#1，正極：本体，電圧3.2 V，周波数130 Hz，パルス幅60μ秒．
　左：負極：#1，正極：本体，電圧3.0 V，周波数130 Hz，パルス幅60μ秒．
服用薬：L-ドパ400 mg/日 1日3回 毎食後，ロピニロール徐放剤4 mg/日 1日1回 朝食後．
Hoehn & Yahr重症度分類：ステージⅡ(HY2)．
有意なoffなし．on時の動作緩慢は緩徐に進行しているが仕事を継続している．

視床下核脳深部刺激療法(STN-DBS)の効果発現について，誤りはどれか．
a. 若年発症よりも高齢発症のほうが改善効果は高い．
b. 手術時の年齢は若いほうが好ましい．
c. 認知機能障害の有無は有用性に影響しない．
d. 衝動制御障害の有無は効果発現に影響する．
e. off 時間の短縮だけではなく on 時の症状も改善する．

(A3：a, c)

　本症例は STN-DBS が著効を示した典型的な症例である．STN-DBS 後に経過良好な症例に共通する点は，発症年齢が早く，手術時年齢も若いこと，認知機能障害や精神症状がなく，衝動制御障害もないことである．

総合解説

　STN-DBS による運動症状の改善効果は，術前の L-ドパ反応性と比例し，年齢と反比例する[1]．年齢層別の検討では，60歳代では STN-DBS によって off 時の運動症状が30％以上改善するのに対して on 時の運動症状は不変であるが，60歳未満では off 時が60％，on 時が20％改善する．

　これに対して70歳以上では，off 時の改善が20％で，これは60歳未満の1/3に留まり，on 時は STN-DBS 導入前よりも20％超の悪化となる[5]．このため，多くの DBS 実施施設で70歳程度を DBS 適応検討の際の目安としている．

　運動合併症が生じてから DBS を導入するまでの期間は，多くの臨床研究で10年程度である[6,7]．十分に on 時の症状を改善させるために，60歳代の中央値として65歳で DBS を導入するとすれば，55歳ごろから運動合併症をきたした症例となり，ハネムーン期（パーキンソン病の治療を開始してから運動合併症が生じるまでの安定期）が通常数年であるので，おおむね50歳代前半もしくはそれ以前に発症した患者が STN-DBS の有用性が高いと推定できる．この推定は，病理で確認したパーキンソン病患者において，発症から15年以上，幻視や頻回転倒がない経過をたどる患者の発症年齢は平均して53歳以下であったとする研究[8]とも合致する．また，若年で発症したパーキンソン病患者は，高齢で発症した患者に比べて早期から運動合併症が出現し，その重症度も高い[9]ことを考えると，STN-DBS 導入に適しているだけでなく，必要性・有用性も高いことがわかる．

　実際に，251例の若くして発症したパーキンソン病患者（平均年齢52歳，平均罹病期間7.5年）を DBS＋薬剤もしくは薬剤治療のみに無作為化割り付けして2年間追跡した研究[10]では，1) 問題のあるジスキネジア dyskinesia をともなわない on 時間，2)～5) off 時の UPDRS partⅡ，on 時および off 時の UPDRS partⅢ，UPDRS partⅣの各スコア，6) L-ドパで換算した抗パーキンソン病薬用量が，DBS 群で薬剤群に比較して有意に改善しただけでなく，生活の質も有意に改善し，24カ月後までの追跡期間において，その差を保っている．発症年齢は STN-DBS の有用性を決定づける最も強力な予測因子であると考えられる．

若くして発症したパーキンソン病患者は，運動合併症の発現時期が社会的・家庭的にも，人生のステージにおいても多忙で重要な役割を果たす時期と重なるため，長期間を見通した戦略的治療の重要性が高い．一方で，運動合併症が生じたパーキンソン病患者は受診時間に合わせて薬剤を服用して通院することが多く，実際の off 状態を外来で観察することはかならずしも容易でなく，off 症状が患者の社会生活に与えるインパクトの把握も困難である．このため，50歳代より前に発症したパーキンソン病患者に対しては，なるべく早期に DBS 治療の効果と有用性，リスクに関する十分な知識を伝え，十分に考慮・検討する時間を与えることが必要である．

〈斎木英資〉

◆文献

1) Charles PD, et al.: Neurology, 59: 932-934, 2002.
2) Amami P, et al.: J Neurol Neurosurg Psychiatry, 86: 562-564, 2015.
3) Weintraub D, et al.: Mov Disord, 24: 1461-1467, 2009.
4) Tanaka K, et al.: J Neurol Sci, 331: 76-80, 2013.
5) Russmann H, et al.: Neurology, 63: 1952-1954, 2004.
6) Follett KA, et al.: N Engl J Med, 62: 2077-2091, 2010.
7) Odekerken VJ, et al.: Lancet Neurol, 12: 37-44, 2013.
8) Kempster PA, et al.: Brain, 133: 1755-1762, 2010.
9) Kempster PA, et al.: Brain, 130: 2123-2128, 2007.
10) Schuepbach WM, et al.: N Engl J Med, 368: 610-622, 2013.
11) Deep-Brain Stimulation for Parkinson's Disease Study Group: N Engl J Med, 345: 956-963, 2001.
12) Krack P, et al.: N Engl J Med, 349: 1925-1934, 2003.
13) Castrioto A, et al.: Arch Neurol, 68: 1550-1556, 2011.
14) Lewis CJ, et al.: J Neurol, 262: 337-345, 2015.
15) Baba T, et al.: Brain, 135: 161-169, 2012.

解説

すべて 正

STN-DBS の主要な効果は off 時の運動症状と日常生活動作の改善であり，on 時の運動症状や日常生活動作は大きく変化しない．96例について STN-DBS 前と STN-DBS 後6カ月を比較した研究では，off 時間は39%に短縮し，ジスキネジアをともなわない on 時間は2.7倍に延長した[11]．ジスキネジアをともなう on 時間は30%に短縮し，L-ドパで換算した薬用量は術前の63%に減量された．ジスキネジア抑制効果は，主として STN-DBS による薬剤の肩代わり効果によって術後に薬剤が減量されたことによると考えられている．

STN-DBS 後の長期効果を5年間追跡した研究では，術前の off 時の UPDRS partⅢのスコアは平均55.7点と日常生活全般に介助が必要なレベルであったが，1年後は19.0点と日常生活が不自由なく過ごせるレベルまで改善し，その後は緩除に増悪したが，5年後も25.8であり，術前に比べて有意な改善を保っていた[12]．これに対して off 時の UPDRS partⅢのスコアは術前の14.3点が1年後は11.4点とほとんど変わらず，以後ゆるやかに増加して5年後は21.1点であった．1年後以降の緩徐な悪化はパーキンソン病の進行によるものと考えられることより，STN-DBS は on 時の運動症状は変えずに off を改善し，その効果は5年以上にわたって持続することがわかる．

さらに長期の経過としては10年後の報告があり，追跡しえた症例は術前と比べて10年後も off 時の運動症状は良好に保たれている[13]．STN-DBS 後10年経過した症例を治療状態別に二重盲検試験で評価したところ，薬剤の効果よりも DBS 刺激の効果がより多くの症状に対して有効であった．追跡した症例で DBS 刺激あり／薬剤 off での UPDRS partⅢ のスコアは術前よりも低くとどまっているのに対して，DBS 刺激なし／薬剤 on でのスコアが DBS 1年後，5年後，10年後としだいに悪化していた．10年後の罹病期間が平均約23年であることより，STN-DBS の効果そのものは長期にわたって持続的である一方，進行期の薬剤不応性の症状がしだいに顕在化していると考えられる．理想的な症例では STN-DBS 後に off がほぼ消失して，症状変動がわからなくなる．このため，on/off 時の運動症状の変動が有意に大きいことは，DBS 導入の大前提となる．日常生活には支障がなくても，潜在的な認知機能障害があると術後に顕在化するおそれが高く，抑うつや不安は術後の精神症状発現リスクとなるため，運動症状が改善したとしても患者と介護者の満足度を低下させることになる[14]．^{123}I-IMP 脳血流シンチグラフィーや脳波検査で局所的な大脳機能異常の有無をスクリーニングしておくことは，レヴィ小体型認知症 dementia with Lewy bodies (DLB) など他の疾患の合併を除外するうえで大切である．さらに Q1 の選択肢には入っていないが，頭部 MRI で脳萎縮や脳血管障害などを除外しておくことも術前評価として必須である．嗅覚障害は近い将来の認知機能障害のリスクであることが，近年明らかとなり[15]，匂い識別覚検査 odor stick identification test for Japanese (OSIT-J) も DBS 適応検査として取り入れられている．

a. 正 国内における DBS の手術合併症に関する後ろ向き研究（2011年，協力施設：国立病院機構 宮城病院，順天堂大学，日本大学，千葉大学，名古屋市立大学の各病院，京都きづ川病院，公益財団法人 田附興風会 医学研究所 北野病院，たかの橋中央病院，熊本大学）は以下のとおりであった．
【症例数457例】
合併症あり29例（6.3％）．そのうち頭蓋内出血8例（1.8％），感染13例（2.8％），機器トラブル2例（0.5％），その他6例（1.3％）．手術合併症による死亡0例（0.0％）．
- 頭蓋内出血8例のうち，脳内出血6例，硬膜下出血2例．
- 頭蓋内出血8例のうち，症候性5例（運動麻痺3例，頭痛1例，意識障害1例），無症候性3例．
- 感染13例のうち，頭皮感染10例，胸部5例，頸部2例，頭蓋内1例．
- 感染13例のうち，リード温存2例，再植え込み7例，抜去4例．

b. 誤 現在最も広く用いられているリードや刺激装置は MRI に対応している．ただし，対応した MRI 機器を用いて定められたプロトコルで撮影することが必要であるため，一定の準備が必要である．

c. 誤 術後は服用薬の減量が可能になることが多いが，ゼロになることはない．

d. 誤 STN-DBS の効果は off の底上げとそれによる薬剤の肩代わりである．

e. 正 十分薬剤を減量できれば薬剤量が減る分医療費が安くなることが報告されている．また，介護費用などの負担も低減の見込みがあり，介護負担による家族の離職などの間接的な負担も減る可能性がある．DBS 手術は指定難病医療費助成制度の対象であり，植え込みに用いる機器の費用，手術に伴う費用はともに助成を受けられる．さらに，自己負担分については高額療養費制度の対象となり，所得に応じた限度額が適用される．

a. 誤 若年発症症例のほうが STN-DBS 後の経過が良好である症例が多い．
b. 正 手術時年齢が早いと認知機能障害の合併が少なく，また脳の萎縮がないことが要因としてあげられる．
c. 誤 認知機能障害があると，STN-DBS 後に悪化して患者 QOL を低下させる．
d. 正 衝動制御障害も認知機能障害と同様に，術後に悪化する可能性がある．
e. 誤 STN-DBS は主として off 時の症状改善効果が期待できる．

15. 衝動制御障害を有する症例でのSTN-DBSの適応判断は？

> **case**
> 49歳女性，右利き．主訴：抗パーキンソン病薬を調整しても症状の日内変動が改善しない．病的賭博の改善が得られた視床下核脳深部刺激療法（STN-DBS）の1症例．

現病歴

43歳時，歩くときに左足を引きずることを自覚した．しだいに左上肢の動作緩慢，前屈姿勢も出現した．44歳時，近医からの紹介で総合病院神経内科を受診し，パーキンソン病（PD）と診断された．ロピニロール速放剤で治療を開始されて効果を認めた．症状の進行に合わせて45歳時にL-ドパを追加し，その後もしだいに用量を増やして症状改善を図った．

47歳時にウェアリング・オフ wearing-off が出現した．薬剤調整を継続するも症状変動が改善せず，脳深部刺激療法（DBS）適応検討目的に当院紹介受診となった．

生活歴：主婦．夫，娘と同居している．

診察所見

一般身体所見：身長150 cm，体重63 kg，BMI 28.0．

> **服用薬（初診時）**
> L-ドパ500 mg/日 1日5回 毎食後・15時・眠前，エンタカポン 500 mg/日 1日5回 毎食後・15時・眠前，ロピニロール速放剤 12 mg/日 1日3回 毎食後．

日常治療での症状変動：Hoehn & Yahr 重症度分類ステージⅠ（HY1）/Ⅱ（HY2）（on 時/off 時），UPDRS（unified Parkinson's disease rating scale）partⅢスコア 16点/29点（on 時/off 時），Schwab & England Activities of Daily Living scale（p.164，表14-1）100%/80%（on 時/off 時），活動時間における on 時の比率＝60%，ピークドーズ・ジスキネジア peak-dose dyskinesia（＋），日常生活に支障となるジスキネジア troublesome dyskinesia（－），二相性ジスキネジア diphasic dyskinesia（－），すくみ on 時（－）/off 時（－），突進 on 時（－）/off 時（－），転倒 on 時（＋）/off 時（－）．

精神症状：錯視あり．幻視・幻覚，妄想，不穏はこれまで一度もなし．病的不安は認めない．軽度の抑うつ傾向あり．

衝動制御障害（ICD）および関連行動異常：45歳ごろからギャンブル歴があり，当初はパチンコに週1回行っていた．受診時には週7回になり，on 時の過半をパチンコ店で過ごしていた．また，47歳時より夜中に菓子やアイスクリームを大量に摂取するようになり，体重が15 kg 増加した．

Q1 衝動制御障害(ICD)に関して正しいのはどれか．当てはまるものをすべて選べ．
a. ドパミンアゴニストよりも L-ドパで生じやすい．
b. 病的賭博は男性よりも女性に多い．
c. STN-DBS で衝動制御障害が悪化することはない．
d. STN-DBS で衝動制御障害が改善するのは薬剤減量の効果である．
e. 衝動制御障害の治療を主たる目的に DBS を行ってよい．

　問診では症状変動は十分でないと判断されたため，その時点で視床下核脳深部刺激療法(STN-DBS)の適応とはならず，加えて，コントロールできていない病的賭博と過食があることから，脳深部刺激療法 deep brain stimulation (DBS) 後にはそれらの悪化や新たな衝動制御障害(ICD)発現のリスクが高い状態と考えられた．一方，発症年齢とこれまでの経過から，将来的には STN-DBS が必要となる可能性が高く，STN-DBS による薬剤肩代わり効果を用いて薬剤を減量できれば，衝動制御障害のコントロールが容易になる可能性があるとも推測された．このため，外来で経過観察しながら病的賭博と過食に関する教育と指導を患者に行い，適切な適応評価のタイミングを検討することとした．

　1年半後，パチンコ通いは週2回となり，体重も58 kg まで減るなど，病的賭博と過食の改善がみられた．一方で off 時間は活動時間帯の70％まで増加し，日常生活に支障となるジスキネジアが出現するなど運動合併症の進行を認めた．

　このため，50歳時に DBS 適応検討を目的に入院となった．
服用薬（入院時）：初診時から変更なし．

検査所見

頭部 MRI：年齢相応の脳萎縮を認める．
^{123}I-MIBG 心筋シンチグラフィー：H/M 比（心縦隔比）＝early（早期相）1.78, delay（後期相）1.57.
^{123}I-IMP 脳血流シンチグラフィー：3D-SSP にて両側前頭葉に軽度の血流低下を認める．
脳波検査：基礎律動8 Hz，左右差(−)，後頭優位性(＋)，徐波(−)，鋭波(−)，棘波(−)．
日常治療での症状変動：Hoehn & Yahr 重症度分類ステージⅡ(HY2)/Ⅲ(HY3)(on 時/off 時)，UPDRS partⅢスコア 16点/60点(on 時/off 時)，Schwab & England Activities of Daily Living scale (p.164, 表14-1) 90％/50％(on 時/off 時)，活動時間における on 時の比率＝30％，ピークドーズ・ジスキネジア(＋)，日常生活に支障となるジスキネジア(＋)，二相性ジスキネジア(−)，すくみ on 時(−)/off 時(＋)，突進 on 時(−)/off 時(−)，転倒 on 時(−)/off 時(−)．

L-ドパ infusion test(12時間以上薬剤中止後．p.164, 表14-2)：UPDRS partⅢスコア 20点/55点(post/pre)．
認知機能および神経心理学的評価：MMSE (mini-mental state examination) 29/30点，

HDS-R（改訂 長谷川式簡易知能評価スケール）28／30点，FAB（frontal assessment battery at bedside）15／18点，ウェクスラー成人知能検査（WAIS-Ⅲ）言語性 IQ 79，ウェクスラー記憶検査（WMS-R）最低指標 80，遂行機能障害症候群の行動評価（BADS，年齢補正後）90．
精神症状：錯視あり．幻視・幻覚，妄想，不穏はこれまで一度もなし．病的不安は認めない．軽度から中等度の抑うつ傾向あり．
衝動制御障害（ICD）および関連行動異常：パーキンソン病治療と関連のある病的賭博と過食があり，現在はコントロール下にある．L-ドパ過剰服用歴なし．

適応判定　●‥‥‥●‥‥‥●‥‥‥●‥‥‥●
STN-DBS 適合度：C（p.166，表14-3）

エキスパートはここを診る

日常治療での症状変動は顕著で L-ドパ反応性も高く，off 時の改善効果は高いと予測された．また，わずかな期間に症状変動の悪化が進んでいるため，症状変動改善による相対的な有用性も高いと考えられた．
一方，遂行機能は保たれているものの，教育歴に比して IQ，記銘力ともに低く，^{123}I-IMP 脳血流シンチグラフィーで前頭葉に低下を認める点から，術後の認知機能低下のリスクは有意に高いと考えられた．

患者および家族への説明

総合的に STN-DBS による運動合併症改善の有用性と認知機能悪化，衝動制御障害悪化のリスクは相半ばすると結論された．このため，STN-DBS は希望があれば施行可能だが，周術期および DBS 導入後の精神合併症には十分留意する必要があることを，患者本人と家族に説明した．患者本人，家族が一致して STN-DBS を希望したため，50歳時に両側 STN-DBS を導入した．直接の目的は運動合併症の改善，副次目的としてドパミンアゴニストの減量による衝動制御障害の改善である．

経過

両側 STN-DBS 植え込みと同時にロピニロール速放剤を 12 mg から 3 mg に減量した．DBS の電源を入れずにいったん退院した．
6週後，再入院にて刺激導入を行った．STN の背側外側から刺激を与えた．

STN-DBS 刺激設定
右：負極：#2，正極：本体，電圧 1.5 V，周波数 130 Hz，パルス幅 60 μ秒．
左：負極：#2，正極：本体，電圧 1.4 V，周波数 130 Hz，パルス幅 60 μ秒．

12週後，意欲低下の訴えがあり，ロピニロール速放剤 3 mg を再開したところ意欲が回復した．
25週後，体重 49 kg（初診時より 15.7 kg 減量）になり，間食もしなくなった．パチンコに行く回数も月2～3回に減った．off は消失し，UPDRS partⅢ スコアは11点だった．

● STN-DBS導入5年後(55歳)の治療

STN-DBS 刺激設定

右：負極：#1&#2，正極：本体，電圧1.4 V，周波数130 Hz，パルス幅60μ秒．

左：負極：#1，正極：本体，電圧2.2 V，周波数130 Hz，パルス幅60μ秒．

服用薬：L-ドパ 400 mg/日 1日4回 毎食後＋眠前，ロピニロール3 mg/日 1日3回 毎食後，エクセグラン 25 mg/日 1日1回 朝食後．

Hoehn & Yahr 重症度分類：ステージⅢ（HY3）．

有意な off はないが，軽度の易転倒性が出現した．病的賭博や過食の再発を認めていない．

STN-DBS にともなって生じうる運動・精神症状について，正しいのはどれか．

a. 運動症状の改善のためには視床下核（STN）の背側を刺激することが有効である．
b. STN の腹側を刺激すると衝動制御障害を惹起しやすい．
c. DBS による効果は刺激範囲の広さと関連し，電圧に応じて刺激範囲は拡大する．
d. 刺激が内包に波及すると，ジストニアの副作用が出る．
e. 単極刺激で刺激副作用が生じる場合は双極刺激が試みられる．

（A2．すべて正解）

総合解説

1．DBSリードの植え込みと刺激設定の原則

　視床下核（STN）は内包，無名質，黒質に囲まれている[1]（図15-1）．これらの周辺構造に刺激が波及すると，望ましくない刺激合併症の原因となる．また，視床下核の内部に部位局在性が存在し，背側側が somatomotor 領域であり，腹側側が limbic 領域である[2]（図15-2）．

　現在用いられている DBS リードは視床下核に比して相対的に大きく，4つの刺激点（尖端から 0，1，2，3 と番号がつけられている）のうち，視床下核内に植え込むことができるのは通常2箇所である．植え込みに際しては何らかの理由で多少浅くなっても刺激ができるように，視床下核の腹側に刺激点0，背側に1を置き，主として刺激点1を用いることを

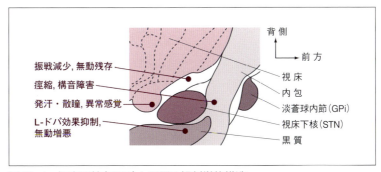

図15-1　視床下核（STN）と周囲の解剖学的構造

意図して固定されることが一般的である（本書ではDBSリードとして最も多く用いられている日本メドトロニック社製 モデル3389について解説している）.

DBS刺激の設定にあたって設定するパラメーターは，刺激周波数，刺激パルス幅，刺激電圧もしくは刺激電流である（図15-3）．このうち周波数とパルス幅は刺激に用いる矩形波の頻度と長さを規定するが，周波数は130〜160 Hz，パルス幅は60〜90μ秒が用いられる．個別の症例ではこれ以外の刺激パルスも試みられることがあるが，高頻度刺激や長パルスは電力消費増大，すなわちバッテリー寿命短縮をもたらす一方で，それを上回る効果は得られづらいため，一般的でない．DBSの臨床効果は，視床下核（STN）や淡蒼球内節（GPi）などの標的神経組織が刺激される範囲に依存する．刺激範囲は負極からの電荷の分布で規定される．電荷が分布する領域を決めるのは電圧であるので，DBSの治療効果の調節は電圧によってなされる．すなわち，電圧大＝刺激範囲大である．実際には刺激される範囲は電気抵抗に影響され，脳組織の電気抵抗は組織の状態により，あるいは経時的に変動しうる．このため，現在のDBS機器には刺激範囲を電流で設定するモードが用意されており，これを従来の定電圧設定に対して定電流設定という．この設定では，DBS機器がつねに電流量をモニターし，定められた電流量になるように電圧を自律的に調節する．臨床的には定電流設定のほうが直接的な治療調節と考えられる．定電流設定は，組織の電気抵抗が変化しやすい植え込み直後の刺激合併症抑制に有用と考えられている．ただ

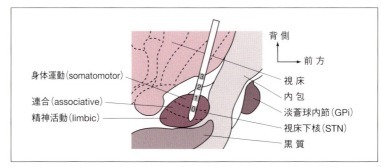

図15-2　視床下核内部の部位局在性と標準的なDBSリード植え込みの例
図は模式図であり，実際には視床下核内部の部位局在性は均等ではない．図中0, 1, 2, 3は刺激点の番号を示す．

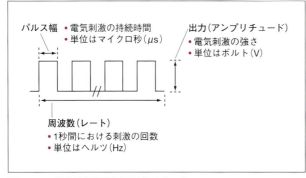

図15-3　DBS刺激設定のパラメーター

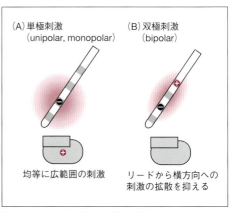

図15-4　単極刺激と双極刺激

し，植え込み後の組織抵抗の変化は部位や組織構造によって一様ではないので，定電流であっても刺激範囲は変化しうることを忘れてはならない．

2. 単極刺激と双極刺激

　刺激の設定は単極刺激と双極刺激に大別される（図15-4）．基本になるのは単極刺激であり，リード尖端の任意の刺激点を負極とし，胸部に植え込まれたジェネレーターimplanted pulse generator（IPG）本体を正極とする．IPGは刺激点から十分遠いため，電荷は負極周囲におおむね均等に拡散して球状の電場をつくるとみなせ，これが刺激される範囲となる．実際には刺激点周囲の軸索走行方向や電気抵抗の違いなどにより形成される電場の形状は複雑である[3]．一方，双極刺激は負極と正極の双方をリード尖端の刺激点に置くものである．負極からの電子が流れ込む正極が近いため，形成される電場は球状にならず，おおむねリードに沿った紡錘形になる．このため，リードから離れた組織に影響が及びにくい．周囲組織への刺激拡散による刺激副作用が生じにくい一方で，電流量のわりに効果が低くなり，単極刺激に比して消費電力が多い．

　DBSはそれまでの定位脳手術と異なり，可逆的治療である点が，それまでの不可逆的な電気凝固に代わって普及した大きな理由である．刺激の入り切りやパラメーターの変更が可能な点では治療の強度が調節可能といえるが，実際にはDBSリードの植え込みは侵襲的であり，標的神経核の部分的な破壊をともなう．このため，リード植え込みによる影響もDBSの一部と考えられるべきである．STN-DBS，淡蒼球内節脳深部刺激療法（GPi-DBS）のどちらもリード植え込み時の損傷により運動症状が改善する．この効果は損傷部位の組織回復や浮腫の消退とともに次第に減弱し，臨床的に有意な運動症状の術前からの変化は認められなくなる（lesioning effect）．ただ，実際にはDBS植え込み後の患者の治療の調節においては，標的神経核の部分的な破壊の影響を考慮して取り組むことが必要である．また，リード植え込み直後のlesioning effectは，STN-DBSで顕著であるのに対して，GPi-DBSでは変化が小さく収束も早いのは，リードに対する相対的な大きさの違い（GPiのほうがSTNより大きい）によるものと考えられている．

3. 衝動制御障害（ICD）とSTN-DBS

　衝動制御障害とSTN-DBSの適応について見解は一定していない．STN-DBS導入後の衝動制御障害は悪化と改善の双方が報告されているからである．ただ，これはSTN-DBSが治療の底上げ効果をもつことを理解していれば自明の理である．若くして発症したパーキンソン病患者では，DBS導入により高い運動症状の改善効果が見込めるが，これらの患者は本質的に衝動制御障害のリスクが高い[4]．衝動制御障害は若年に多く，ドパミンアゴニストによる治療，L-ドパによる治療のどちらも有意なリスクである．DBS導入を希望する患者は運動合併症のコントロールが困難になっている患者であるので，ドパミンアゴニスト，L-ドパのいずれも高用量を用いていることが多い．薬剤に関連した衝動制御障害がコントロールできていないにもかかわらず，不用意にSTN-DBSを導入すれば当然増悪する．本症例のように適応検討段階で衝動制御障害の存在が明らかになれば，患者教育と指導によりコントロールされた段階でSTN-DBSを導入し，その後の薬剤減量で改

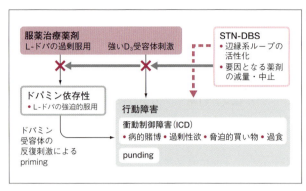

図15-5 STN-DBSによる衝動制御障害の改善と増悪の概念

パーキンソン病の経過中，L-ドパの過剰服用やドパミンアゴニストなどによるドパミン D_3 受容体刺激にともなって衝動制御障害や punding を生じることがある．これらの行動障害は，若年に多く，ドパミン補充療法の用量に応じて増えているため，STN-DBS の必要性が高い患者は潜在的に高リスクであり，適応検討段階で衝動制御障害や punding を併存していることも少なくない．こういった患者に対して，STN-DBS を不用意に導入し STN の腹側刺激などで辺縁系ループを活性化すると，衝動制御障害などが増悪する（→）．これに対して，STN 背側の somatomotor 領域の刺激で運動症状を改善し，DBS の薬剤肩代わり効果を利用し，ドパミン補充療法を減量すると衝動制御障害などを改善することができる（→）．

善させることができる（図15-5）．ただし，衝動制御障害の改善を STN-DBS 導入の目的にするべきではなく，あくまでも運動合併症の改善にともなう副次的な効果と考える必要がある．衝動制御障害の改善やその後の追跡には家族などの介護者の支援や協力が必須であり，社会的な要因によって予後が変化するためである．

（斎木英資）

◆文献

1) Schaltenbrand G and Wahren W : Atlas for Stereotaxy of the Human Brain, 2nd, Georg Thieme Verlag, 1977.
2) Temel Y, et al.: Prog Neurobiol, 76: 393-413, 2005.
3) Maks CB, et al.: J Neurol Neurosurg Psychiatry, 80: 659-666, 2009.
4) Weintraub D, et al.: Arch Neurol, 67: 589-595, 2010.

解説

a. 誤　衝動制御障害は L-ドパよりもドパミンアゴニストで生じやすい[4]．
b. 誤　病的賭博や性衝動亢進は男性に多く，病的買い物や過食は女性に多い．
c. 誤　視床下核脳深部刺激療法（STN-DBS）では術後に衝動制御障害が悪化することがあり，術前の慎重な評価と患者教育が大切である．
d. 正　STN-DBS そのものに衝動制御障害を抑制する効果があるわけではなく，薬剤減量ができる結果として衝動制御障害が改善する．
e. 誤　衝動制御障害の治療目的に脳深部刺激療法を行うことはない．

a. 正　視床下核（STN）の背側に somatomotor 領域が位置する[2]ため，この部位を刺激できるようにリードを留置することが重要である．
b. 正　STN の腹側には limbic 領域が位置する[2]．この部位は側坐核と線維連絡をもち，刺激が波及することによって衝動制御障害の惹起や悪化の要因となる．
c. 正　DBS の効果は選択された刺激点からの電荷の分布によってもたらされる．電荷の分布は電圧によって規定される．
d. 正　STN は内包に隣接している．刺激範囲拡大によって内包が刺激されるとジストニア様肢位，痙縮，しびれ感，構語障害が生じうる．
e. 正　双極刺激ではリードに対して横方向への電荷の広がりを抑制できる．このため，単極刺激で副作用が出るときに用いられる．

Ⅲ パーキンソン病・パーキンソニズムの運動症状の治療

16. GPi-DBSを導入する際の適応判断は？

case
71歳女性，右利き．主訴：ジスキネジアが強く，日常生活の妨げとなっている．ジスキネジアの抑制を目的に淡蒼球内節脳深部刺激療法（GPi-DBS）を行った1症例．

現病歴

56歳時に左手の動作の鈍さに気がついた．その後，左手の静止時振戦も出現した．様子をみていたが，しだいに左下肢の動作緩慢，右上下肢の動作緩慢が出現した．59歳時にパーキンソン病（PD）と診断されて L-ドパで治療を開始したところ，症状の改善を認めた．62歳ごろから歩行障害が出現したのを機に他院に転医して，ドパミンアゴニストを追加した．66歳ごろからウェアリング・オフ wearing-off が出現し，薬剤調整にて改善した．その後も off が悪化するたびに薬剤の種類・用量を増やすことで症状の軽減が図られた．68歳ごろから主として on 時に上半身主体のジスキネジア dyskinesia が出るようになった．当初は軽度の off があっても日常生活に影響はなく，気にならなかったが，しだいに日常生活に支障となるジスキネジア troublesome dyskinesia が増えていった．

70歳ごろからは off はごくわずかであるものの，1日の大半を占める on ではつねに中等度から高度のジスキネジアが出現するようになった．試みにドパミンアゴニストやゾニサミドを減量したところ，いずれもジスキネジアは消失するもののほぼ1日 off 状態となり，動けなくなった．アマンタジンの併用でジスキネジアが改善したものの，約半年後に再増悪し，アマンタジンを中止したところ，さらにジスキネジアが増悪したため，薬剤調整によるこれ以上のジスキネジア抑制は困難と考えられた．脳深部刺激療法 deep brain stimulation（DBS）適応検討を目的に当院紹介受診となった．

生活歴：元主婦．現在は療養中．高齢の母親と同居している．

診察所見

一般身体所見：身長153 cm，体重40 kg，BMI 17.1．

服用薬（初診時）
L-ドパ400 mg/日 1日4回 毎食後・15時，エンタカポン400 mg/日 1日4回 毎食後・15時，プラミペキソール徐放剤3.75 mg/日 1日2回（3.0 mg-0.75 mg）朝・夕食後，ゾニサミド50 mg/日 1日1回 朝食後，アマンタジン300 mg/日 1日3回 毎食後．

Ⅲ. パーキンソン病・パーキンソニズムの運動症状の治療

検査所見

頭部 MRI：年齢相応の脳萎縮を認める．
123I-MIBG 心筋シンチグラフィー：H/M 比（心縦隔比）= early（早期相）1.35，delay（後期相）1.11．
123I-IMP 脳血流シンチグラフィー：3D-SSP にて両側前頭葉底部と両側側頭葉に軽度の血流低下を認める．
脳波検査：基礎律動9 Hz，左右差（−），後頭優位性（＋），徐波（−），鋭波（−），棘波（−）．
OSIT-J（odor stick identification test for Japanese）：3/12点．

日常治療での症状変動：Hoehn & Yahr 重症度分類 ステージⅢ（HY3）/Ⅲ（HY3）（on 時/off 時），UPDRS（unified Parkinson's disease rating scale）partⅢスコア 10点/22点（on 時/off 時），Schwab & England Activities of Daily Living scale（p.164，表14-1）70%/90%（on 時/off 時），活動時間における on 時の比率＝90%，ピークドーズ・ジスキネジア peak-dose dyskinesia（＋），日常生活に支障となるジスキネジア（＋），二相性ジスキネジア diphasic dyskinesia（＋），すくみ on 時（−）/off 時（＋），突進 on 時（−）/off 時（−），転倒 on 時（＋）/off 時（−）．

L-ドパ infusion test（12時間以上薬剤中止後．p.164，表14-2）：UPDRS partⅢスコア9点/16点（post/pre）．

認知機能および神経心理学的評価：MMSE（mini-mental state examination）28/30点，HDS-R（改訂 長谷川式簡易知能評価スケール）28/30点，FAB（frontal assessment battery at bedside）16/18点，ウェクスラー成人知能検査（WAIS-Ⅲ）言語性 IQ 99，ウェクスラー記憶検査（WMS-R）最低指標 74，遂行機能障害症候群の行動評価（BADS．年齢補正後）84．
精神症状：錯視，幻視・幻覚，妄想，不穏はこれまで一度もなし．病的不安，抑うつを認めない．
衝動制御障害（ICD）および関連行動異常：衝動制御障害と関連のある個人歴なし．L-ドパ過剰服用歴なし．

> **Q1** 次の薬剤のうち，L-ドパとの併用で，日常生活の障害になるジスキネジアを悪化させるのはどれか．当てはまるものをすべて選べ．
>
> a. セレギリン
> b. エンタカポン
> c. ゾニサミド
> d. イストラデフィリン
> e. ドパミンアゴニスト

(A1：a, b, e)

適応判定
STN-DBS 適合度：D (p.166, 表14-3)

エキスパートはここを診る

　on/off 時で Hoehn & Yahr 重症度に違いがなく，主要運動症状の変動は小さいため，off の改善を目的とした脳深部刺激療法(DBS)導入の対象としては十分でないと考えられた．一方，on 時には全身性の顕著なジスキネジアが生じ，つかまらずに立っていることが難しく，坐位でもバランスが悪かった．このため，Schwab & England Activities of Daily Living scale は on 時のほうがむしろ悪かった．WMS-R 最低指標や ^{123}I-IMP 脳血流シンチグラフィーでは潜在的な認知機能低下が示唆されたが，ジスキネジアの直接抑制が目的で当初からターゲットとして淡蒼球内節(GPi)が想定されたため，適応の障害とはならないと判断された．ジスキネジアの抑制のみを目的として両側 GPi-DBS を行うこととした．

経　過

　71歳時に両側 GPi-DBS を導入した．周術期に精神症状や問題行動は生じなかった．

Q2 本症例の周術期管理で気をつけるべきことは何か．当てはまるものをすべて選べ．
　a．術前の抗パーキンソン病薬を減量する必要性は低い．
　b．植え込みによる一時的な改善効果が大きいと見込まれる．
　c．植え込み当日はパーキンソン病の薬剤は用いる必要がない．
　d．十分に輸液を行う．
　e．刺激導入は植え込みによる一時的な改善効果がおさまり，精神的・身体的な状態が安定していることを確認して行う．

(A2：a, b, d, e)

　術後1週間から刺激導入を行った．

● GPi-DBS 導入2カ月後の治療

GPi-DBS 刺激設定
　右：負極：#1，正極：本体，電圧3.0 V，周波数130 Hz，パルス幅60μ秒．
　左：負極：#1，正極：本体，電圧2.2 V，周波数130 Hz，パルス幅60μ秒．
　服用薬：術前と変更なし．

● GPi-DBS 導入3年後の病状
　DBS パラメーターに変更なし．

> **服用薬**
> L-ドパ 800 mg/日 1日4回 毎食後・15時，エンタカポン 400 mg/日 1日4回 毎食後・15時，プラミペキソール徐放剤 3.75 mg/日 1日2回 (3.0 mg-0.75 mg) 朝・夕食後，ゾニサミド 50 mg/日 1日1回 朝食後．

Hoehn & Yahr 重症度分類：ステージⅢ（HY3）．

ジスキネジアは on 時に左下肢にわずかにみられるのみで，off はごく軽度である．軽度の突進歩行と後方易転倒傾向が出現している．認知機能，精神症状の問題は顕在化していない．

総合解説

淡蒼球内節脳深部刺激療法（GPi-DBS）は直接的にジスキネジアを抑制し，導入後は多くの症例でジスキネジアがほぼ消失する．GPi-DBS 導入後は L-ドパの用量がジスキネジアで制限されることがなくなるため，むしろ十分に増量可能となる．

DBS の特徴は持続的な off 症状の改善であり[1]，主要運動症状である，固縮，動作緩慢，振戦の改善は GPi-DBS に比して視床下核脳深部刺激療法（STN-DBS）のほうがより大きい．一方，off 時の歩行機能は DBS 導入で大きく改善するが，STN-DBS と GPi-DBS で差がなく主要運動症状と比べて術後経過に従って悪化しやすい．これに対して，on 時の歩行機能は STN-DBS では術前とほとんど変わらず経過にともなって悪化するのに対して，GPi-DBS では軽度の改善が得られ，次第に悪化はするものの術前よりも改善が保たれやすい[2]．いずれのターゲットであっても，DBS 後の歩行障害が顕在化する際には突進歩行や後方易転倒傾向がみられやすい．本症例では GPi-DBS 導入後，比較的短い期間から on 時の突進歩行と後方易転倒傾向が出現しており，術前の大脳皮質機能低下や潜在的な認知機能低下との関連が示唆される．一方，本症例に STN-DBS を導入していた場合はより顕著な歩行機能障害をより早期にもたらした可能性が高く，ターゲット選択の最適化の重要性を示すものである．

（斎木英資）

◆ **文献**

1) Merola A, et al.: J Neurol Neurosurg Psychiatry, 85: 552-559, 2014.
2) St George RJ, et al.: Neurology, 75: 1292-1299, 2010.

解説

a. 正　セレギリンは L-ドパの最大血中濃度 C_{max} を上昇させ，ジスキネジアを増悪させる．
b. 正　エンタカポンは1回服用では C_{max} は増加させないが，1日3回以上服用で L-ドパ血中濃度が徐々に上昇するため，夕方にはジスキネジアが出現する．
c. 誤　ゾニサミドはジスキネジアを増悪させない．

- d. **誤** イストラデフィリンは副作用としてジスキネジアを引き起こすが，日常生活の障害になるジスキネジアは増やさないとされている．
- e. **正** ドパミンアゴニストは底上げ効果でジスキネジアを増悪させる．

- a. **正** 淡蒼球内節脳深部刺激療法(GPi-DBS)では一般に薬剤減量の余地は小さい．本症例は比較的高齢で薬剤減量の意義が小さく，脳深部刺激療法(DBS)による薬剤肩代わり効果を目標としていない．
- b. **誤** GPi-DBSでは一般に，視床下核脳深部刺激療法(STN-DBS)に比べて植え込みによる一時的な改善効果は大きくない．
- c. **正** STN-DBS，GPi-DBSのどちらも，手術当日はパーキンソン病の薬剤を服用する必要はない．今日では，DBS植え込みは，局所麻酔下で行われるリード植え込みに引き続き，全身麻酔でジェネレーター植え込みが行われることが一般的である．このため，術後は経口薬を用いることができない．正しく植え込みが行われれば一定の症状改善が得られるためL-ドパの経静脈投与などの術後の薬剤は不要であり，むしろ投与を行うと夜間せん妄や周術期精神合併症のリスクとなる．
- d. **正** 脱水症はせん妄や精神合併症のリスクとなるため，術中・術後には輸液を十分行う．
- e. **正** 周術期は最も精神合併症のリスクが高い時期であるため，刺激導入はむやみに急ぐべきではない．服薬再開後，運動症状と精神状態がともに安定してから刺激導入を行う．

Ⅲ パーキンソン病・パーキンソニズムの運動症状の治療

17. DBSのターゲットを決定するには？

case

51歳女性，右利き．主訴：onとoffの差が激しく，苦痛をともなうジスキネジアがある．
適応検討にて潜在的な認知機能障害を認め，脳深部刺激療法（DBS）のターゲットを変更した1症例．

現病歴

　43歳のときに歩行の遅さと動作の鈍さに夫が気づいた．半年後，左上下肢と頭部の振戦が出現した．近医から紹介された総合病院でパーキンソン病（PD）と診断され，プラミペキソール速放剤で治療を開始された．翌年にはL-ドパ併用開始となり，動作緩慢の進行に応じて薬剤は増量された．

　45歳時にはウェアリング・オフ wearing-off が出現し，L-ドパの分割服用，プラミペキソール徐放剤への変更を行った．その後もoffの悪化にともなってエンタカポンの追加やL-ドパおよびプラミペキソール徐放剤の増量を何度か行った．47歳ごろよりon時のジスキネジアが出現するようになり，L-ドパをさらに分割した．

　49歳ごろからさらにon時とoff時の差が激しくなり，切れかけのときに両下肢の苦痛をともなうジスキネジア dyskinesia が出現するようになった．51歳時に脳深部刺激療法 deep brain stimulation（DBS）適応検討目的に当院紹介受診となった．

生活歴：元主婦．現在は療養中．夫，子供と同居している．

診察所見

一般身体所見：身長165 cm，体重68 kg，BMI 25.0．

服用薬（初診時）

L-ドパ300 mg/日 1日6回（各50 mg ずつ）3時間ごと，セレギリン5.0 mg/日 1日2回朝・昼食後，エンタカポン600 mg/日 1日6回（各100 mg ずつ）3時間ごと，プラミペキソール徐放剤3.75 mg/日 1日2回（各1.875 mg ずつ）朝・夕食後．

検査所見

頭部MRI：年齢に比して，ややびまん性の脳萎縮が目立つ．
^{123}I-MIBG 心筋シンチグラフィー：H/M比（心縦隔比）= early（早期相）1.35，delay（後期相）1.11．

¹²³I-IMP 脳血流シンチグラフィー：3D-SSP にて両側前頭葉の血流低下を認める．
脳波検査：基礎律動 9 Hz，左右差（−），後頭優位性（−），徐波（−），鋭波（−），棘波（−）．
OSIT-J（odor stick identification test for Japanese）：3/12点．

日常治療での症状変動：Hoehn & Yahr 重症度分類 ステージⅡ（HY2）/Ⅳ（HY4）（on 時/off 時），UPDRS（unified Parkinson's disease rating scale）partⅢ スコア 21点/46点（on 時/off 時），Schwab & England Activities of Daily Living scale（p.164，表14-1）100%/60%（on 時/off 時），活動時間における on 時の比率＝50%，ピークドーズ・ジスキネジア peak-dose dyskinesia（＋），日常生活に支障となるジスキネジア troublesome dyskinesia（−），二相性ジスキネジア diphasic dyskincsia（＋），すくみ on 時（−）/off 時（＋），突進 on 時（−）/off 時（−），転倒 on 時（−）/off 時（−）．

L-ドパ infusion test（12時間以上薬剤中止後．p.164，表14-2）：UPDRS partⅢ スコア 16点/38点（post/pre）．

認知機能および神経心理学的評価：MMSE（mini-mental state examination）30/30点，HDS-R（改訂 長谷川式簡易知能評価スケール）28/30点，FAB（frontal assessment battery at bedside）16/18点，ウェクスラー成人知能検査（WAIS-Ⅲ）言語性 IQ 60，ウェクスラー記憶検査（WMS-R）最低指標 51，遂行機能障害症候群の行動評価（BADS．年齢補正後）70．
精神症状：人の幻視があり，おもに自分の子供だが，時に知らない大人や子供が見える．現実との区別が時になくなる．妄想はこれまで一度もなし．病的不安，抑うつを認めない．
衝動制御障害（ICD）および関連行動異常：学生時代からギャンブル歴があり，現在もパチンコに行くが，病的賭博はない．そのほかの衝動制御障害と関連のある個人歴なし．L-ドパ過剰服用歴なし．

Q1 この患者の脳深部刺激療法（DBS）の適応を検討するうえで問題になるのはどれか．あてはまるものをすべて選べ．

a. 年齢
b. ギャンブルの習慣
c. びまん性の脳萎縮
d. WAIS Ⅲ 言語性 IQ 60
e. 病識を欠く幻視

適応判定　　STN-DBS 適合度：D（p.166，表14-3）

症状変動の大きさと L-ドパ反応性は基準を満たすものの，やや病識を欠く幻視があり，WAIS-Ⅲ と WMS-R，BADS の結果がいずれも明らかに低いことから，潜在的な認知機能低下があると考えられた．^{123}I-IMP 脳血流シンチグラフィーや OSIT-J の結果もこれと合致することより，視床下核脳深部刺激療法（STN-DBS）の場合，導入を機に認知機能障害が顕在化して患者・家族双方の生活の質を低下させると予想された．このため，DBS のターゲットを淡蒼球内節（GPi）に変更し，薬剤は減量せずに off の改善とジスキネジアの抑制を目指すこととした．

経過

51歳時に両側 GPi-DBS を導入した．術後に軽度の興奮状態となり，病室を間違えるなどの見当識障害が一過性に生じた．また，深夜のスナック菓子の大量摂取などの過食もみられた．これらの精神症状，行動変化は向精神薬服用やパーキンソン病治療薬の減量を要することなく数日後に収束した．術後2週間から刺激導入を行った．

● GPi-DBS 導入3カ月後の治療
GPi-DBS 刺激設定
　　右：負極：#1，正極：本体，電圧 3.7 V，周波数 130 Hz，パルス幅 60 μ 秒．
　　左：負極：#1，正極：本体，電圧 3.5 V，周波数 130 Hz，パルス幅 60 μ 秒．
服用薬：術前と変更なし．

● GPi-DBS 導入2年後の病状
GPi-DBS 刺激設定
　　右：負極：#1，正極：本体，電圧 4.0 V，周波数 130 Hz，パルス幅 60 μ 秒．
　　左：負極：#1，正極：本体，電圧 3.7 V，周波数 130 Hz，パルス幅 60 μ 秒．
服用薬：術前と変更なし．

軽度の off はあるが身のまわりのことは自分でできている．突進や転倒傾向はみられていない．術前よりもやや自己中心的な性格に変化した．計画的な行動が苦手になっている．幻視は時に見られるものの，おおむね病識は保たれている．

総合解説

STN-DBS を導入した場合には認知機能低下，問題行動，性格変化がより顕著となったと推測され，術前の慎重な判断の重要性を示す症例である．ターゲットの選択を淡蒼球内節（GPi）としたことにより周術期ならびに導入後の認知・精神機能への影響は STN-DBS と比べて抑えることができたと考えられる．一方，性格変化や遂行機能の低下が軽度ながらみられており，より安全とされる GPi-DBS であっても精神合併症のリスクを完全には避けることができないことがわかる．こういった症例では適応検討の結果，説明の際にこれらのリスクと予想される変化をなるべく具体的，かつわかりやすく患者本人と介護者に説明し，DBS 導入の是非に関する意思決定に際して十分な支援をすることが求められる．

視床下核脳深部刺激療法(STN-DBS)が淡蒼球内節脳深部刺激療法(GPi-DBS)に優っている点はどれか．当てはまるものをすべて選べ．

a. 抗パーキンソン病薬を減量できる．
b. 認知機能低下を引き起こしにくい．
c. ジスキネジアへの効果が優れる．
d. off 時間の短縮効果に優れる．
e. 安全性に優れている．

(A2: a, d)

(斎木英資)

◆文献

1) Baba T, et al.: Brain, 135: 161-169, 2012.
2) Follett KA, et al.: N Engl J Med, 62: 2077-2091, 2010.
3) Odekerken VJ, et al.: Lancet Neurol, 12: 37-44, 2013.
4) Sako W, et al.: J Neurol Neurosurg Psychiatry, 85: 982-986, 2014.
5) Sako W, et al.: Neurol Sci, 37: 135-137, 2016.
6) St George RJ, et al.: Neurology, 75: 1292-1299, 2010.
7) Rothlind JC, et al.: J Neurol Neurosurg Psychiatry, 86: 622-629, 2015.

◆解説

a. 誤 DBS による運動症状の改善効果は手術時年齢と反比例するが，本症例は十分な若年齢者であり，年齢からは高い運動症状の改善効果が期待できる．

b. 誤 ギャンブルの習慣がある場合，潜在的な衝動制御障害(ICD)が存在するとDBS 後に悪化する恐れがある．ICDの有無について詳しい問診が必要である．

c. 誤 びまん性の脳萎縮は特異的な所見ではないので，著しいものでなければ適応検討上の有意な支障とはみなされない．実際にはびまん性の脳萎縮を認めた場合には認知機能の低下や幻覚・妄想などの精神症状の有無についてより注意深く検討される．また，パーキンソン病に加えて，脳萎縮をきたす他の中枢神経疾患を合併している可能性も考慮されるべきである．

d. 正 IQ60は軽度知的障害にあたり，明らかに本来の知的能力よりも低い．本症例ではMMSE や HDS-R，FAB などの簡易評価ではおおむね認知機能の低下はみられないが，潜在的な認知機能低下が進行しつつあると判断され，DBS の導入にともなう悪化のリスクは有意に高いと判断される

e. 正 幻視は大脳皮質機能の低下とともに出現する．とくに病識をともなわない(現実と区別できない)幻視はパーキンソン病の進行に従って認知機能低下と並行して出現するため，DBS の導入にともなう認知機能低下の有意なリスクである．本症例では嗅覚識別検査である OSIT-J も3/12点と低下しており，認知機能障害のリスクが高いと考えられる[1]．

STN-DBS と淡蒼球内節脳深部刺激療法（GPi-DBS）の比較を表に示す（表17-1）．

表17-1　STN-DBSとGPi-DBSの比較

	STN-DBS	GPi-DBS
off 症状の改善効果	◎	○
on 症状の改善効果	×	×
ジスキネジア抑制効果	○（薬剤減量による）	◎（直接的）
認知機能への影響	大	小
精神症状への影響	大	小
衝動制御障害への影響	大	小
安全性	○	◎

a. 正　STN-DBS では有意に抗パーキンソン病薬を減量できるが，GPi-DBS では薬剤を減量できることは少ない．

b. 誤　STN，GPi のどちらの DBS でも認知機能低下のリスクになるが，GPi-DBS のほうが STN-DBS よりも認知機能低下を起こしにくい．

c. 誤　STN-DBS でのジスキネジア改善効果は主として薬剤減量による間接効果であるのに対して，GPi-DBS では薬剤を減量しなくてもジスキネジアが抑制され，直接的である．STN-DBS 導入後に十分薬剤が減量できない場合はジスキネジアの抑制も得られない．

d. 正　STN-DBS のほうが off 時間の主要運動症状の改善効果が大きく，off 時間の短縮効果も GPi-DBS に比べて大きい．

e. 誤　認知機能低下や精神症状などの認知，精神機能合併症は STN-DBS のほうがリスクが高いため，安全性としては GPi-DBS のほうが優れている．

STN-DBS と GPi-DBS の違いについては複数の研究があるが，見解はかならずしも一定していない．STN-DBS と GPi-DBS を行って割り付けした無作為化比較試験において，運動症状の改善に差がないとする報告[2]と STN-DBS のほうが有意に優れていたとする報告[3]がある．この両報告を含む臨床研究を分析したメタアナリシスでは，研究の不均一性が指摘されている[4]が，その後の分析で on 時の UPDRS part Ⅲ のスコアがよいことと STN-DBS の効果の高さとのあいだに関連が報告されており[5]，これは STN-DBS において GPi-DBS よりも on 時の歩行障害が悪化しやすい傾向を報告した meta regression 研究の結果[6]とも一致する結果であると考えられる．GPi-DBS は，STN-DBS と比較して実行機能や学習，記憶の低下をきたしにくい[7]ことが報告されている．STN-DBS では導入で有意に抗パーキンソン病薬を減らすことができるのに対して，GPi-DBS では減薬ができない[2]．このため，運動合併症のコントロールが薬剤のみでは不十分であるが，①やや高齢である，② on 時の運動症状がやや損なわれている，③潜在的な認知機能低下が懸念される，④薬剤を減らす必要性はそれほどない，⑤ジスキネジアが直接的な問題である，などの場合には，STN-DBS よりも GPi-DBS が有用であると考えられる．一方で，若い患者や，いったん抗パーキンソン病薬を減らす必要性の高い患者では，STN-DBS が優先的に検討されるべきである．

IV

パーキンソン病・パーキンソニズムの非運動症状・合併症の治療とケア

Ⅳ パーキンソン病・パーキンソニズムの非運動症状・合併症の治療とケア

1. 痛みには，どのように対応するか？

> **case**
> 78歳女性，右利き．主訴：歩行障害，両下肢の激痛．
> off 時の頸部，上腕，大腿部の痛み発作に対し，ロチゴチン貼付剤が有効であった1症例．

現病歴

71歳時，左上肢の安静時振戦が出現し，その後，左下肢，右下肢にも振戦が出現するようになった．

72歳時に当院を紹介受診し，左優位の振戦，筋強剛，小歩症を認め，パーキンソン病（PD）と診断され，L-ドパ治療を開始された．その際に施行された ^{123}I-MIBG 心筋シンチグラフィーにおいて，H/M 比（心縦隔比）が early（早期相）1.4，delay（後期相）1.3，WR（washout ratio）40.6％と異常所見を認めている．

その後も当院外来にて通院加療していたが，6年が経過した，77歳時，夜間にウェアリング・オフ wearing-off が出現した．エンタカポンを追加したところ，ジスキネジア dyskinesia が出現するようになった．そのため，エンタカポンは中止したところ，今度はウェアリング・オフおよび二相性ジスキネジア diphasic dyskinesia が増強したため，入院した．ロピニロールの服用にて，症状はやや軽快していたが，この頃から原因不明の全身の痛みが出現するようになった．近医の整形外科に入院して頸椎・腰椎 MRI など精査されたが，原因は不明であった．ひき続き，痛みはウェアリング・オフ時に多く，両下肢に，とくに大腿部に強く出現する絞扼痛で，耐えがたい痛みのため当院に救急受診し，入院した．

既往歴：甲状腺乳頭腫，右変形性膝関節症，深部静脈血栓症．
家族歴：特記事項なし．
生活歴：大阪府出身．喫煙，飲酒歴なし．

診察所見

意識清明，脳神経系は眼球運動制限なく，対光反射も迅速，眼振などは認めなかった．顔面の異常感覚はなかったが，軽度の挺舌（上下歯のあいだから舌を出す）不良，嚥下障害を認めた．運動系では明らかな麻痺はなかったが，左上下肢優位の両上下肢歯車様筋固縮を認めた．なお，安静時振戦はなかった．回内回外運動は両側で拙劣，振幅も低下していた．感覚系では触覚，温痛覚，振動覚を含め異常を認めなかった．四肢腱反射は正常で病的反射を認めなかった．歩行は不可能で，ベッド上で座位の保持はつかまれば可能であった．また，指鼻試験は異常がなかった．自律神経系では慢性便秘を認めたが，起立性低血圧はなかった．発作的に両下肢大腿部に強い，締めつけられるような痛みが安静時にも出

現したが，膝関節，股関節の屈曲は可能であった．一方，ラゼーグ（Lasègue）徴候は認めなかった．痛みは off 時に約30分程度持続した．

検査所見

血算ならびに凝固系：異常なし．クレアチンキナーゼ（CK）134 IU/L，C反応性蛋白（CRP）0.5 mg/dL，血沈1時間値14 mm，2時間値25 mm．

膝関節ならびに股関節 X 線：明らかな骨折線，脱臼は認めなかったが，軽度の変形性膝関節症の所見を認めた．

頭部 MRI：明らかな異常を認めなかった（図1-1）．

¹²³I-IMP 脳血流シンチグラフィー：一次視覚野，左内側側頭葉の相対的血流低下を認めた（図1-2）．

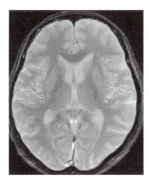

図1-1　頭部MRI

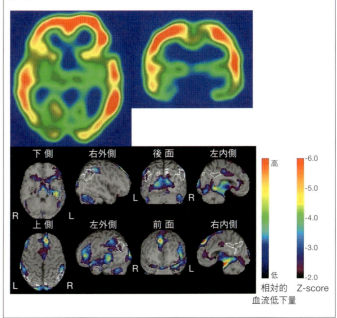

図1-2　¹²³I-IMP脳血流シンチグラフィー

　この時点で出現する痛みの種類として，最も考えられるのはどれか？

　　a. 筋骨格性疼痛（musculoskeletal pain）
　　b. 末梢神経・神経根性疼痛（radicular/neuropathic pain）
　　c. ジストニア関連痛（dystonic pain）
　　d. アカシジアに関連した不快感（restlessness related to akathisia）
　　e. 中枢性・一次性疼痛（central/primary pain）

ドパミン受容体の痛みへの関与として，正しいのはどれか？ 2つ選べ．

a. 大脳基底核（腹側・背側線条体，側坐核）──ドパミン D_1 受容体
b. 大脳皮質（島皮質，前帯状皮質，前頭前野皮質，海馬）──ドパミン D_1 受容体
c. 中脳水道灰白質──ドパミン D_2 受容体
d. 脊髄──ドパミン D_1，D_2 受容体
e. 視床下部──ドパミン A10 細胞

(A2．b，d)

入院後経過

経過7年のパーキンソン病（Hoehn & Yahr 重症度分類ステージV，HY5）で外来通院加療中であったが，ウェアリング・オフが著明となり，off 時に，頸部，上腕部，両側大腿部に締めつけられるような耐えがたい痛みを訴えるようになった．整形外科的には異常はなかったが，あまりに耐えがたいため，救急受診を繰り返した．入院にてロチゴチン貼付剤を開始し，4.5 mg から 9 mg に増量したところ，痛みは改善し，伝い歩きが可能になるなど，日常生活動作（ADL）も改善した．疼痛は off 時以外にもまれに出現することがあり，とくに医療スタッフが部屋を離れる際に疼痛を訴える場面があったことから，心因性の要素もあった．HDS-R（改訂 長谷川式簡易知能評価スケール）は 20／30 点と低下しており，^{123}I-IMP 脳血流シンチグラフィーにて後頭葉一次視覚野にも血流低下を認めたことから，認知症をともなうパーキンソン病 Parkinson's disease with dementia（PDD）の可能性が考えられた．ドネペジルの服用を開始したところ，パーキンソニズムも HY4 程度に改善したため，近医にリハビリ目的にて転院した．

服用薬（退院時）

L-ドパ・ベンセラジド配合剤（100 mg）4錠/日 1日4回（6時，10時，14時，18時），ロチゴチン貼付剤 9 mg/日，ロピニロール徐放剤（2 mg）5錠/日 1日1回 朝食後，ゾニサミド（25 mg）1錠/日 1日1回 朝食後，セレギリン（2.5 mg）1錠/日 1日1回 朝食後，ドネペジル（3 mg）1錠/日 1日1回 朝食後，アピキサバン（2.5 mg）2錠/日 1日2回 朝夕食後，酸化マグネシウム（330 mg）6錠/日 1日3回 毎食後．

総合解説

RECOVER 試験で痛みへの有効性が示されているように[1,2]，ロチゴチンがパーキンソン病患者の激しい四肢痛に有効であった症例である．パーキンソン病の患者では 40〜75％ の患者が何らかの痛みを自覚しているとされており，変形性脊椎症などによる整形外科的な痛みのみならず，運動症状の off 時に出現するものもあり，off に対する対策が求められる[3]．パーキンソン病患者の訴える痛みは，①筋骨格性疼痛，②末梢神経・神経根性疼痛，③ジストニア関連痛，④アカシジアに関連した不快感，⑤中枢性・一次性疼痛

表1-1 パーキンソン病に関連した痛みの5つのカテゴリー

カテゴリー	臨床症状	治療
筋骨格性疼痛	関節や筋肉に限局し，筋緊張，関節可動域制限，骨格変形をきたす．筋固縮，無動で悪化．鈍い，こむら返り様のズキズキした痛み	理学療法(可動域訓練) 抗炎症薬(鎮痛薬) 関節手術，リハビリ
末梢神経・神経根性疼痛	特定の神経支配，デルマトームに一致した痛み．神経(根)絞扼に関連したジンジンした痛み	理学療法(姿勢矯正) 除圧手術
ジストニア関連痛	眼で見える四肢のジストニア肢位をとり，体幹をよじるような筋肉の収縮をともなう痛み	抗コリン薬，アマンタジン，バクロフェン，アポモルフィン，ボツリヌス． 視床下核脳深部刺激療法(STN-DBS)/淡蒼球内節脳深部刺激療法(GPi-DBS)
アカシジアに関連した不快感	主観的なムズムズ感(レストレス・レッグス症候群に類似)	L-ドパ，ドパミンアゴニスト，オピオイド
中枢性・一次性疼痛	痛みは特定の神経支配，筋に限局しない．灼熱感，ジンジンした痛み，時に激痛	神経障害性治療薬(カルバマゼピン，ガバペンチン，三環系抗うつ薬，オピオイド)． L-ドパ，ドパミンアゴニストも時に有効

出典：Rana AQ, et al.: Funct Neurol, 28: 297-304, 2013.

の5つに大別され[4]（表1-1），とくにレストレス・レッグス症候群(RLS)にともなうアカシジア様のムズムズ感や中枢性疼痛にはL-ドパやドパミンアゴニストが有効であることが示されている[5]．

(髙橋牧郎)

◆文献
1) Trenkwalder C, et al.: Mov Disord, 26: 90-99, 2011.
2) Kassubek J, et al.: BMC Neurol, 14: 42, 2014.
3) Ford B: Mov Disord, 25(Suppl 1): S98-103, 2010.
4) Rana A, et al.: Funct Neurol, 28: 297-304, 2013.
5) Wood PB: Expert Rev Neurother, 8: 781-797, 2008.
6) Goadsby PJ, et al.: Neuroscience, 161: 327-341, 2009.

解説

a. 誤 筋骨格性疼痛とは，パーキンソン病の運動症状としての無動，筋強剛，姿勢異常による骨格変形があり，変形にて悪化する関節，筋肉などの整形外科的な痛みである．本症例の患者は関節可動域制限や関節運動の痛みは明らかでなく，X線上では痛みをきたす骨格変形もなく，該当しない．

b. 誤 末梢神経・神経根性疼痛とは，変形性脊椎症などにともなう末梢神経，神経根障害に関連した痛みであり，絞扼神経根のレベルに沿った痛み，しびれが出現する．本症例ではラセーグ(Laségue)徴候も陰性であり，該当しない．

c. △ 四肢のジストニア肢位に関連した痛みである．本症例はoff時に両大腿部の硬直するような強い痛みがあり，可能性は否定できないが，明らかなジストニア姿勢は示していない．視床下核脳深部刺激療法(STN-DBS)や淡蒼球内節脳深部刺激療法(GPi-DBS)が有効なことがある．

d. **誤** アカシジアに関連した不快感とは，モノアミン作動性神経刺激の不足や異常にて生じる感覚障害を指す．レストレス・レッグス症候群などが該当する．ドパミン作動薬が有効である．

e. **正** 中枢性・一次性疼痛とは，大脳基底核での感覚処理異常やモノアミン作動性神経障害にともなう疼痛閾値の低下が起こり生じる痛みで，疼痛下降抑制系の関与が示唆されている．いずれもドパミン作動薬が有効である．

a. **誤** 大脳基底核には主としてドパミン D_2, D_3 受容体（腹側線条体，側坐核）が多く存在するが，D_2 受容体アゴニストが痛みを抑制することが知られている（表1-2）．

b. **正** ドパミン D_1 受容体は島皮質，前帯状皮質，前頭前野皮質，海馬などのいわゆる pain matrix とよばれる部位に分布し，痛みの神経伝達路に関与していると考えられている（表1-2）．

c. **誤** 中脳水道灰白質はいわゆる pain modulator とよばれ，末梢からの痛みの上行性の入力と中枢からの下降抑制系の中継核として重要である．とくに中脳水道灰白質腹外側核にはドパミン D_1 受容体が分布しており，D_1 受容体アンタゴニストはオピオイドによる鎮痛作用を減弱させ，D_1 受容体アゴニストは鎮痛作用を増強することが知られている（表1-2）．

d. **正** 脊髄後角にはドパミン D_1, D_2 受容体の両方が存在することが知られており，脊髄 D_2 受容体のアゴニストは痛みを抑制し，アンタゴニストは疼痛閾値を低下させる．脊髄 D_1 受容体アンタゴニストは痛みを増強させる（表1-2）．

e. **誤** 視床下部は主として疼痛下行抑制性ドパミン神経細胞として重要であるドパミン A11 神経細胞が存在し，脊髄後根神経節などにドパミン D_2 様受容体を介した抑制系の入力があり，疼痛閾値を上げる作用が知られている[6]．

表1-2 痛みの神経伝達におけるドパミン受容体の役割

中枢神経系の部位	ドパミン受容体の痛みに対する役割	
	D_1 受容体	D_2 受容体
大脳基底核 （腹側・背側線条体，側坐核）	効果なし	アゴニストは痛みを抑制
大脳皮質 （島皮質，前帯状皮質，前頭前野皮質，海馬）	痛みの神経伝達路に関与	アゴニストは痛みを抑制
中脳水道周囲灰白質	アゴニストは痛みを抑制	効果なし
脊髄	アンタゴニストは痛みを増強	アゴニストは痛みを抑制

出典：Wood PB: Expert Rev Neurother, 8: 781-797, 2008.

Ⅳ パーキンソン病・パーキンソニズムの非運動症状・合併症の治療とケア

2. 運動症状とあわせて，うつ症状の改善を図るには？

> **case**
> 55歳女性，右利き．主訴：右上下肢の巧緻運動障害，気分が落ち込む．
> プラミペキソールにて動作緩慢，振戦，歩行障害とともにうつ症状の改善をみた1症例．

現病歴

53歳発症時より，右上肢の安静時振戦，巧緻運動障害があり，右下肢を引きずるようになった．また，気分が沈むことが多くなり，外出をしなくなった．徐々に表情もなくなり，友人からの誘いも断るようになった．幻視や睡眠障害の訴えはなかった．近医よりうつ病の疑いにて，抗不安薬などによる治療を受けたが，症状は改善せず，当院神経内科へ紹介された．抗精神病薬や抗パーキンソン病薬の服用歴はない．

家族歴：特記事項なし．
既往歴：特記事項なし．
生活歴：専業主婦であり，日常生活への支障は軽度．

診察所見

一般身体所見：身長152 cm，体重61 kg，BMI 26.4．
一般内科学的所見：異常なし．
神経学的所見：顔貌はやや表情が乏しく，口は閉じていた．また，マイヤーソン（Myerson）徴候を認めた．脳神経系では眼球運動制限はなく，嚥下障害もなかった．四肢に麻痺は認めなかったが，右上下肢にて回内回外運動や指叩き finger tapping が拙劣で，巧緻運動障害を認めた．感覚系異常はなかった．歩行は narrow based で，右下肢に軽度の shuffling を認め，方向転換時に出現しやすかった．姿勢反射障害は明らかでなかった．自律神経系では便秘を認めたが，排尿障害や起立性低血圧は認めなかった．
頭部 MRI：特記すべき異常を認めなかった．
^{123}I-MIBG 心筋シンチグラフィー：H/M 比 early 2.1，delay 1.8，WR（washout ratio）54.2%．

> **本症例における陽性所見**
> #1. 安静時振戦で発症した右優位のパーキンソニズムがあり，仮面様顔貌を認める
> #2. 自律神経症状は明らかではないが，^{123}I-MIBG 心筋シンチグラフィーにて取り込み低下を認める
> #3. 幻視や認知機能障害は認めない

この時点で最初に試みるべきでない治療薬はどれか？ 2つ選べ.

a. セレギリン
b. L-ドパ
c. プラミペキソール
d. イストラデフィリン
e. トリヘキシフェニジル

(A1. d, e (b は△))

その後の経過

プラミペキソール徐放剤1.5 mg/日を1日1回朝食後より開始し, 3 mg/日まで増量したところ, 気分が明るくなるとともに, 右上肢振戦, 右上下肢筋強剛も改善した. 友人たちから「明るくなった」と言われるようになり, 外出する機会も増えた. 化粧をするようになり, 毎日精力的に家事もこなせるようになった. また, すり足歩行も改善し, スキップもできるようになった.

総合解説

プラミペキソール単剤による抗振戦作用, 抗うつ作用がみられた若年女性である. 一般に若年発症の早期パーキンソン病の場合, 当面の症状を緩和させる特別な事情がなければドパミンアゴニストで始めたほうがよいが, なかでもプラミペキソールはドパミン D_3 受容体への親和性が高く, 抗うつ効果が実証されている[1]. D_3 受容体は側坐核など腹側線条体に多く存在することが知られているが[2], 過剰なドパミン受容体刺激や漫然としたドパミン作動薬の服用はドパミン調節障害 dopamine dysregulation syndrome (DDS) をきたすことがあり, 注意が必要である. ドパミンアゴニスト, ドパミンの過量使用はともにドパミン調節障害のリスクであるが, なかでも衝動制御障害 impulse control disorder (ICD) は比較的, 若年発症パーキンソン病の3〜10％程度で出現することがあり, 男性では病的賭博, 性欲過剰, 反復常同行動(punding), 女性では買い物依存, 過食などがみられることが多い. また, ドパミンアゴニストを長期過量服用している患者が急に薬剤の減量, 休薬を行うと, ドパミンアゴニスト離脱症候群 dopamine agonist withdrawal syndrome (DAWS, 第Ⅲ部第8章, p.135参照) を起こし[3], 不安, パニック障害, うつ, 身体違和感, 広場恐怖, 多汗症, 疲労, 痛み, 起立性低血圧, 薬物要求などの精神身体的症状をきたすことがあるので, 減量休薬は段階的に行うべきである.

(髙橋牧郎)

◆文献

1) Barone P, et al.: Lancet Neurol, 9: 573-580, 2010.
2) Meador-Woodruff JH, et al.: Neuropsychopharmacology, 15: 17-29, 1996.
3) Rabinak CA and Nirenberg MJ: Arch Neurol, 67: 58-63, 2010.
4) 日本神経学会 監修, パーキンソン病治療ガイドライン作成委員会 編: パーキンソン病治療ガイドライン2011, 医学書院, 2011.

解説

a. 正 本症例は Hoehn & Yahr 重症度分類ステージⅠ（HY1）の比較的，若年発症の早期パーキンソン病であり，認知症や精神疾患の既往はないことから，日本神経学会の「パーキンソン病治療ガイドライン2011」[4]によれば，ドパミンアゴニストで開始することが推奨される．セレギリンは海外では若年発症の早期パーキンソン病の治療の第一選択薬にあげられており，わが国でも単剤治療の保険適応が認められたことから，使用を考慮してもよいと思われる．

b. △ 日本神経学会の「パーキンソン病治療ガイドライン2011」[4]では，当面の症状を緩和させる特別な事情がある場合，L-ドパで開始してもよいとされている．本症例では特別な事情はないため，第一選択薬とはなりにくい．

c. 正 本症例ではドパミンアゴニストを第一選択薬とするが，なかでもプラミペキソールはドパミン D_3 受容体への親和性が高いため作用が強く，うつに対する効果も実証されており，よい適応となると考えられる．

d. 誤 イストラデフィリンは L-ドパの治療を行ったうえで，ウェアリング・オフなどの運動合併症が出てきた際に用いることが添付文書上にも記載されていることから，本症例では第一選択薬とはなりえない．

e. 誤 トリヘキシフェニジルは手指振戦などには有効なこともあるが，抗コリン作用による認知症や幻覚，精神症状を悪化させるリスクがあり，本症例では第一選択薬とはならない．

IV パーキンソン病・パーキンソニズムの非運動症状・合併症の治療とケア

3. どのような患者に幻覚・妄想のリスクが高いか？

> **case**
> 70歳男性，右利き．主訴：幻覚・妄想，湿性咳嗽．
> 幻覚・妄想を呈した1症例．

現病歴

56歳時，右手の安静時振戦が出現した．L-ドパ300 mg/日，トリヘキシフェニジル6 mg/日の服用により症状は軽減した．

60歳時，小刻み歩行が出現し，カベルゴリン1 mg/日が追加された．

62歳時から幻視（虫が見える）が出現するようになった．

65歳時に当院を受診した．初診時，右優位の安静時振戦，動作緩慢，筋強剛，姿勢反射障害を認めた．また，ウェアリング・オフ（wearing-off）現象，ピークドーズ・ジスキネジア peak-dose dyskinesia があった．幻視（人や虫が見える）が夜間だけでなく日中にもみられ，見えている虫を手でつまもうとすることがあった．これらの症状は，トリヘキシフェニジル中止後，改善した

67歳時，幻聴（神様の声が聞こえる）が出現したため，ドパミンアゴニストを中止して，非定型抗精神病薬（クエチアピン25 mg/日）およびドネペジル5 mg/日を追加した．幻視・幻聴が完全になくなることはなかったが，幻覚に対する病識は保たれていた．

70歳時，明らかな誘因なく，幻視（親戚や同僚が見える），幻聴（子供の声が聞こえる）が増悪し，妄想（警察が逮捕しに来る）が出現した．リスペリドン1 mg/日の追加を行ったが幻覚・妄想は改善せず，誤嚥による湿性咳嗽がみられるようになった．幻覚・妄想の増悪3日後に精査加療のため入院した．

既往歴：特記事項なし．
家族歴：類症なし，両親の血族結婚なし．
生活歴：島根県出身．高校卒業後，58歳まで建築業，63歳まで警備員．

> **服用薬（入院時）**
> L-ドパ・カルビドパ配合剤（100 mg）5錠/日 1日5回（6時30分，9時30分，13時，16時，20時），エンタカポン（100 mg）2錠/日 1日2回（9時30分，13時），リスペリドン（1 mg）1錠/日 1日1回 朝食後，ドネペジル（5 mg）1錠/日 1日1回 朝食後服用，ほかに緩下剤など．

診察所見

一般身体所見：身長163 cm，体重63.4 kg，BMI 23.9．

一般内科学的所見：体温36.3度，血圧124/93 mmHg，脈拍80回/分・整，SpO_2 99％（室内気）．肺雑音を聴取せず，その他にも特記すべき異常なし．

神経学的所見：意識レベルに変動があり，意思疎通が容易な時間もあったが，おもに夕方から夜間にかけては注意障害，見当識障害が高度で疎通不良になり，過眠と過覚醒を繰り返した．

「部屋に血を流した女の人が立っている」，「侍が戦っている」などの幻視がほぼ一日中あり，「神様の命令が聞こえる」という幻聴，「警察が逮捕しに来る」という妄想がときに出現して不穏状態になった．

眼球運動制限はなく，その他の脳神経にも異常はなかった．動作緩慢で，筋強剛が四肢（右優位），体幹にみられた．筋力は保たれ，深部腱反射は正常で左右差なく，病的反射はなかった．右上肢優位の安静時振戦があり，歩行は小刻みで，すくみ足および姿勢反射障害を認めた．

ウェアリング・オフ現象があり，on 時には手引きで歩行可能，日常生活動作（ADL）は一部介助で可能であったが，off 時には無動が強くなり，全介助状態になった．このとき，UPDRS（unified Parkinson's disease rating scale）partⅢのスコアは on 時41点，off 時80点であった．なお，ジスキネジアはみられなかった．協調運動は正常で，感覚障害もなかった．

一方，切迫性尿失禁を認め，起立テストは正常範囲であった．

入院時診断

パーキンソン病（PD）
入院の契機となった合併症は幻覚・妄想をともなうせん妄

Q1　パーキンソン病の幻覚・妄想の特徴として，正しいものを2つ選べ．

a. 幻視の頻度が高い．
b. 患者自身が現実と幻覚との区別をできるため，自発的な訴えを待つ．
c. 認知症との関連が強い．
d. 抗パーキンソン病薬が誘引になることはない．
e. 身体要因が誘引になることはなく，血液検査などの評価は不要である．

(A：a, c)

エキスパートはここを診る

安静時振戦で発症し，約14年の経過で L-ドパ反応性のパーキンソン症状が進行し，ウェアリング・オフ現象，ジスキネジアが合併した．緩徐進行性の経過から変性疾患と考えられ，発症初期の認知症や錐体路徴候，小脳症状など症候性パーキンソニズムを示唆する所見はなく，UK PD ブレインバンクのパーキンソン病の診断基準のステップ3（**第Ⅱ部第3章**，p.29参照）を満たした．

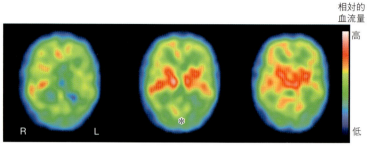

図3-1 ¹²³I-IMP脳血流シンチグラフィー（水平断）
大脳半球，とくに後頭葉（＊印）に集積低下を認めた．

　意識レベル（覚醒，注意）の変動，見当識障害の急性増悪があり，入院時の観察ではせん妄状態と考えられた．幻覚は鮮明な内容の人物幻視が中心で，幻聴や妄想を合併した．これらの精神症状が急性増悪する直前の処方変更や脱水，感染徴候など，誘引となる因子はとくに見当たらなかった．リスペリドンの開始後から流涎，湿性咳嗽が出現しており，パーキンソン症状の増悪にともなう嚥下障害が疑われた．

患者および家族への説明

　幻覚・妄想をともなうせん妄状態である．せん妄の誘因となる感染症などがないか検索し，治療を行う．幻覚・妄想に対しては抗精神病薬が有効であるが，一方では，パーキンソン症状を増悪させる可能性があるため，慎重に観察しながら服用させてコントロールしていく．

検査所見

血液検査：白血球（WBC）4,500/μL，C反応性蛋白（CRP）0.45 mg/dL，血中尿素窒素（BUN）20.5 mg/dL，Cr 0.7 mg/dL〔Cockroft-Gaultの式による推定クレアチニン・クリアランス（CCr）88 mL/分〕，ナトリウム（Na）142 mEq/L，血糖値111 mg/dL．
肝機能検査：正常．その他特記すべき異常はなし．
頭部MRI：特記すべき異常はなかった．
¹²³I-IMP脳血流シンチグラフィー：大脳半球，とくに後頭葉に集積低下を認めた（図3-1）．
胸部CT：肺野に明らかな異常陰影はなかった．
脳波検査所見：後頭部優位律動の徐波化（7〜8 Hz），δ波をびまん性に認めた（毎ページ）．なお，てんかん性放電はなかった．
神経心理検査：MMSE（mini-mental state examination）27/30点（せん妄の改善後に実施）．

入院後経過

　嚥下障害に対してL-ドパを600 mg/日に増量し，喀痰吸引などの排痰援助を行った．幻覚に対してエンタカポンを中止し，ドネペジルを8 mg/日に増量した．抗精神病薬をリスペリドン1 mg/日からオランザピンに変更して15 mg/日まで漸増したが，せん妄は改善

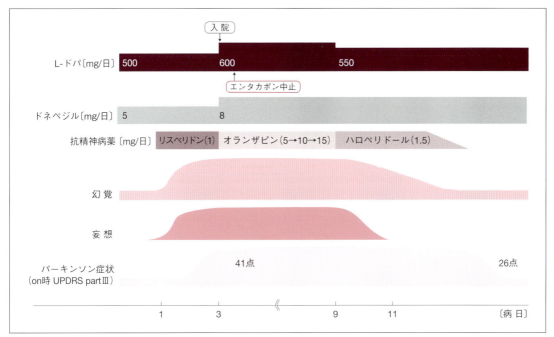

図3-2 幻覚・妄想増悪後の経過表

しなかった．第9病日に L-ドパを 550 mg/日に減量し，オランザピンからハロペリドール 1.5 mg/日に変更したところ，第11病日にせん妄は改善した．病識のある幻視が残存したものの，日常生活への支障はなくなった．排痰援助により湿性咳嗽は減少し，ハロペリドールを漸減・中止後も幻覚・妄想の増悪はなかった．抗精神病薬の中止とともに運動症状は改善し，このときの UPDRS part Ⅲ のスコアは on 時 26 点，off 時 59 点であった．その後，退院した（経過表，図3-2）．

> **服用薬（退院時）**
>
> L-ドパ・カルビドパ配合剤（100 mg）5.5 錠/日 1日6回（6時30分，朝食後，11時30分，14時，17時30分，19時／1，1，1，1，1，0.5錠），
> ドネペジル（5 mg，3 mg）各1錠/日 1日1回 朝食後，ほかに緩下剤など．

 パーキンソン病の幻覚・妄想の治療について，正しいものを2つ選べ．

a. L-ドパの用量が多い場合，まずは L-ドパの減量を試みる．
b. 日常生活に支障が出た時点で治療を開始し，治療の際には過鎮静や運動症状の悪化に留意する．
c. 抗精神病薬のうち非定型抗精神病薬は有効性が示されておらず，定型抗精神病薬が第一選択薬である．

　　　　d. コリンエステラーゼ阻害薬は運動症状を悪化させないため，第一選択薬である．
　　　　e. 感染症や脱水が誘因になる場合があり，是正を試みる．

(A2:a,b,,e)

総合解説

1. パーキンソン病の幻覚・妄想の特徴とリスク因子

　幻覚・妄想はパーキンソン病にしばしば合併し，その頻度は20〜40％と報告されている[1]．幻覚・妄想は，当初，人がいる気配や錯視（壁の模様を人の顔に見間違うなど）から始まることが多く，夕方から夜の薄暗い状況で出現しやすい．最も頻度が高いのは幻視で，その内容は人や動物，虫など生き物に関するものが多く，たとえば，「夜トイレに起きると，黒い服の男が立っている」「部屋に猫がいる」と訴える．「ご飯に虫が見える」と言って食事摂取できなくなることもある．幻視の存在は，パーキンソン症状を呈する疾患のうち，パーキンソン病およびレヴィ小体型認知症 dementia with Lewy bodies（DLB）に特異的である[2]．幻視に比べると，幻聴や妄想の頻度は低いが，ときに起こりうる．また，「身体の中でヘビのようなものが動いている」「喉にものが詰まっていてどうしてもとれない」などという体性感覚の幻覚（セネストパチー）もときにみられる．

　これらの幻覚・妄想は，罹病期間の長い患者，認知症，うつ症状のある患者，睡眠障害がある患者，視覚障害がある患者に合併しやすいが，とくに認知症との関連が強い[1,3]．また，抗パーキンソン病薬の追加や増量によって幻覚・妄想を生じる場合があり，とくに抗コリン薬[3]やドパミンアゴニスト[1]はその傾向が強いとされている．高齢患者ほど薬剤による幻覚・妄想が生じやすい[3]ため，高齢のパーキンソン病患者の治療は L-ドパ中心に行うことが推奨されている（「パーキンソン病治療ガイドライン2011」[4]）．一方，感染などの炎症や脱水などの身体要因が幻覚・妄想の誘引になることがある．最近，筆者らは非炎症期 CRP が正常範囲内でも高いほうの患者群において幻覚のリスクが高いことを報告した[5]．

　高齢者にしばしばみられるせん妄は，DSM-5（Diagnostic and Statistical Manual of Mental Disorders-5）において，身体要因や薬物中毒などによって直接引き起こされた「注意（attention）と意識（awareness）の障害」と定義されている．障害の程度は1日のうちにも変動を示すのが特徴である．感染症や脱水，手術侵襲などの身体要因，中枢神経障害，薬剤などの複数の要因によって誘発され，α-シヌクレイン（α-synuclein）病理との強い関連も示唆されている[6]．パーキンソン病にともなう幻覚・妄想状態では，しばしば脳波の徐波化をともなう覚醒度の低下がみられ，その程度は変容するため，せん妄と区別することは難しい．パーキンソン病患者における幻覚・妄想状態は，神経変性を背景に，炎症をはじめとした身体要因や薬剤が誘因になって出現し，その一部がせん妄によるものであると考えられる．

2. 幻覚・妄想の治療

　幻覚・妄想の治療は，身体要因をかならず検索し，まずその是正を行うことが重要であ

る．感染症や脱水など治療可能なものについて評価，治療する．視力障害があると幻視が誘発されやすいため，白内障など眼科的な検索も必要である．次に，抗パーキンソン病薬の追加や増量後に幻覚・妄想が悪化した場合のように，原因と疑われる薬剤があればその薬剤を減量または中止する．とくに抗コリン作用をもつ薬剤，ドパミンアゴニストやアマンタジンが，その対象となる．薬剤の減量によって運動症状が悪化する場合には，L-ドパの増量を考慮する．

非定型抗精神病薬は定型抗精神病薬と比較して，錐体外路症状の悪化が少ない薬剤である．クロザピンは，運動症状を悪化させることなく幻覚・妄想を改善するが[7]，約1％に無顆粒球症を生じ，処方できるのは講習を受けた精神科医に限られる．クエチアピンは，ランダム化比較試験では有効性が示されなかったものの，運動症状の悪化は少ない[8]．オランザピンのランダム化比較試験では有効性は示されておらず，運動症状を有意に悪化させる[9]．オープンラベル試験では，クエチアピン，オランザピンともに改善の可能性が示唆されている[10,11]．リスペリドンはクロザピンと同様の有効性があるが，運動症状を悪化させる[12]．「パーキンソン病治療ガイドライン2011」[4]によると，抗精神病薬のうちクエチアピンが第一選択薬として推奨されており，無効例や使用困難例にオランザピンやリスペリドンを考慮する．ただし，高血糖，糖尿病性昏睡，糖尿病性ケトアシドーシスを生じることがあるため注意を要する．コリンエステラーゼ阻害薬は幻覚を改善するが[13,14]，運動症状を悪化させることがある[13]．また，抑肝散の使用で運動症状を悪化させることなく幻覚を改善させたとの報告がある[15]．幻覚・妄想の治療の際には過鎮静や運動症状悪化の可能性があり，誤嚥性肺炎や転倒，骨折の合併に留意が必要である．

本症例は，62歳と非高齢でありながら，パーキンソン病発症6年後に幻視が出現した．そのため，抗コリン薬とドパミンアゴニストを減量および中止したところ，幻覚・妄想はいったん軽減した．本患者の幻覚には，一部にこれらの薬剤の関与があったと考えられた．その後はL-ドパとエンタカポン〔カテコール-O-メチル基転移酵素（COMT）阻害薬〕のみでコントロールされていたが，発症より14年を経て高度の幻覚・妄想が出現し，せん妄状態となった．先行した薬剤の変更歴はなく，検索上，感染徴候など認めず，せん妄と精神症状再燃を引き起こす明確な原因は見いださなかった．幻覚の既往のある患者では，つねに精神症状発現の準備状態にあると考えながら，注意深く観察する必要がある．非定型抗精神病薬の追加後に湿性咳嗽が出現し，誤嚥による気道の炎症が示唆された．わずかな炎症ではあったが，入院後の幻覚・妄想の増悪や遷延には関与したことが疑われた．少量の定型抗精神病薬追加後に幻覚・妄想は改善した．後に定型抗精神病薬を中止しても幻覚・妄想の再増悪はなく，いったん増悪した運動症状も徐々に回復した．誤嚥性肺炎や転倒，骨折の合併はなく，良好な経過が得られた．

（梅村敦史　　澤田秀幸）

◆文献

1) Papapetropoulos S and Mash DC: J Neurol, 252: 753-764, 2005.
2) Williams DR and Lees AJ: Lancet Neurol, 4: 605-610, 2005.

3) Sawada H, et al.: BMC Neurol, 13: 145, 2013.
4) 日本神経学会 監修, パーキンソン病治療ガイドライン作成委員会 編：パーキンソン病治療ガイドライン2011, 医学書院, 2011.
5) Sawada H, et al.: PLoS One, 9: e85886, 2014.
6) Sunwoo MK, et al.: Neurology, 80: 810-813, 2013.
7) Pollak P, et al.: J Neurol Neurosurg Psychiatry, 75: 689-695, 2004.
8) Rabey JM, et al.: Mov Disord, 22: 313-318, 2007.
9) Breier A, et al.: Biol Psychiatry, 52: 438-445, 2002.
10) Juncos JL, et al.: Mov Disord, 19: 29-35, 2004.
11) Aarsland D, et al.: J Neuropsychiatry Clin Neurosci, 11: 392-394, 1999.
12) Ellis T, et al.: J Neuropsychiatry Clin Neurosci, 12: 364-369, 2000.
13) Emre M, et al.: N Engl J Med, 351: 2509-2518, 2004.
14) Maidment I, et al.: Cochrane Database Syst Rev, CD004747, 2006.
15) Hatano T, et al.: J Neural Transm, 121: 275-281, 2014.

解説

a. 正
b. 誤　幻覚の病識がない場合も多く，幻覚・妄想の存在が疑われる場合には問診などで積極的に確認する必要がある．介護者への病歴聴取も参考になる．
c. 正　ほかに睡眠障害や視覚障害などとの関連がある．
d. 誤　抗パーキンソン病薬の追加や増量が誘引になることがあり，とくに抗コリン薬やドパミンアゴニストでその傾向が強い．
e. 誤　身体要因として感染などの炎症や脱水が誘引になることがある．腎機能障害のある患者では，アマンタジンやプラミペキソールなどの腎排泄性薬剤の排泄が遅延して，血中濃度が上昇することがある．

a. 誤　個々の薬剤によって幻覚・妄想のきたしやすさは異なり，とくに抗コリン薬やドパミンアゴニストでその傾向が強い．一方，運動症状に対する効果はL-ドパが最も強く，まずはL-ドパ以外の抗パーキンソン病薬の減量を試みる．
b. 正
c. 誤　定型抗精神病薬は錐体外路症状の悪化が強く，まずは非定型抗精神病薬から試みる．
d. 誤　コリンエステラーゼ阻害薬でも運動症状を悪化させることがある．治療の優先順位のエビデンスはなく，「パーキンソン病治療ガイドライン2011」によると，抗パーキンソン病薬の減量と並行してコリンエステラーゼ阻害薬の追加が考慮される．
e. 正

Ⅳ パーキンソン病・パーキンソニズムの非運動症状・合併症の治療とケア

4. 運動症状を改善させたいが，幻覚や妄想の悪化は避けたい場合，どのように対応するか？

case
64歳男性，右利き．主訴：動きが悪い．幻覚がある．
幻覚の抑制と運動症状の改善のため，L-ドパを中心とした服薬調整を行った1症例．

現病歴

54歳時より左下肢の静止時振戦と動かしにくさを自覚した．他院にてパーキンソン病（PD）と診断され，L-ドパ・ベンセラジド配合剤とカベルゴリンによる治療が開始された．

56歳時に当院転医となった．運動症状の改善を目指して，カベルゴリンをプラミペキソールに切り替え，セレギリン，エンタカポンを追加した．日中の眠気を訴えたが，プラミペキソールをロピニロールに変更したところ，軽減した．

59歳時より，「知人がその友人とともに訪ねてくる」という鮮明な幻視が出現し，実際にお茶を用意することもあった．

61歳時，当科に服薬調整目的に入院した．その際，123I-IMP脳血流シンチグラフィーにて後頭葉血流低下を指摘された（図4-1）．幻視に対してクエチアピンを開始した．

62歳ごろより，歩行障害，振戦が悪化した．静止時振戦の軽減のためゾニサミドを開始した．その後も，1日のなかでoff状態となる時間が長く，日中も眠りがちであった．起立性低血圧を認めたため，ミドドリンを開始した．幻覚は続き「トイレの水があふれている」「居間にたくさんの知人が来ている」などと訴え，対応する家族の負担となっていた．運動症状の改善と幻覚のコントロールを目的に，64歳時に服薬調整のため入院した．

既往歴：特記事項なし．
家族歴：母親がパーキンソン病．
生活歴：妻と2人暮らし．要介護度3．1日のうち最もよい状態では杖をついて外出がかろうじて可能であるが，それ以外では移動に介助を要する．

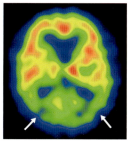

図4-1
123I-IMP脳血流シンチグラフィー
後頭葉血流低下を認める（図中，⇨で示す）．

> **服用薬（入院時）**
>
> L-ドパ・ベンセラジド配合剤450 mg/日 1日8回，エンタカポン800 mg/日 1日8回，ロピニロール徐放剤8 mg/日 1日1回，ゾニサミド25 mg/日 1日1回，ミドドリン4 mg/日 1日2回，クエチアピン25 mg/日 1日1回．

診察所見

一般身体所見：身長161 cm，体重46 kg，BMI 17.7．

神経学的所見：意識清明で，発声は小声で単調であった．仮面様顔貌であり，マイヤーソン（Myerson）徴候を認めた．on状態では軽度，off状態では高度の運動緩慢を認めた．徒手筋力検査（MMT）では筋力低下を認めなかった．筋強剛は，頸部に中等度，上肢に中等度（歯車様），下肢に中等度（鉛管様）に認め，左側優位であった．静止時振戦を両上下肢に1～3 cm程度の振幅で，ほぼ持続的に認めた．四肢の失調は認めなかった．アキレス腱反射の減弱を認めたほかは，四肢腱反射は正常であった．足底反応は屈曲型であった．歩行は軽度の前傾姿勢で，高度の小刻み歩行とすくみ足を認めた．後方への姿勢保持障害を認めた．感覚系に異常はなかった．また，便秘はなかった．シェロング試験において立位時に収縮期血圧は20 mmHg低下したが，脈拍数上昇は認めなかった．

神経心理検査：MMSE（mini-mental state examination）28/30点（遅延再生と図形模写で失点），FAB（frontal assessment battery）15/18点．

幻覚や妄想についての患者の訴えと，表現の組み合わせとして誤っているものを選べ．

a. 「妻の姿をしているが，中身は別人にすり替わっている」──フレゴリ症状
b. 「姿は見えないが，部屋の中に誰かがいるに違いない」──実体的意識性
c. 「(実際には誰も住んでいないが)知らない家族が屋根裏部屋に住んでいて，騒がしい」──幻の同居人
d. 「(電灯から垂れた引きひもをみて)ヘビが降りてきている」──錯視
e. 「(実在する自宅とは別に)駅前にもまったく同じ自分の家があって，自分の家族も住んでいる」──重複記憶錯誤

パーキンソン病と幻覚・妄想について，誤っているものを選べ．

a. 幻覚の既往のあるパーキンソン病患者は，病理学的に大脳新皮質のレヴィ小体の量が多いことが報告されている．
b. L-ドパの服用量が多い患者ほど，幻覚や妄想が生じやすい．
c. 幻覚・妄想は，薬剤のほかに身体疾患の悪化，環境の変化などを背景にして出現する．

4. 運動症状を改善させたいが，幻覚や妄想の悪化は避けたい場合，どのように対応するか？

　　d. 多くの患者は自発的に幻覚体験を報告しないので，適切な問診が欠かせない．
　　e. パーキンソン病患者に最もよくみられる幻覚は幻視である．

(A2, b)

 わが国の「パーキンソン病治療ガイドライン2011」において，幻覚と薬剤の関係が疑われた場合にまず減量や中止が推奨されるのはどれか．
　　a. 直近に加えた薬物
　　b. L-ドパ
　　c. セレギリン
　　d. 抗コリン薬
　　e. アマンタジン

(A3, a)

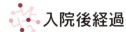

入院時診断　パーキンソン病（PD）

入院後経過

　入院後，1日の運動症状の推移を，症状日誌の記録によって把握した．記録では，on時の運動症状の改善が乏しかったため，L-ドパ・ベンセラジド配合剤の1回量を増量し，1日量にして450 mgから700 mgまで漸増した．その結果，on時の運動症状が改善し，病院内を独歩で移動できるようになった．また，幻視の悪化を防ぐため，ドネペジル3 mgを開始した．ドパミンアゴニストは幻視を悪化させる可能性があるため，運動症状が改善してからロピニロール徐放剤を8 mgから4 mgへ漸減した．このようにして，幻覚を悪化させずに運動症状を改善させることができたため，退院し自宅へ戻った．入院期間は3週間であった．

総合解説

1. パーキンソン病でみられる幻覚とは

　進行期パーキンソン病では，幻覚に悩まされることがある．外来パーキンソン病患者の40％近くは何らかの幻覚を経験しているという報告もある[1]．パーキンソン病患者の幻覚は，幻視が多くを占め，カラフルで鮮やかなものが多い．幻覚の重症度は，かならずしも薬剤の投与量と相関するとは限らない．しかし個々の患者の診療においては，運動症状に対する薬物治療によって悪化することを経験する．そのため本症例のように，運動症状の治療と，幻覚の悪化とのバランスに苦慮する例に遭遇する．

　わが国の「パーキンソン病治療ガイドライン2011」[2]では，幻覚や妄想により生活に支障をきたしており，環境や身体要因を工夫しても改善しない場合，L-ドパ以外のパーキンソン病治療薬の減量あるいは中止を推奨している．まず，直近に加えて幻覚を誘発した薬物

があれば中止する．次いで抗コリン薬，アマンタジン，セレギリンを中止する．それでも幻覚・妄想が改善しない場合は，ドパミンアゴニスト，エンタカポン，ゾニサミドを減量する．幻覚や妄想のために薬物を減量すると運動障害が悪化する場合，L-ドパを増量してQOLを維持する．非定型抗精神病薬やコリンエステラーゼ阻害薬を使用することも選択肢である．ただし，パーキンソン病の幻覚・妄想についてエビデンスの十分な対応法はない．

2. 幻覚に対する治療と運動症状に対する治療の両立

　本症例のポイントは，幻覚を悪化させずに運動症状を改善させるため，ドパミンアゴニストの一部をL-ドパ・ベンセラジド配合剤へ置き換えたことである．L-ドパ単剤治療は非麦角系ドパミンアゴニスト併用療法に比べて，長期経過のなかで運動合併症を生じやすい一方，幻覚は少ない傾向がある[3,4]．そのため，治療中に幻覚・妄想をともなうパーキンソン病の運動症状には，本症例のようにドパミンアゴニストよりもL-ドパを中心に投与したほうが症状のコントロールが容易なことがある．もちろん，患者によってはL-ドパも幻覚・妄想を生じうることに十分注意せねばならない．

　また，本症例では幻覚の悪化を防ぐため，非定型抗精神病薬とドネペジルを併用した．ドネペジルはレヴィ小体型認知症（DLB）への効能・効果が承認されているが，パーキンソン病へは承認されていない（2016年12月現在）．ただし，レヴィ小体型認知症（DLB）と認知症をともなうパーキンソン病（PDD）は同一の疾患スペクトラムの表現型の違いであると考えられている（第Ⅰ部第1章, p.3参照）ことから，実際にはドネペジルはパーキンソン病の幻覚や認知症状にも使われることが多い．

　古典的には，幻覚・妄想はパーキンソン病患者が施設入所せざるをえない最たる要因である[5]．医師が熱心に運動症状を治療していても，実は幻覚や妄想が介護者の負担となっていることもある．退院後は患者と介護者の話を聞きながら，運動症状と幻覚・妄想をコントロールするさじ加減が重要となる．

（奥宮太郎）

◆文献

1) Fénelon G, et al.: Brain, 123: 733-745, 2000.
2) 日本神経学会 監修，パーキンソン病治療ガイドライン作成委員会 編：パーキンソン病治療ガイドライン2011, 医学書院, 2011.
3) Rascol O, et al.: N Engl J Med, 342: 1484-1491, 2000.
4) Parkinson Study Group: JAMA, 284: 1931-1938, 2000.
5) Goetz CG, et al.: Neurology, 43: 2227-2229, 1993.
6) Rowan EL: Am J Psychiatry, 141: 580-581, 1984.
7) Kempster PA, et al.: Brain, 133: 1755-1762, 2010.
8) Menon GJ: Arch Ophthalmol, 123: 349-355, 2005.

解説

　　a．誤　このような「替え玉」妄想は，カプグラ症状とよばれる．フレゴリ症状とは，「特定の人物が，自分の周囲の人々になりすまし，迫害してくる」という妄想である．

4. 運動症状を改善させたいが，幻覚や妄想の悪化は避けたい場合，どのように対応するか？

- b. 正 視覚や聴覚などの感覚的には知覚されないが，「何か」（人物が多い）が現に存在するとはっきり感じる体験を指す．
- c. 正 自分の家に知らない人が住み込んでいるという妄想を指す[6]．
- d. 正 錯視は健常者でも生じるが，パーキンソン病患者にもよく認められる．
- e. 正 重複記憶錯誤とは，まったく同じ人物や場所が複数存在すると訴える妄想である．

- a. 正 パーキンソン病の剖検症例を対象とした研究では，幻覚の既往や認知症をともなう症例は，cortical Lewy body score が高いと報告されている[7]．脳幹型レヴィ小体と皮質型レヴィ小体を図4-2に提示する．

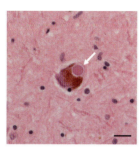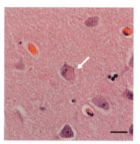

図4-2　パーキンソン病患者の脳病理像
黒質の脳幹型レヴィ小体（左）と，嗅内皮質の皮質型レヴィ小体（右）を示す．スケールバーは20μm.

- b. 誤 L-ドパの投与量と，幻覚・妄想の発症との関連は証明されていない．
- c. 正 パーキンソン病における幻覚・妄想の発症には，薬剤だけではなく，認知機能の低下や，身体疾患の悪化，環境の変化など複合的な要因が考えられている．
- d. 正 一般に，幻覚体験を主治医に自発的に報告する患者は少ない[8]．
- e. 正 パーキンソン病によくみられる幻覚は幻視である．

答えは a.
本文(p.207)を参照．まず直近に加えて幻覚・妄想を誘発した薬物を中止することが推奨されている．ただし，十分なエビデンスに基づいているとはいいがたい．

IV パーキンソン病・パーキンソニズムの非運動症状・合併症の治療とケア

5. 多系統萎縮症で起こる声帯外転麻痺に対しては，いつ，どのように備えるべきか？

> **case**
> 64歳女性，右利き．主訴：食物が飲み込みにくい，睡眠時無呼吸．
> 急性に両側声帯外転麻痺を呈したパーキンソニズム優位の多系統萎縮症（MSA-P）の1症例．

現病歴

59歳になる年の1月，左手の使いにくさ，左腕の上げにくさ，左手指のむくみに気づいた．同年4月に歩く速度が遅くなり，周囲に表情が硬くなったと指摘された．他院でパーキンソン病（PD）を疑われ，L-ドパ100 mgが開始されたところ，いくぶん，歩きやすくなったと感じた．同年9月に当科を受診した．仮面様顔貌，左上下肢の筋強剛，動作緩慢を認めた．同年末から夜間頻尿，便秘が出現した．その後徐々に，右上下肢にも動作緩慢，筋強剛がみられるようになった．

60歳になる年の1月から後頸部痛とともに首下がりが出現し，家事や散歩をする際，顎を手で支えるようになった．

61歳になる年の1月ごろから，寝返り，起き上がりが困難となった．同年7月ごろから，頻回に立ちくらみが起こり，そのために転倒することが多くなった．ヒドロコルチゾン0.1 mgの服用により，立ちくらみ症状は改善した．ところが，今度は歩行障害が進行し，同年9月からは移動時に車椅子を使用するようになった．L-ドパに当初反応がみられたものの，その後は，600 mg/日まで増量しても効果は得られなかった．症状の進行とともに，歩行時のふらつき（体幹失調），起立性低血圧，頻尿（自律神経障害）が顕在化してきたことおよび画像検査（図5-1）から，パーキンソニズム優位の多系統萎縮症 multiple system

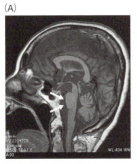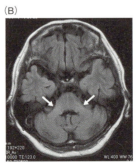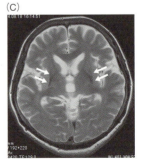

図5-1 頭部MRI
(A) T₁強調画像，矢状断（正中），(B) FLAIR画像，軸位断（橋・中小脳脚レベル），(C) T₂強調画像，軸位断（基底核レベル）．橋底部，中小脳脚，小脳半球に萎縮がみられる（A，B）．両側被殻，右側優位で萎縮し，被殻外側を中心に低信号域が認められ，左上下肢優位の運動障害を示していることと一致する（C）．

atrophy with predominant parkinsonism（MSA-P）と診断した．同年10月から，食事の飲み込みにくさがあり，食物を喉に詰めそうになることがあった．そこで，患者および家族に対して，形態調整食，口腔内衛生などの指導を行った．

64歳になる年の1月に介護者である夫から，睡眠時のいびき，無呼吸がみられるとの情報を得た．7月から介助があっても立ち上がれなくなった．

65歳になる年のはじめより，食物がうまく飲み込めず，十分な食事量を摂れなくなったため，精査加療目的で入院した．

入院時診断　●……●……●……●……●……●……●
パーキンソニズム優位の多系統萎縮症（MSA-P），経過5年

既往歴：54歳時 両変形性膝関節症，61歳時 膀胱癌，卵巣嚢腫．
家族歴：神経疾患なし．
生活歴：大学卒，専業主婦．
服用薬（入院時）：L-ドパ750 mg，酸化マグネシウム1.5 g，緩下剤のセンノシド24 mg．

 ## 診察所見

一般身体所見：身長160 cm，体重46.8 kg，BMI 18.3．
一般内科学的所見：起立性低血圧があり，尿意，自尿はあるが，切迫性尿失禁がみられた．
神経学的所見：意識は清明で，失語・失行・失認は認められなかった．仮面様顔貌で，高度の発声障害のため，発語内容は聞き取れなかった．眼球運動では，衝動性眼球運動の緩徐化と，輻輳困難を認めた．挺舌は不十分で口唇を越えなかった．両側胸鎖乳突筋の筋緊張の亢進がみられ，頸部前後屈の可動域は著しく制限され，全身の高度の鉛管様筋強剛，動作緩慢を認めた．これらの運動障害のため，協調運動の評価は困難であった．腱反射は正常で左右差なく，病的反射も認めなかった．また，明らかな感覚障害も認めなかった．姿勢反射障害が強く，端座位をとることは不能であった．

 多系統萎縮症における自然経過について，正しいものを2つ選べ．
a. 多系統萎縮症の全罹病期間は，パーキンソン病とほぼ同様である．
b. パーキンソン病と比べ，突然死をきたすことが多い．
c. 初発年齢のピークは70歳代である．
d. 嚥下障害が病初期より前景に立つ．
e. 神経因性膀胱による残尿の増加から尿路感染症をきたすことが多い．

(A1:b,e)

多系統萎縮症における声帯外転麻痺について，正しいものを2つ選べ．

a. 初期には覚醒時のみにみられるが，進行期になると睡眠中にも出現する．
b. 夜間の呼気時の喘鳴として，しばしば発見される．
c. 声帯外転麻痺にともなう喘鳴が，多系統萎縮症の初発症状となる場合がある．
d. 声帯以外にも，舌根部や軟口蓋などの部位が，多系統萎縮症での気道閉塞の原因となりうる．
e. 声帯外転麻痺による上気道閉塞は，持続陽圧呼吸療法(CPAP)により完全に予防可能である．

エキスパートはここを診る

59歳時に左上肢の運動障害で発症した．当初，歩行障害がL-ドパにより改善したため，パーキンソン病と考えられて治療開始された．しかしすぐに，夜間頻尿や立ちくらみ症状など自律神経障害が出現し，パーキンソニズムも比較的早く進行した．多系統萎縮症(MSA)の診断基準[1])では，probable MSAに該当した．病期の進行とともに，嚥下障害や睡眠時の吸気性喘鳴や無呼吸が顕在化していたため，それらに対する精査加療目的で入院した．

患者および家族への説明

多系統萎縮症による嚥下障害により，十分な経口摂取が困難になりつつある．必要な栄養や水分をどのような方法で確保していくのか，嚥下機能評価を行い検討する必要がある．また，多系統萎縮症では，声帯外転麻痺が出現し呼吸不全状態に陥ったり，睡眠時無呼吸が悪化したりして，急に病状が変化することがある．これらについても，現状評価のうえ，対策を講じる必要がある．

検査所見

血液検査：白血球(WBC) 4,400/μL，C反応性蛋白(CRP) 0.03 mg/dL．
尿検査：白血球1+，細菌3+，潜血なし．
頭部MRI：被殻，橋底部，中小脳脚，小脳半球の萎縮．被殻外側の信号変化が認められる(図5-1)．
嚥下造影 videofluorography (VF)検査：舌運動の高度障害のため，口腔内での咀嚼，食塊移送に時間を要し，嚥下反射は遅延し，食塊は重力により咽頭に落下していくのが観察された．また，高度の頸部後屈にともなう喉頭挙上不良のため，食塊の咽頭残留がみられ，誤嚥や窒息のハイリスク状態と考えられた．
睡眠ポリソムノグラフィー検査(PSG検査)：無呼吸低呼吸指数 apnea hypoxia index (AHI)は0.4回/時(6回/夜，すべて閉塞性無呼吸で，中枢性無呼吸は認められず)であった．最大無呼吸持続時間は42秒で，その際の最小酸素飽和度は85％であった．

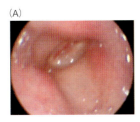
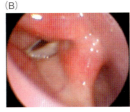

図5-2　喉頭内視鏡検査所見
いずれも声帯が最大外転位時のもの．（A）気管切開施行直後，（B）気管切開施行3日後．気管切開施行直後(A)は，声帯の浮腫状腫脹をともなう高度声帯外転麻痺により気道閉塞所見を認める．気管切開施行3日後(B)では，中等度の声帯外転麻痺を認めるが，声帯の浮腫状腫脹は改善している．

喉頭内視鏡検査：次項にて詳しく述べる（図5-2）．

入院後経過

　球症状のなかでも摂食嚥下障害が顕著であり，形態調整食（ソフト食）も十分に摂取できなかったため，患者の同意を得て，入院当日より経鼻胃管による経管栄養を開始した．夜間 SpO₂モニタリングでは，酸素飽和度が著しく低下することはなかった．残尿測定を数日間行ったところ，100～500 mL の残尿がみられたが，血液検査で明らかな感染徴候は認めなかった．

　入院第7日目の夕方より上気道での狭窄音が出現し，酸素飽和度が60％台まで低下したため，酸素吸入を開始した．酸素3L/分の吸入により酸素飽和度は90％まで改善したが，吸気時の喘鳴，呼吸困難感に変化はなかった．舌根レベルでの気道狭窄がみられたので経口エアウェイ挿入を試みたが，吸気時喘鳴はむしろ悪化したため中止し，酸素吸入10 L/分に増量した．さらに，吸気時に高調な気道狭窄音が聞かれ，胸骨直上の気管部分が吸気時に一致して陥凹する所見が体表より観察された．咽頭および喉頭レベルでの上気道狭窄があると考え，気管切開術の適応と判断した．ただちに患者ならびに家族に説明し，同意のうえ，緊急気管切開術を行った．気管切開施行直後の喉頭内視鏡所見では，両側声帯を含む喉頭全体の浮腫状腫脹および声帯外転麻痺による気道閉塞の所見（図5-2A）を認めた．気管切開施行3日後の喉頭内視鏡所見では，両側声帯の浮腫状腫脹は改善したものの，中等度の声帯外転麻痺が観察された（図5-2B）．

　入院第17日目に38.2度の発熱が出現した．導尿を行うと450 mL の混濁尿を認めた．神経因性膀胱による残尿の増加から腎盂腎炎をきたしたと考えられた．抗菌薬による加療により軽快したが，以降，膀胱留置カテーテル管理とした．嚥下障害については，ベッドサイドでの評価および嚥下造影検査（VF 検査）にて誤嚥や窒息のハイリスク状態であると考えられたため，経口摂取の再開は困難と判断した．胃瘻による栄養療法のメリットとデメリットにつき，患者自身，家族に十分な情報提供を行い，同意に基づき，入院第22日目に経皮的内視鏡下胃瘻造設術を施行した．介護者に対して気管カニューレおよび胃瘻の管理方法について指導を行い，自宅での療養・介護体制を整えたうえで，自宅退院した．

総合解説

1. 多系統萎縮症（MSA）の全経過

　パーキンソン病と比較すると，多系統萎縮症における病状進行は早く，全経過は短い．近年の前向き研究では，多系統萎縮症の全経過は平均約9.8年と報告されている[2]．また，

Ⅳ. パーキンソン病・パーキンソニズムの非運動症状・合併症の治療とケア

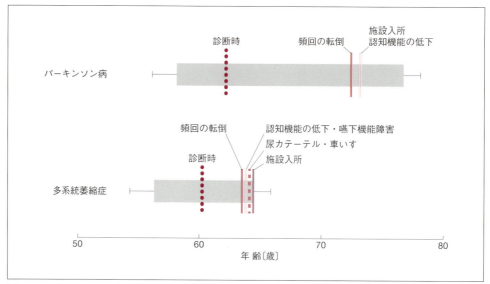

図5-3 パーキンソン病および多系統萎縮症の全経過
パーキンソン病と比較すると，多系統萎縮症は若年発症であり，全経過は約10年と短い．病期の後半に急激に病状が悪化しやすいことが示されている．

[O' Sullivan SS, et al.: Brain, 131: 1362-1372, 2008を一部改変]

進行期になると，ある時点から嚥下障害や呼吸障害が次々に悪化する症例をしばしば経験する．誤嚥性肺炎や腎盂腎炎がその契機になることも多い．進行期の多系統萎縮症の診療においては，この点に特別な注意が必要である（図5-3）[3]．

2. 多系統萎縮症（MSA）における死因

過去の報告（多系統萎縮症21例）では，多系統萎縮症における死因は，心肺停止が33%（7例），尿路感染症24%（5例），誤嚥性肺炎10%（2例），感染性肺炎10%（2例），急性誤嚥5%（1例）を占めていた[4]．当院での多系統萎縮症自験例（2007～2015年に診療した連続136例）を後方視的に検討したところ，自宅での突然死など死因不明例を除いた死亡27例のうち，急な病状悪化で1日以内に死亡した例が15例（56%）を占め，予測しがたい，いわゆる"急変"による死亡が多いことが示唆された．その内訳は，急性心肺停止が9例，声帯外転麻痺による上気道閉塞が3例，窒息が3例であった．高度の嚥下障害や呼吸障害から死亡に至る例が多いのも特徴的である．そのため，病期の後半にさしかかる前に「気管切開や人工呼吸器による治療を希望，選択するか」を含めて，病状急変時の治療方針について，患者や家族に説明のうえ，あらかじめ検討しておくことが重要である．その際には，気管切開施行後や人工呼吸器による治療を選択した場合，どのような生活，予後になるかについても，あわせて説明することが必須であろう．

当院における多系統萎縮症疾患関連死27例のうち，気管切開を行った症例は10例（37%）であり，そのうち人工呼吸器を使用した例は1例で，使用期間は5カ月間であった．気管切開を行わなかった17例の平均罹病期間が5.7±2.0年であったのに対し，気管切開を行った場合は10.2±3.5年であった．

3. 多系統萎縮症(MSA)にみられる声帯外転麻痺の特徴，治療

　吸気性喘鳴 stridor は，多系統萎縮症の診断を補足する重要項目のひとつとされる[5]．夜間睡眠時にみられる吸気に一致した高調音が特徴的だが，病期の進行とともに日中にも出現するようになる．最初，患者自身は気づいておらず，ベッドパートナーが，吸気性喘鳴やいびき，呼吸停止のエピソードなど，呼吸パターンの変化に気づいていることが多い．日中に喘鳴がみられた場合には，上気道狭窄などの呼吸不全や心停止などのリスクを考慮し，緊急的に対応すべきである[6]．

　吸気時の喘鳴を呈した場合には，ほぼ全例で声帯開大不全を合併しているとされる．Isozakiらは，これは声帯の奇異性運動(吸気時に内転し，呼気時に外転する)が原因であり[7]，延髄疑核の神経細胞脱落から，声帯外転筋の後輪状披裂筋が萎縮を起こす麻痺性要素[8]と，核上性障害によって声帯内転筋の甲状披裂筋が吸気時に筋緊張亢進を起こす非麻痺性要素[9]の両者の混合によって起こる可能性を指摘している[10]．一方で，本症例にみられたような舌根部や，軟口蓋，披裂部，喉頭蓋などの声帯以外の部位が気道閉塞に関与することも報告されている[11]．また，睡眠時に喉頭蓋が喉頭室内に落ち込むことが原因となる場合があり，これは喉頭軟化症 floppy epiglottis とよばれる[12]．つまり，吸気時の喘鳴をみた場合には，ただちに喉頭内視鏡検査を行い，上気道閉塞の有無やその原因を確認する必要がある．

　夜間の喘鳴およびそれにともなう睡眠障害，呼吸障害に対する治療の第一選択としては，経鼻的持続陽圧呼吸 nasal CPAP が有用とされる[13]．これは，気道内圧を通常より高くすることにより気道の狭窄を予防するものであるが，喉頭軟化症に起因する喘鳴を悪化させる場合もある[14]．

　つぎに考慮される対処法が，気管切開であるが，「いつ，どのタイミングで気管切開を行うべきか？」その判断は非常に難しい．時期が遅いと窒息による死亡リスクが増すが，逆に早すぎると，音声機能を奪ってしまうなど患者のQOLを低下させてしまいかねない．そのため，喘鳴が出現したあとには，声帯の運動機能，呼吸機能評価を定期的に行うことが，急な気道閉塞トラブルを未然に防ぐことにつながると考えられる．

　本症例では，両側声帯外転麻痺による上気道閉塞が急激に発症し，事前に予測することはできなかった．多系統萎縮症では，肺炎や腎盂腎炎などの急性感染症を併発した際に声帯外転麻痺が顕在化することがあるため，急変リスクの説明とともに夜間 SpO_2 モニタリングを行っておくことが重要であろう．

(冨田　聡　澤田秀幸)

◆文献
1) Gilman S, et al.: Neurology, 71: 670-676, 2008.
2) Wenning GK, et al.: Lancet Neurol, 12: 264-274, 2013.
3) O'Sullivan SS, et al.: Brain, 131: 1362-1372, 2008.
4) Papapetropoulos S, et al.: J Neurol Neurosurg Psychiatry, 78: 327-329, 2007.
5) Jecmenica-Lukic M, et al.: Lancet Neurol, 11: 361-368, 2012.
6) Frucht SJ: Neurotherapeutics, 11: 208-212, 2014.
7) Isozaki E, et al.: J Neurol Neurosurg Psychiatry, 60: 399-402, 1996.

8) Isozaki E, et al.: Clin Neuropathol, 19: 213-220, 2000.
9) Simpson DM, et al.: Muscle Nerve, 15: 1213-1215, 1992.
10) 磯崎英治：神経研究の進歩, 50: 409-419, 2006.
11) Shimohata T, et al.: Arch Neurol, 64: 856-861, 2007.
12) 西澤正豊，下畑享良：臨床神経学, 49: 249-253, 2009.
13) Iranzo A, et al.: Neurology, 63: 930-932, 2004.
14) Shimohata T, et al.: Neurology, 76: 1841-1842, 2011.
15) Tada M, et al.: Arch Neurol, 64: 256-260, 2007.
16) Yamaguchi M, et al.: Eur Neurol, 49: 154-159, 2003.
17) Uzawa A, et al.: J Neurol Neurosurg Psychiatry, 76: 1739-1741, 2005.
18) Shimohata T, et al.: Sleep Med, 15: 1147-1149, 2014.

解説

a. 誤　多系統萎縮症は，パーキンソン病と比較して，やや若年に発症し，その進行は早く，全経過も短いと考えられる（図5-3）．

b. 正　早期の自律神経障害が予後不良に関連しており[15]，心肺停止や急性上気道閉塞，窒息による突然死をきたしうる．

c. 誤　近年の前向き研究では，平均発症年齢は56.2±8.4歳と報告されている[2]．

d. 誤　転倒，認知機能障害，嚥下障害や呼吸障害が，病期後半の短期間に出現しやすい（図5-3）．

e. 正　多系統萎縮症では，頻尿，尿失禁を呈する蓄尿障害が先行するが，進行期には，排尿開始遅延，尿閉を特徴とする尿排出障害が出現し，尿路感染症を起こしやすくなる．最終的には，導尿や膀胱カテーテル留置が必要になる場合が多い．

a. 誤　声帯外転麻痺は，初期には睡眠中にみられるため，患者自身は気づいていないことが多い．同居している介護者からの聴取が重要である．

b. 誤　呼気時でなく吸気時の喘鳴として発見される．通常の「があー」，「ごおー」という低いピッチ（170Hz）のいびきとは異なり，高いピッチ（300Hz）の，「ひゅー」という息を吸いながら出す声のような音である．視診では，下気道の陰圧を反映して，声帯より下のレベルの気管部分（甲状腺付近）が，吸気時に一致して陥凹する所見が体表より観察される．最近では，参考となる動画がインターネットでも公開されているため，参照されたい．

c. 正　わが国の多系統萎縮症104例の検討では，発症4年以内に69％の症例に吸気性喘鳴 stridor を認めた[16]．また，わが国のほかの多系統萎縮症200例の報告では，4％（8例）において stridor が初発症状であった[17]．

d. 正　ほぼ全例で声帯開大不全を合併しているとされるが，舌根部，軟口蓋，被裂部，喉頭蓋などの声帯以外の部位も気道閉塞に関与する．

e. 誤　持続陽圧呼吸療法による生命予後延長効果が示されている[13]が，陽圧により喉頭蓋が気道内に押し込まれることで上気道閉塞を悪化させる場合もある．また，病期の進行とともに排痰困難などにより使用継続不能となる症例も多い[18]．

Ⅳ パーキンソン病・パーキンソニズムの非運動症状・合併症の治療とケア

6. 開眼失行を合併した場合，どのように対応するか？

> **case**
> 72歳男性，右利き．主訴：目が開けにくい．頻回に転倒する．
> 開眼失行を呈した進行性核上性麻痺（PSP）の1症例．

現病歴

68歳時，両眼のまばたきが少なくなり，目の開けにくさを自覚した．

69歳ごろより小刻み歩行になり，少しの段差でもつまずくようになった．また，歩行中，突進するようになった．同時期より，切迫性尿失禁が出現した．

70歳時，時折，後方へバランスを崩し，転倒するようになった．近医神経内科を受診し，パーキンソン病（PD）が疑われ，L-ドパ300 mg/日の服用が開始されたが，自覚的にも他覚的にも改善はなかった．

72歳時，小声で発語が不明瞭なため，家族から聞き返されることが増えた．歩行開始時や，自宅の狭いところでの移動，方向転換時に足がすくみ，1日に数回，転倒するようになった．同時期より開眼困難が増悪し，両瞼が重く，努力しても開けにくくなり，食事の際にも支障がみられた．また，目を閉じたまま歩行することも多くなり，さらに転倒回数が増えて擦り傷が絶えなくなった．治療を希望し，当院へ紹介受診した．

既往歴：特記事項なし．
家族歴：類病者なし．両親の血族婚なし．
生活歴：大学卒業後，会社員として勤務．
服用薬（入院時）：L-ドパ・ベンセラジド配合剤300 mg/日，アマンタジン150 mg/日，シロドシン4 mg/日，酸化マグネシウム500 mg/日．

診察所見

一般身体所見：身長160 cm，体重54.2 kg，BMI 21.2．特記事項なし．
神経学的所見：意識は清明で，失語，失認，失行は認めなかった．瞳孔は左右同大（3 mm/3 mm）で，対光反射は保たれていた．垂直性眼球運動制限があり，輻輳反射は不十分だが，緩徐眼球運動はなかった．1日に何度も一過性の両側開眼困難（意図的に開眼できない状態）が観察されたが，麻痺性眼瞼下垂，眼輪筋・口輪筋の麻痺や攣縮，易疲労性は認めず，いわゆる開眼失行と考えられた．発語は小声で単調，発話不明瞭であった．その他脳神経に異常はなかった．体幹優位の筋強剛，動作緩慢を認めた．腱反射は正常で，病的反射はなく，強制把握も認めなかった．また，感覚障害はなかった．姿勢は前傾姿勢で，歩行は小刻み歩行で，歩行開始時のすくみ現象がみられ，著明な姿勢反射障害を認めた．四肢，体幹に運動失調はなく，頻尿，切迫性尿失禁を認めた．

Ⅳ. パーキンソン病・パーキンソニズムの非運動症状・合併症の治療とケア

 本症例より想起される疾患の症状の特徴について，正しいものを2つ選べ．

a. 垂直性注視麻痺を認め，頭位変換眼球反射は消失する．
b. 筋強剛には左右差が目立たず，四肢より体幹に優位である．
c. 著明な起立性低血圧を認める．
d. 発症早期より転倒をともなう．
e. パーキンソニズムに対して，L-ドパを増量すれば長期に有効であることが期待される．

(A1: b, d)

 本症例より想起される疾患の画像所見の特徴について，正しいものを2つ選べ．

a. 頭部MRIで，大脳皮質の非対称性の萎縮を認める．
b. ^{123}I-MIBG心筋シンチグラフィーで，心臓への取り込みは低下する．
c. ^{123}I-IMP脳血流シンチグラフィーで，前頭葉の血流低下を認める．
d. 頭部MRIの正中矢状断像で，中脳被蓋の萎縮を認める．
e. 頭部MRIのT_2強調画像で，被殻外側の信号変化を認める．

(A2: c, d)

 開眼困難の特徴について，誤っているものを1つ選べ．

a. パーキンソン病と比較し，進行性核上性麻痺に合併する頻度は少ない．
b. 開眼指示をすると，眉が上方に持ち上がり，前頭筋の収縮が観察される．
c. 眼の周囲を軽く触れることにより，開眼しやすくなることがある．
d. ボツリヌス治療により，症状が一部軽快する．
e. 強い光により，症状が増悪することがある．

(A3: a)

初診時診断

進行性核上性麻痺（PSP）の疑い，開眼失行の合併

エキスパートはここを診る

　緩徐進行性の経過で，発症1年以内の転倒をともなう著明な姿勢反射障害，すくみ足を認めた．固縮は四肢より体幹に強く，左右差に乏しかった．垂直性眼球運動制限については，頭位変換眼球運動反射（人形の目現象）が陽性で，核上性注視麻痺と考えられた．臨床診断としては，進行性核上性麻痺 progressive supranuclear palsy（PSP）が疑われた．L-ドパ治療に対するパーキンソニズムの反応が乏しいこと，早期から構音障害があった点も同疾患を支持する所見と考えられた．本症例は歩行障害に先行して開眼失行が出現し，患

者の QOL 低下の一因となっていた(図6-1).

患者および家族への説明

パーキンソン症候群のなかでも進行性核上性麻痺が疑われるため,診断のための検査を行う.進行性核上性麻痺に対して確立している薬物治療はないが,転倒の主たる原因であるすくみ足および予後に影響する嚥下障害をおもなターゲットとしたリハビリテーションを開始する.また,目が開けにくい合併症(開眼失行)に対しては,ボツリヌス治療を行うと症状が軽減できると期待される.

検査所見

頭部 MRI:正中矢状断像で中脳被蓋の軽度萎縮があった(図6-2).両側前頭葉の萎縮があり,第三脳室の拡大も認めた.

^{123}I-MIBG 心筋シンチグラフィー:心臓の ^{123}I-MIBG 集積は正常であった.

^{123}I-IMP 脳血流シンチグラフィー:両側内側前頭葉を中心とした前頭葉の血流低下を認めた(図6-3).

神経心理検査:MMSE(mini-mental state examination)29/30点,FAB(frontal assessment battery)8/18点.

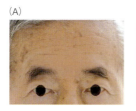
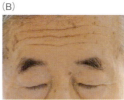

図6-1 開眼失行
(A)開眼した状態.(B)閉眼した状態から開眼を指示したところ,前頭筋を使って開瞼しようとするため,眉が上がって額にしわを寄せる.しかし,開眼はできない.

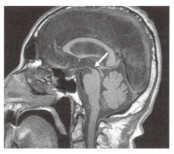

図6-2 頭部MRI
正中矢状断像.中脳被蓋の萎縮(hummingbird sign)を認めた(⇒).

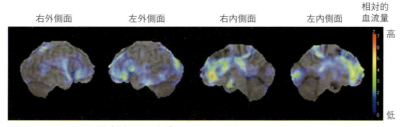

図6-3 ^{123}I-IMP 脳血流シンチグラフィー
^{123}I-IMP 脳血流シンチグラフィーでは,両側内側前頭葉を中心とした前頭葉の血流低下を認めた(3D-SSP decrease 画像).

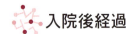
入院後経過

　進行性核上性麻痺として矛盾しない結果であり，NINDS-SPSP（National Institute of Neurological Disorders and the Society for Progressive Supranuclear Palsy）の進行性核上性麻痺の診断基準[1]に照らすと，probable PSP（進行性核上性麻痺のほぼ確実例）に相当した（p.48, 図6-1）．L-ドパ治療に対するパーキンソニズムの反応性の有無を確認するために，L-ドパを300 mg/日から600 mg/日まで漸増して数日観察したが，症状の改善は得られなかった．歩行障害，構音障害に対しては，リハビリテーションを行った．

　本症例では，開眼失行により日常生活（テレビの視聴，食事など）に支障をきたすのみならず，閉眼したままでも歩行しようとする危険行動が観察され，転倒，骨折のリスクとなっていた．患者に説明し，同意のうえ，開眼失行に対してボツリヌス治療を行った．上眼瞼では睫毛の後方に位置する眼輪筋の辺縁部にある Riolan 筋[2]に対してボツリヌス毒素を2.5単位/部位×2箇所，下眼瞼にも2.5単位/部位×2箇所に施注したところ，治療数日後より開眼失行の一部改善を認めた．歩行時の開眼失行の改善によって，治療前の転倒頻度は1日5回程度であったのが，治療後は1日1回程度まで減少した．

> **最終診断**　probable PSP（進行性核上性麻痺のほぼ確実例），開眼失行の合併

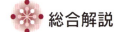
総合解説

1. 進行性核上性麻痺（PSP）の診断

　進行性核上性麻痺は，病初期から転倒をともなう姿勢反射障害，垂直性核上性眼球運動麻痺，体幹優位の筋強剛，認知症などを特徴とし，しばしばパーキンソン病との鑑別が必要となる．

　進行性核上性麻痺の診断でポイントとなるのは，垂直性核上性注視麻痺，早期からの転倒（姿勢反射障害），頸部の後屈，前頭葉徴候，L-ドパ治療の反応性の乏しさである[3]．

　頭部 MRI 所見において，パーキンソン病では疾患特異的な所見がみられないのに対して，進行性核上性麻痺では中脳被蓋の萎縮，中脳蓋，橋被蓋の著明な萎縮，第三脳室の拡大がみられる．頭部 MRI の正中矢状断像で，中脳被蓋の萎縮が鳥のくちばし状に見えるため，hummingbird sign とよばれている．また，中脳に比して橋の体積は保たれるため，脳幹矢状断の姿から penguin silhouette sign とよばれることもある．しかし病初期には，これらの所見は明らかでないことも多いため，診断には慎重な経過観察を要する．正中矢状断像で測定した中脳被蓋面積/橋面積比は，パーキンソン病と比べて進行性核上性麻痺では有意に小さくなるため，鑑別診断に役立つとする報告がある[4]．さらに，パーキンソン病との鑑別には[123]I-MIBG 心筋シンチグラフィーが役立つ．パーキンソン病では初期より[123]I-MIBG 集積が低下するのに対して，進行性核上性麻痺では正常に保たれる．ただし，発症3年以内のパーキンソン病の約3割では正常範囲にとどまるため，判断には注意が必要である[5]．進行性核上性麻痺患者の[123]I-IMP 脳血流シンチグラフィーでは，前頭葉の血流低下を認めるが，疾患特異性は乏しい．

2. 進行性核上性麻痺(PSP)に対する治療とケア

　進行性核上性麻痺に対して確立された治療法はない．進行性核上性麻痺の初期には L-ドパが有効な場合があるが，その効果は限られており，ほとんどの症例では進行とともにその効果は失われる．そのため，進行性核上性麻痺ではリハビリテーションを積極的に行い，合併症の予防に努めることが大切である．歩行練習，とくにすくみ足に対する指導，頸部・体幹のストレッチ運動，発声，嚥下訓練などを早期から行う．中期以降に出現する誤嚥性肺炎は，進行性核上性麻痺の予後を決める決定的な合併症である[6]．定期的に嚥下機能を評価して適切な食事形態を選択し，できる限り口腔内衛生を保ちながら誤嚥予防を行うことが重要となる．

3. 開眼失行の合併頻度

　本症例は，開眼失行が先行した進行性核上性麻痺であった．進行性核上性麻痺に開眼失行が合併する頻度は33.3%，パーキンソン病では0.7%と報告され，進行性核上性麻痺との合併が多い[7]．緩徐進行性パーキンソニズムの病初期から開眼失行が出現した場合には，進行性核上性麻痺を疑う必要がある．

4. 開眼失行の診断と病態

　1985年，Lepore らは，開眼失行の診断基準として，①開眼が一過性にできなくなる，②眼輪筋の持続的な収縮がない，③開眼しようとする際に前頭筋の収縮を認める，④動眼神経もしくは眼交感神経に障害はない，⑤眼筋ミオパチーも認めないこととしている[8]．開眼失行は，意図的な開眼が障害されるという点で核上性の障害が示唆されるが，真に「失行」によるものか，眼輪筋の活動性亢進による眼瞼痙攣の一型とすべきものか，その後もさまざまな議論が行われてきた．開眼失行を示す患者の筋電図では，上眼瞼挙筋の不随意な抑制と眼輪筋瞼板前部の遷延性の過剰な活動が示されており，その病態は複雑である[9,10]．近年は，眼瞼ジストニアの一型ととらえる向きが多い．強い光や上方視が増悪因子であること，目の周囲を軽く触れることによる感覚トリックを呈すること，ボツリヌス治療に対する反応は，局所性ジストニアであることを示唆している[11～13]．

5. 開眼失行に対する治療

　開眼失行の治療としては，ボツリヌス治療が有効である[14]．開眼失行に対するボツリヌス治療の効果は，眼瞼痙攣に対する治療と比較すると劣るものの，Riolan 筋を標的とし，上眼瞼にボツリヌス毒素を1.25～2.5単位/部位×2箇所に施注することで，良好な効果が得られる[15]．また，必要に応じて下眼瞼にもボツリヌス毒素を追加する[16]．ボツリヌス治療の効果は数カ月で消退するため，定期的に治療を繰り返すことになる．そのほかにも，眼の周囲に軽く触れることにより開眼しやすくなる，感覚トリックを応用して，スキー用ゴーグルをかけることで開眼失行が改善したとの報告がある[17]．

　本症例では開眼失行に対してボツリヌス治療を施行することで，転倒頻度が軽減し，日常生活動作(ADL)が改善した．進行性核上性麻痺には確立した治療はないものの，各症状をていねいに診察診断し，積極的な対症療法を行うことが求められる．

（髙坂雅之　　澤田秀幸）

文献

1) Litvan I, et al.: Neurology, 47: 1-9, 1996.
2) Mackie IA: Eye, 14: 347-352, 2000.
3) Williams DR, et al.: Brain, 128: 1247-1258, 2005.
4) Oba H, et al.: Neurology, 64: 2050-2055, 2005.
5) Sawada H, et al.: Eur J Neurol, 16: 174-182, 2009.
6) Tomita S, et al.: PLoS One, 10: e0135823, 2015.
7) Lamberti P, et al.: Neurol Sci, 23(Suppl 2): S81-82, 2002.
8) Lepore FE and Duvoisin RC: Neurology, 35: 423-427, 1985.
9) Boghen D: Neurology, 48: 1491-1494, 1997.
10) Forget R, et al.: Neurology, 58: 1843-1846, 2002.
11) Zadikoff C and Lang AE: Brain, 128: 1480-1497, 2005.
12) Krack P and Marion MH: Mov Disord, 9: 610-615, 1994.
13) 大澤美貴雄: Clinical Neuroscience, 30: 510-511, 2012.
14) Lepore V, et al.: Mov Disord, 10: 525-526, 1995.
15) 大澤美貴雄 ほか: 神経治療, 24: 332, 2007.
16) 目崎高広, 梶 龍児: 眼瞼痙攣, Meige症候群. ジストニアとボツリヌス治療, 改訂第2版. p.169-187, 木村 淳 監修, 診断と治療社, 2005.
17) Hirayama M, et al.: Lancet, 356: 1413, 2000.
18) The Consensus Committee of the American Autonomic Society and the American Academy of Neurology: Neurology, 46: 1470, 1996.

解説

a. 誤 垂直方向の随意性眼球運動が障害される一方, 頭位変換(アラジュアニーヌ Alajouanineの手技)による反射性眼球運動は保たれていることで, 核上性注視麻痺と診断する. 高齢者では軽度の上方視障害がみられることがあるが, 本疾患ではとくに下方視の障害が特徴であり, その後, 水平方向も障害される.

b. 正 筋強剛はおおむね左右対称性であり, また四肢よりも頸部, 体幹に強く認める.

c. 誤 起立性低血圧は, 進行性核上性麻痺の主徴候ではない. 日本神経学会「パーキンソン病治療ガイドライン2011」では起立性低血圧の定義は, 立位後3分以内に, 収縮期血圧が20 mmHg 以上低下または拡張期血圧が10 mmHg 以上低下する状態とされている[18].

d. 正 進行性核上性麻痺の半数以上で, 発症後1年以内に転倒を繰り返す.

e. 誤 進行性核上性麻痺のなかで, 臨床的にパーキンソン病と類似した特徴をもつ PSP-P は, 初期には L-ドパの効果を得られることがある. しかしその効果は2～3年で認めなくなる.

a. 誤 これは大脳皮質基底核症候群(CBS)の画像所見である. 大脳皮質基底核症候群では, 萎縮が頭頂葉と前頭葉後部にみられ, 症状に対応する側に萎縮が目立つ場合が多い. ^{123}I-IMP 脳血流シンチグラフィーなどの機能画像でも非対称性の血流低下がみられることが多い.

b. 誤 これはパーキンソン病, レヴィ小体型認知症(DLB)の画像所見である. 進行性核上性麻痺では原則として正常に保たれる. パーキンソン病発症初期では正常範囲にとどまる例もあるため, 鑑別の際には注意を要する.

c. 正 進行性核上性麻痺では, 前部帯状回を含む前頭葉内側の血流低下がみられる. この部分は前頭葉の遂行機能に関連する部位であり, 進行性核上性麻痺の神経心理学的特徴を反映している.

d. 正 頭部 MRI の正中矢状断像での中脳被蓋の萎縮は, hummingbird sign とよばれている. 中脳被蓋の萎縮は軸位断像でも把握できるが, 矢状断像ではより評価しやすく有用である.

e. **誤** これは多系統萎縮症（MSA）の画像所見である．多系統萎縮症では，橋底部の強い萎縮と橋横走線維の変性による十字状高信号（hot cross bun sign）を示し，小脳萎縮，中小脳脚の萎縮も認める．なお，進行性核上性麻痺では中脳被蓋の萎縮を認めるが，多系統萎縮症では中脳被蓋は比較的保たれる．

a. **誤** 進行性核上性麻痺に開眼失行が合併する頻度は33.3％，パーキンソン病では0.7％とする報告がある．その他，多系統萎縮症，劣位半球の急性期脳血管障害，運動ニューロン病などに合併した報告がみられる．

b. **正** 開眼失行では，開眼しようとすると前頭筋が収縮して額にしわが寄り，眉を上眼窩縁より上方へ挙上させることが特徴である．一方，眼瞼痙攣では，眼輪筋が収縮して眉が引き下げられる，シャルコー（Charcot）徴候を認める．

c. **正** 開眼失行にはしばしば感覚トリックがみられる．特定の感覚刺激によりジストニアが軽快（または増悪）する現象をいう．

d. **正** ボツリヌス治療で用いられる A 型ボツリヌス毒素は，神経接合部においてアセチルコリンの放出を妨げ，筋弛緩作用を有する．

e. **正** 開眼失行では，眼瞼痙攣と同様，強い光や上方視が増悪因子となる．

Ⅳ パーキンソン病・パーキンソニズムの非運動症状・合併症の治療とケア

7. 夜間の異常行動に対して，どのように対応するか？

> **case**
> 58歳男性，右利き．主訴：幻視，睡眠中に突然大声を出す．
> 夜間の異常行動に対して睡眠ポリソムノグラフィー検査（PSG検査）にて診断を行った1症例．

現病歴

　30歳代半ばより夜間睡眠中に突然大声で叫び，手足を急に動かすなど大きな動きがみられることがあった．障子を蹴破ることや，隣で寝ている妻を殴ることがあり，その頃から妻は患者と別の部屋で寝るようになった．

　41歳時，右手の安静時振戦が出現した．47歳時に歩行時に右下肢を前に出しにくくなり，さらに小刻み歩行，すくみ足，便秘も出現した．かかりつけ医でパーキンソン病（PD）と診断され，薬物治療を開始したところ，歩行症状は改善した．調理師の仕事をしていたが，40歳代半ばより匂いがわかりにくくなった．

　51歳時からウェアリング・オフ wearing-off，ピークドーズ・ジスキネジア peak-dose dyskinesia が出現するようになった．

　55歳からおもに夜間を中心に幻視「死んだはずの両親が見える」が出現し，立ちくらみを自覚するようになった．

　58歳時，日中にも幻視が出現し，日常生活に支障をきたすようになった．また，日中の眠気が強く，突発的ではないが何も刺激がないとすぐに眠ってしまうことが多くなった．夜間の異常行動も引き続きみられており，睡眠中に出す自分の大声や身体の動きで目を覚ますことも頻回となった．そのため，当院へ紹介され，精査目的で入院した．

紹介時診断
パーキンソン病（PD）

既往歴：特記事項なし．
服用薬：L-ドパ・ベンセラジド配合剤（100 mg）5錠/日 1日3回（起床時，毎食前，15時），エンタカポン（100 mg）3錠/日 1日3回 毎食前，プラミペキソール（1.5 mg）2錠/日 就寝前，ドロキシドパ（200 mg）3錠ならびにモサプリド（5 mg）3錠/日 1日3回 毎食前，メトリジン（2 mg）2錠/日 1日2回 朝夕食前，クエチアピン（25 mg）1錠/日 1日1回 就寝前，その他の薬剤として緩下剤など．
家族歴：類症なし，両親の血族婚なし．
生活歴：58歳まで調理師として働いていた．

一般身体所見：身長171.3 cm，体重56 kg，BMI 19.1．
一般内科学的所見：自律神経障害として，便秘および失神をともなう起立性低血圧を認めた（収縮期血圧：臥位→立位直後106→65 mmHg，脈拍63→74回/分）．
神経心理検査：MMSE（mini-mental state examination）24/30点（見当識で2点，計算で4点失点）．
神経学的所見：仮面様顔貌，小声以外に脳神経には異常がなかった．腱反射は正常で，病的反射は認めず，小脳失調は認めなかった．両手指に姿勢時振戦を認め，動作緩慢と四肢頸部の筋固縮を認めた．歩行は小刻みで前傾姿勢，腕振りは両側で低下していた．また，自分の足で踏みとどまれるほどの姿勢反射障害も認めた．運動症状には軽度の日内変動ウェアリング・オフがみられた〔on 時は UPDRS（unified Parkinson's disease rating scale）part Ⅲ 25点，Hoehn & Yahr 重症度分類 ステージⅡ（HY2）だが，off 時は UPDRS part Ⅲ 33点，Hoehn & Yahr 重症度分類 ステージⅢ（HY3）であった〕．なお，感覚障害は認めなかった．

●夜間異常行動

　入院中にも夜間に突然大声をあげ，ベッド柵がガタガタと揺れる音がしていることを同室者に連日指摘された．覚醒直後もよびかけに対しての受け答えは可能で，翌朝そのことついて質問すると，患者は夢を見たといい，仕事の関係者に追いかけられたり，部下を叱っていたりと，詳細な内容をよく覚えていた．また日中の眠気も強く，訪室時に入眠していることが多かった．

レム睡眠行動障害 REM sleep behavior disorder (RBD) について，最も適切な選択肢を2つ選べ．

a. 患者は異常行動の際に夢を見ている．
b. 家の外まで歩いて行ってしまうこともある．
c. パーキンソン病の運動症状に先行して起こることがある．
d. パーキンソン病患者のうち，10%ほどにみられる症状である．
e. パーキンソン病以外の疾患ではみられない症状である．

レム睡眠行動障害の診断方法，検査所見について，最も適切な選択肢を2つ選べ．

a. 睡眠ポリソムノグラフィー検査（PSG 検査）を1日施行すれば，かならず診断ができる．
b. てんかん性放電がみられる．
c. PSG 検査ではレム期に頤（おとがい）筋や下肢に筋活動を認めることが特徴的である．

d. 患者よりも配偶者などベッドパートナーに問診することが重要である．
e. 入眠直後にレム期が出現する．

レム睡眠行動障害に有用とされる治療はどれか，適切な選択肢を1つ選べ．
a. ゾニサミド
b. クロナゼパム
c. クエチアピン
d. L-ドパ
e. カルバマゼピン

初診時診断

パーキンソン病＊（経過17年）
レム睡眠行動障害（RBD）の疑い

＊そのほか問題となる合併症は幻視，起立性低血圧．

41歳時より安静時振戦が出現し，その後，動作緩慢，歩行障害を認めた．L-ドパにて運動症状は改善し，10年後にはウェアリング・オフやジスキネジアなどの運動合併症が出現するようになった．入院時の神経学的所見では，動作緩慢，筋強剛，姿勢反射障害，小声，便秘，起立性低血圧を認めた．明らかな家族歴はなく，診断は若年発症のパーキンソン病として矛盾する所見はなかった．

運動症状を発症する数年前から認められていた夜間の大声や突発的な運動は，翌朝，夢内容の克明な想起が可能で，異常行動と夢内容が一致していること，てんかんのように一連の行動に再現性がないことから，レム睡眠行動障害の可能性が高いと判断した．さらにドパミンアゴニスト中止後も日中の眠気が強く，睡眠時無呼吸症候群 sleep apnea syndrome（SAS）の合併の有無，夜間の睡眠状況の確認，レム睡眠行動障害の診断のためPSG検査を施行した．

● 質問票検査

RBDSQ-J（Japanese version of the REM behavior disorder screening questionnaire）[1] 11/13点．レム睡眠行動障害についての質問票で5点以上がカットオフであり，この検査結果ではレム睡眠行動障害が強く疑われた．また，質問表からもレム睡眠行動障害および日中の過眠症が示唆された．

JESS（Japanese version of Epworth sleepiness scale）14/24点．日中の眠気についての質問票で11点以上が日中過眠症 excessive daytime sleepness（EDS）と診断される[2]．

患者および家族への説明

夜間の睡眠状態と突然大声を出し手足を動かすなどの異常行動の原因を調べるには，PSG検査が有効である．幻視に対してはドパミンアゴニストの影響を考慮して漸減中止を行う．それでもコントロールが不十分であれば，非定型抗精神病薬を少量追加することも考慮する．運動症状に悪化があれば，L-ドパを追加する．失神をともなう起立性低血圧がみられるため，臥位高血圧に注意しながら薬剤追加が必要である．

検査所見

● PSG検査

① レム期に一致して頤筋筋活動が持続的に過度に亢進しており（図7-1），両下肢にも過度に相動的な筋活動がみられ，正常なレム睡眠でみられる筋緊張の抑制が欠如している箇所が散見された〔REM sleep without atonia（RWA）〕．

② レム期以外にも周期性四肢運動障害 periodic limb movement disorder（PLMD）の出現を認めた．

③ レム期に突然大声で「何だ」「あっちにいけ」と怒鳴り，日中の動きよりも俊敏に布団を蹴りあげ，誰かを追いはらい，手を振りかざすようなすばやい動きがビデオで記録されていた．このような行動からレム睡眠行動障害と診断した（翌日，患者は仕事で部下を叱っている夢をみていたと記憶していた）．

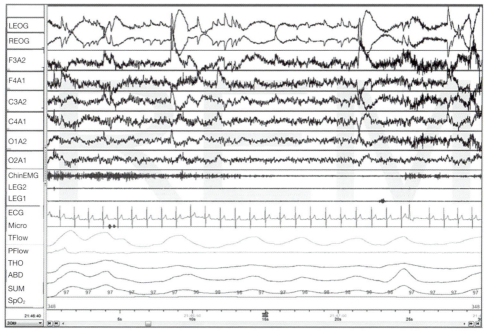

図7-1 睡眠ポリソムノグラフィー検査（PSG検査）の結果
上から，眼球運動（左 LEOG，右 REOG の2誘導），脳波（F3A2, F4A1, C3A2, C4A1, O1A2, O2A1の6誘導），頤（おとがい）筋筋電図（ChinEMG），下肢筋電図（左 LEG2，右 LEG1の2誘導），心電図（ECG），音声マイク（Micro），気流・呼吸運動（TFlow, PFlow, THO, ABD, SUM の5誘導），SpO₂モニター．レム睡眠に特徴的な急速眼球運動が認められているが，同時に頤筋筋電図では持続的な筋活動が観察され，左下肢でも筋活動が記録されている．REM sleep without atonia の所見である．LEOG：left electro-oculogram, REOG：right electro-oculogram.

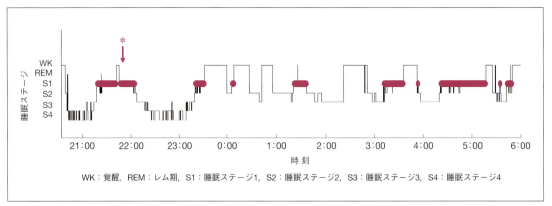

図7-2 睡眠ステージ分類
入眠後,睡眠サイクルが始まり,レム期に入るとビデオモニタでは,大声を出して布団を蹴りあげるなどの行動が記録された(＊).2回目以降のレム期でも頻繁に四肢を動かし,声をあげ,ベッド柵に繰り返し手をぶつける様子が観察された.夜間頻繁に覚醒していることについてはレム睡眠行動障害およびパーキンソン病にともなう睡眠の分断化が影響していると考えた.

④睡眠ステージ記録から,レム期に中途覚醒することが数回みられ,レム睡眠行動障害による途中覚醒またはパーキンソン病にともなう睡眠の分断化が最も影響していると考えた.無呼吸後の覚醒は頻繁にみられることはなかった(図7-2).

⑤無呼吸低呼吸指数 apnea hypoxia index(AHI)27回/時間の睡眠時無呼吸症候群(おもに閉塞性無呼吸)も認めた.

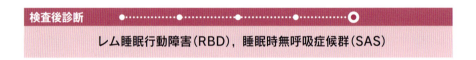

検査後診断：レム睡眠行動障害(RBD),睡眠時無呼吸症候群(SAS)

入院後経過

幻視に対してはドパミンアゴニストの漸減中止,その後クエチアピン 12.5 mg を追加したところ,幻視は消失した.起立性低血圧に対してはフルドロコルチゾンを追加し,弾性ストッキングの着用と起き上がる際に時間をかけるなどの指導を行ったところ,血圧低下の落差と失神の症状は改善した.また,24時間血圧測定にて夜間や臥位性の高血圧はみられなかった.レム睡眠行動障害に対してはクロナゼパムを開始したところ,大声を出すなどの大きな行動は軽減した.また,睡眠時無呼吸症候群に対しては経鼻的持続陽圧呼吸(nasal CPAP)を導入したところ,熟眠感が得られるようになった.退院後はかかりつけ医に再び通院する方針とした.

総合解説

レム睡眠行動障害をともなったパーキンソン病の症例である.レム睡眠行動障害は,本来であれば筋収縮などの活動が抑制されているはずのレム期に,夢の内容を行動化したような異常行動がみられるものである.一般人口では50歳以上の男性に多く,有病率は 0.5% とされるが,パーキンソン病での合併率は15〜60%と報告されている[3].また,パー

キンソン病以外のシヌクレイノパチーとも関連性が高く、多系統萎縮症 multiple system atrophy（MSA）では、ほぼ全例でレム睡眠行動障害が認められ、レヴィ小体型認知症 dementia with Lewy bodies（DLB）でも高率に認められる。さらに、特発性レム睡眠行動障害患者の経過を追うと、82％の患者において何らかのシヌクレイノパチーに至り、その内訳はパーキンソン病で44.4％、レヴィ小体型認知症で38.8％、多系統萎縮症で2.7％であったと報告されている[4]。

1. レム睡眠行動障害（RBD）の診断と鑑別

レム睡眠行動障害の診断には睡眠障害国際分類 International Classification of Sleep Disorders（ICSD）の診断基準があり、典型的な病歴を満たす症例においては診断可能であるが、PSG 検査所見を加味した診断基準も使用される[3]。レム睡眠行動障害と鑑別が必要になるのは、閉塞性睡眠時無呼吸症候群（OSAS）や夜間のてんかん発作、夜間せん妄、ノンレム期に出現する睡眠随伴症（睡眠遊行症、錯乱性覚醒、睡眠時驚愕症）、睡眠関連幻覚があり、鑑別診断には PSG 検査が有用である[5]。

レム睡眠行動障害の PSG 検査所見では、レム期において頤筋筋電図で過度な筋活動の亢進や下肢の表面筋電図でも相動的な筋活動を認めることが重要な所見となる（REM sleep without atonia）。また、レム期に発声や、手足のすばやい動きがみられることが必要な所見となる。レム睡眠行動障害で観察される動きはしばしば普段の日中の動きよりも錐体外路症状が軽いことがある。

レム睡眠行動障害の特徴的な行動として、患者は怖い夢を見ていることが多く、大声で叫んだり、追いはらったり、戦う動きなど複雑な行動を認めることがある。レム睡眠行動障害によって途中覚醒し、夢内容を鮮明に記憶していたりすることも多い。また、覚醒直後に意識状態の混迷をともなっていないことも、てんかん発作や睡眠遊行症などと鑑別する重要な所見である。

レム睡眠行動障害の質問票として Stiasny-Kolster らが作成した自己記入式のスクリーニング質問票 REM behavior disorder screening questionnaire（RBDSQ）があり、日本語版として Miyamoto らが作成した RBDSQ-J も高い感度（88.5％）と特異度（96.9％）を示している[1]。

2. パーキンソン病（PD）とレム睡眠行動障害（RBD）

レム睡眠行動障害が起こる病理学的、解剖学的な機序としては、橋から延髄にかけての背外側下神経核や前青斑核野、巨大細胞網様体などの神経核の変性が影響しているとされる。それらの神経核は球、脊髄の運動神経に投射しており、本来であればレム期には活動が抑制され、筋緊張が低下するが、レム睡眠行動障害では活動が抑制されないため、筋収縮がみられる。パーキンソン病において、これらの神経核に変性がみられるのは、Braak 分類に基づくとステージⅡ～Ⅲとされており、黒質の変性にて明らかにパーキンソニズムが出現するステージⅣよりも早期に変性が起こることが、運動症状に先行してレム睡眠行動障害が出現する要因ではないかとの説もある[6]。また、レム睡眠行動障害をともなうパーキンソン病患者は認知機能が低下しやすいと報告されている[7,8]。

3. レム睡眠行動障害(RBD)の治療

レム睡眠行動障害の対策として，危険を回避するためにベッド周りの環境を安全にしておく必要がある．薬剤調整としてはクロナゼパムがまずは推奨される．クロナゼパム（0.5～1.5 mgを眠前）の服用によって危険な行動が50～90％の患者で消失するが，閉塞性の睡眠時無呼吸，認知機能低下，日中の過眠がある患者には注意が必要である．パーキンソン病，レヴィ小体型認知症にともなうレム睡眠行動障害に対しては，L-ドパ，プラミペキソール，ドネペジル，リバスチグミンなどの効果も検討されているが，現在のところ評価は一定しない[9]．

（朴　貴瑛　　澤田秀幸）

◆文献

1) Miyamoto T, et al.: Sleep Med, 10: 1151-1154, 2009.
2) 立花直子: 不眠，過度の眠気．わかりやすい内科学 第2版（井村裕夫 ほか 編），p.1096, 文光堂, 2002.
3) Gagnon JF, et al.: Lancet Neurol, 5: 424-432, 2006.
4) Iranzo A, et al.: Lancet Neurol, 12: 443-453, 2013.
5) 日本睡眠学会 編，臨床睡眠検査マニュアル 改訂版．p.97-99, ライフ・サイエンス, 2015.
6) Boeve BF: Lancet Neurol, 12: 469-482, 2013.
7) Vendette M, et al.: Neurology, 69: 1843-1849, 2007.
8) Postuma RB, et al.: Mov Disord, 27: 720-726, 2012.
9) 日本神経学会 監修，パーキンソン病治療ガイドライン作成委員会 編: パーキンソン病治療ガイドライン2011, 医学書院, 2011.
10) Sixel-Döring F, et al.: J Clin Sleep Med, 7: 75-80, 2011.

解説

- a. 正　レム睡眠行動障害において患者はレム期に夢の内容に合致した行動をとっており，覚醒後も夢内容を覚えていることが多い．
- b. 誤　レム睡眠時であり，誰かを手招きする身振りやなど複雑な動きをすることはあるが，睡眠時遊行症と異なり，家の外まで歩行して出ていくことは通常ない．
- c. 正　パーキンソン病の運動症状よりも5～15年ほど先行することがある．
- d. 誤　診断方法によってばらつきはあるが，パーキンソン病患者のうち，15～60％ほどに認められる．
- e. 誤　レヴィ小体型認知症や多系統萎縮症，頻度は少ないが，進行性核上性麻痺（PSP）などのタウオパチーでも出現することがある．

- a. 誤　レム睡眠行動障害は連日同程度の症状が出るとは限らないため，PSG検査をした日に典型的な所見がそろわないこともある[10]．
- b. 誤　てんかんの合併がなくレム睡眠行動障害のみであれば，てんかん性放電はとくに認められない．
- c. 正　レム睡眠行動障害ではレム期に一致して頤筋や両下肢の筋活動を認めるREM sleep without atonia をともなうことが重要な所見となる．
- d. 正　患者自身がすべてのエピソードを自覚していることは少ないので，ベッドパートナーにレム睡眠行動障害に典型的な症状があるかどうか問診をすることが重要である．

  e. 誤 入眠直後にレム期が出現する(sleep onset REM)のはナルコレプシーの特徴であり，レム睡眠行動障害では入眠直後にレム期が出現することが特徴的とはされていない．

  a. 誤 ゾニサミドは抗パーキンソン病薬のひとつであるが，レム睡眠行動障害への有効性はとくに示されていない．
  b. 正 レム睡眠行動障害にはクロナゼパムが有用とされる．
  c. 誤 クエチアピンはパーキンソン病においては幻視に対して使用されることが多い．
  d. 誤 L-ドパはレム睡眠行動障害に対してとくに有用であるという報告はない．
  e. 誤 てんかん発作とは異なり，カルバマゼピンは通常使用しない．

IV パーキンソン病・パーキンソニズムの非運動症状・合併症の治療とケア

8. 病的買い物衝動には，どのように対応するか？

case
51歳女性，右利き．主訴：自宅に戻らない，洋服を大量に買い込む．
衝動制御障害を呈した1症例．

現病歴

43歳時，スポーツが趣味であったが，この頃より，右足のつま先に勝手に力が入って，走る際に違和感を覚えるようになった．

45歳時，歯みがきやシャンプーの際，右上肢の反復動作がやりにくく，箸づかいもぎこちなくなった．

46歳時に当科を初診した．診察上，右優位の筋強剛，右足趾屈曲位を示す dystonic foot, finger tapping の右優位の減衰，わずかな右跛行を認めた．そのほか有意な神経学的異常所見はなく，Hoehn & Yahr 重症度分類 ステージⅠ(HY1)でパーキンソン病(PD)が疑われた．頭部 MRI, ^{123}I-IMP 脳血流シンチグラフィーは正常所見で，^{123}I-MIBG 心筋シンチグラフィーにおける H/M 比(心縦隔比)は正常であったが，ドパミンアゴニスト(ロピニロール 8 mg/日)の服用により，右側固縮，右跛行，右足趾屈曲のいずれにも明らかな改善が確認され，パーキンソン病と診断された．その後，ドパミンアゴニスト貼付剤の治験に参加した．治験終了後は，ロチゴチン貼付剤 27 mg 単剤で良好な経過であった．

47歳時，筋強剛は両側におよび，右跛行が悪化したため，L-ドパの併用を開始した(ロチゴチン貼付剤 27 mg, L-ドパ・カルビドパ配合剤 250 mg)．その後，貼付部位反応(発赤，色素沈着)のため，ロチゴチンを中止し，ロピニロール 15 mg に切り替えた．しかし，効果が十分でなく，プラミペキソールの併用を開始した．以降も運動症状の程度に応じて，ドパミン補充療法の調整を継続した．Hoehn & Yahr 重症度分類はステージⅡ(HY2)で維持され，運動合併症の出現もなかった．家事や外出など日常生活には支障なく過ごした．

51歳時2月，自覚はないが，受診時に軽度のジスキネジア dyskinesia が観察された．この頃より「イベント会社のアルバイトを始めて忙しくなった」とのことで，長期の処方を希望して受診が不規則になった．受診時は，やや多弁であったものの会話内容に不整合な点はなかった．51歳時10月，定期受診日であったが，患者自身は受診せずに夫のみが来院した．「春ごろよりまったく片づけをしなくなった．深夜までパソコンの前で過ごし，あまり眠らなくなった．最近，洋服を次々に買い込んで，2部屋が足の踏み場もないほどになった．そのため預金残高が不足し，カードが使えなくなった．アルバイトが忙しいと言って，仕事場や友人宅に泊まりこんで数日自宅に帰らないことがある．会話があちこちに飛び，様子がおかしい」との訴えが夫からあった．衝動制御障害 impulse control disorder

(ICD)の可能性を説明し，早急に再受診をするよう促した．翌週，夫に付き添われて再受診した．

既往歴：精神科的疾患を含め，特記すべき既往症はない．
家族歴：類症なし，両親に血族結婚なし．
生活歴：大学卒．30歳代まで実業団スポーツ選手，結婚後は引退して主婦．

診察所見

一般身体所見：身長164.0 cm，体重55.1 kg，BMI 20.5．特記すべき異常なし．
神経学的所見：意識清明，見当識は良好で，幻覚，妄想やせん妄は認めなかった．礼節は保たれていたが，会話の様子は快活かつ多弁で，興奮気味であった．服装はいつもより派手で子供っぽく，これまで見たことのない赤い口紅やつけまつ毛など化粧に変化が観察された．

患者との面談では「仕事が面白くてのめりこんでいる．いろいろやり出したら止まらなくて，眠気もあまり感じないので睡眠時間は減っている．帰りは深夜になるため，自宅に帰るのが面倒になって仕事場や近くの友人宅に泊まることもある．友人には，少しハイになっていると指摘されるが，気分は良好で，自分ではとくに異常とは思わない．洋服を買うとすっきりするので，つい買いためてしまった．薬はおおかた指示のとおりに飲んでいるが，起きている時間が長いため，これまで飲み残していた薬を足して飲んだ」と話した．

パーキンソニズムに変化はなく，UPDRS (unified Parkinson's disease rating scale) partⅢのスコアは8点，Hoehn & Yahr 重症度分類はステージⅡ (HY2) であった．ウェアリング・オフ wearing-off はなく，歩行時上肢に軽度のジスキネジアが出現した．そのほか，新たな神経学的異常は認めなかった．MMSE (mini-mental state examination) は30/30点であった．

服用薬（変更前）

ロピニロール 10 mg/日，プラミペキソール 1.5 mg/日，L-ドパ・カルビドパ配合剤 450 mg/日，エンタカポン 300 mg/日，セレギリン 7.5 mg/日，アマンタジン 150 mg/日．

エキスパートはここを診る

42歳と比較的若年で発症したパーキンソン病患者で，ドパミンアゴニストにより治療導入し，発症後4年間はドパミンアゴニストのみでコントロールが可能であった．運動症状は良好な経過をたどり，日常動作に支障はなかったが，パーキンソン病発症後8年経過し，突然，受診が不規則になり，夫より異常行動の情報が寄せられた．受診時には軽躁状態が観察され，患者と面談したところ，コンピュータの過剰使用，強迫的買い物，アルバイトに対する度を超した耽溺が判明した．これらの異常行動より，衝動制御障害の合併があると診断した．

診断

パーキンソン病，衝動制御障害，薬剤誘発性軽躁状態の疑い

患者および家族への説明

衝動制御障害が顕在化していることと衝動制御障害の病態について説明し，このまま放置すると，家庭生活や社会生活上リスクがあることを話した．治療として，まずドパミンアゴニストの減量を行う必要があることを説明した．患者本人は運動症状の悪化を懸念したが，時間をかけて説得し，同意を得た．さらに家族による服薬の確認を指導した．

Q1 パーキンソン病患者の異常行動のうち，とくに男性患者にみられやすいものを2つ選べ．

a. 病的賭博
b. 過食性障害（BED）
c. 性行動の亢進
d. 病的買い物
e. 抜毛癖

(A1:a,c)

Q2 パーキンソン病に衝動制御障害を合併しやすい背景因子として，最もふさわしいものを2つ選べ．

a. 高齢
b. ドパミンアゴニストの使用
c. 認知症
d. ドパミン調節障害（DDS）
e. ウェアリング・オフ症状

(A2:b,d)

その後の経過

徐々にロピニロールを減量し，3週間後に中止した．4週間後，いまだ服装や化粧は派手であったが，多弁や興奮症状はなくなった．運動症状の悪化はなく経過し，3カ月後，軽躁状態は消失，服装や化粧は以前の状態に戻った．夫から「アルバイトは続けているが妥当な時間に帰宅し，睡眠時間は短いものの，むやみに買い物することはなくなった」と報告があった．

服用薬（変更後）

プラミペキソール 1.5 mg/日，L-ドパ・カルビドパ配合剤 450 mg/日，エンタカポン 300 mg/日，セレギリン 7.5 mg/日，アマンタジン 150 mg/日．

以降，現在まで約3年間観察しているが，定期的に通院し，服薬の不遵守や異常行動の再発は認めない．

 総合解説

1. 衝動制御障害（ICD）とは

衝動制御障害 impulse-control disorder（ICD）は，「明らかな合理的動機のない，そしてたいていの場合，患者自身および他の人々の利益を損なう反復的行為によって特徴づけられる」行動の障害であり，その行動は，「コントロールできないその行為への衝動」に裏づけられている〔「国際疾病分類 第10改訂版（ICD-10）」F63項 習慣および衝動の障害〕．行為の前駆期には緊張が高まり，行為中には解放感，安堵感や満足感をともなうため，衝動制御障害は「behavioral addiction」ともいわれる[1]．F63項には具体的な障害として，病的賭博，病的放火（放火癖），病的窃盗（窃盗癖），抜毛症（抜毛癖），間欠性爆発性（行動）障害があげられているが，すでに述べた特徴を満たし持続的に繰り返されるその他の異常行動，たとえば，過剰な購買衝動にもとづく病的買い物（pathological shopping）なども含まれる．一方，強迫性障害 obsessive-compulsive disorder（OCD）も反復する異常行動であるが，その動機は不安や恐怖に由来し，行為自体患者にとって苦悩である点において，衝動制御障害とは異なる．

米国の大学生791人（平均年齢20歳，女性68％）に対して自己評価式ミネソタ衝動障害面接を行ったところ，過去の事象も含めて衝動制御障害に相当したのは82人（10.4％）と報告されている．その内訳は，抜毛癖が3.9％と最も多く，強迫的性行動3.7％，病的買い物1.9％，放火癖1.0％，病的賭博0.6％と続く[2]．衝動制御障害は決してまれな現象でないことがうかがえるが，パーキンソン病においては，これらの症状が抗パーキンソン病薬で誘導されるケースもあることから，近年注目されている．

パーキンソン病患者3,090人（平均年齢64歳，女性35.9％）を対象に調査した報告では，13.6％の患者に何らかの衝動制御障害が合併していた[3]．その内容はすでに述べた若年成人健常者とは異なり，病的買い物が5.7％と最も多く，病的賭博5.0％，強迫的性行動3.5％であった．また，4.3％に過食性障害 binge eating disorder（BED）が指摘されている．さらに，衝動制御障害を呈した者のうち3割以上の患者に，複数の衝動制御障害要素がみられている．パーキンソン病に合併する行動異常は多彩であり，衝動制御障害のほかに，目的のない反復常同行動（punding），ホビーイズム（庭仕事，掃除，絵を描く，工作など），ドパミン作動薬の強迫的使用を呈するドパミン調節障害 dopamine-dysregulation syndrome（DDS）などがみられ，これらの行動異常も衝動制御障害に合併しがちである[4]．

臨床上，衝動制御障害を疑った際には，さまざまな行動異常を想定した積極的な問診と家族や介護者からの情報収集が必要であろう．

2. 衝動制御障害（ICD）のリスクとなる患者背景

衝動制御障害は，患者や家族の生活に影響を及ぼし，重篤な結果，すなわち離婚，経済的破たん，失職などが起こりうるため，できるだけ早期に発見し，対処すべきパーキンソン病の合併症である．そのためには，どのような患者に衝動制御障害の合併が起こりやす

表8-1 衝動制御障害が有意に関連する因子

因子	ハザード比(HR)	95%信頼区間 (95% CI)	P
ドパミンアゴニスト服用	2.7	2.1～3.6	＜0.001
年齢：≦65 vs. ＞65	2.5	2.0～3.2	＜0.001
賭博問題の家族歴	2.1	1.3～3.3	0.001
喫煙	1.7	1.1～2.7	0.02
米国在住 vs. カナダ在住	1.6	1.3～2.1	＜0.001
L-ドパ使用	1.5	1.1～2.1	0.01
非婚姻 vs. 婚姻	1.5	1.2～1.9	0.002

パーキンソン病患者3,090人を対象とする．
出典：Weintraub D, et al.: Arch Neurol, 67: 589-595, 2010.

いか知っておきたい．

すでに述べた多数例のパーキンソン病患者を対象とした横断研究において，衝動制御障害合併群と非合併群とのあいだで多くの背景因子が検討された．多変量解析の結果，衝動制御障害はドパミンアゴニストの使用(HR 2.7, 95% CI 2.1～3.6, P＜0.001)，年齢65歳以下(HR 2.5, 95% CI 2.0～3.2, P＜0.001)，親族に賭博問題歴あり(HR 2.1, 95% CI 1.3～3.3, P＝0.001)，ほかに，喫煙，非婚姻，L-ドパの使用量と有意に関連していると報告された[3]（表8-1）．起こりやすい衝動制御障害のタイプは社会的背景や生活歴が強く関係するが，性差があることも知られている．男性では女性に比べ，病的賭博や性行動亢進の頻度が高く，病的買い物や過食性障害は起こりにくい[3]．さらには，患者自身の遺伝的形質も影響し，新奇探索傾向が強いほど衝動制御障害発現のリスクが高い[5]．

3. ドパミンアゴニストと衝動制御障害（ICD）

パーキンソン病患者の衝動制御障害に関連した薬剤について検討したこれまでの報告では，いずれも非麦角系ドパミンアゴニストの使用とのあいだに強い関連性が示されている[3,6～8]．特定のドパミンアゴニストについては，種類によらずリスクがあるという報告[3]と，ドパミンD_3受容体に親和性の高い薬剤にリスクが高いとする報告[9]があり，定まらない．用量が多いほどリスクは高まる可能性があるが，比較的少量で衝動制御障害を呈する患者もみられる．衝動制御障害の発現は，ドパミンアゴニストの用量と前項にあげたその他の背景因子との兼ね合いで決定されるものと考えられる．

4. 衝動制御障害（ICD）の病態生理

腹側被蓋野（VTA）は黒質や赤核に囲まれた領域であるが，ここにはドパミン作動性ニューロンが多く存在する．VTAからのドパミン投射経路は，側坐核，海馬，扁桃体といった辺縁系に至るもの（中脳辺縁系路）と，前頭前野へ至るもの（中脳皮質路）とがある．これらの経路は報酬系に深くかかわっており，快情動を動かす経路とされる．報酬系は，生理的には学習に欠かせないシステムであるが，薬物依存の患者では，コカインのビデオを見ただけで活性化されることが知られており，嗜癖形成プロセスにも関与する[10]．「behavioral addiction」ともいわれる衝動制御障害においては，物質依存症と同様に，報酬系を担うこ

れらの神経回路の異常が推測されている[1, 11]．

　衝動制御障害はL-ドパ誘導性ジスキネジア levodopa-induced dyskinesia（LID）と同じく，慢性的なドパミン作動によって引き起こされる．LIDは錐体外路系を担う運動系-線条体における過剰なドパミン刺激を引き金に，錐体外路機能に修飾が起こって発現する．同じように，衝動制御障害では，ドパミンの慢性的過剰刺激が辺縁系/腹側線条体に作動して出現すると考えられる．その結果，辺縁系基底核および前頭前野など，抑制と報酬にかかわる皮質機能が障害され，異常な行動を繰り返す．LIDがおもにL-ドパで引き起こされるのに対して，衝動制御障害ではおもにドパミンアゴニストが誘因になるが，その理由の一部は，両薬剤が作動する受容体選択性の違いによるものであろう．ドパミンアゴニストは辺縁系/腹側線条体に存在するD_3受容体にも作用するD_2/D_3様受容体の作動薬である．さらに，LIDと衝動制御障害の違いは，線条体に機能テリトリーがあることが一因となっているかもしれない．すなわち，運動系-線条体領域に投射するドパミン神経と，辺縁系-腹側線条体に投射するドパミン神経，そのいずれがより強く脱落しているかによって病態が異なる可能性がある[12]．

5. 衝動制御障害（ICD）のコントロール

　衝動制御障害の最良の治療は予防である．ドパミンアゴニストの服用に先立ち，患者と，できれば配偶者や家族に説明しておき，衝動制御障害の徴候を見逃さないことが必須である．具体的には，家族に対して，説明のつかない外出や外泊，無断欠勤，短気で怒りっぽい，衝動制御障害行動の証拠を隠そうとして家族に嘘をつく，といった様子に気づいたらかならず主治医に報告するよう伝えておく[13]．とくに，すでに述べたリスク因子をもつ患者にドパミンアゴニストを使用する際には，受診時に積極的に問診する必要がある．

　衝動制御障害の出現時の治療として最も期待できるのは，ドパミンアゴニストの減量もしくは中止である[13]．軽度の衝動制御障害であれば，それだけで異常行動が消失することもありうる．L-ドパはドパミンアゴニストに比して衝動制御障害を惹起するリスクは低い．そのため，ドパミンアゴニストの中止で悪化した運動症状はL-ドパで補うことが多く，その場合，フォローアップにおいても衝動制御障害の再発はなかったとする報告がある[14]．ただし，急激なドパミンアゴニストの中止は，ドパミンアゴニスト離脱症候群 dopamine agonist withdrawal syndrome（DAWS．第Ⅲ部第8章，p.135参照）を招く可能性があるため，漸減することが望ましい[15]．一方，短時間作用型のドパミンアゴニストから，長時間作用型薬剤や貼付剤への変更，もしくは，よりD_3受容体への刺激作用の少ない薬剤への切り替えで改善する可能性が示唆されているが，現在のところ症例報告レベルにとどまる[16]．

　パーキンソン病に合併した衝動制御障害の長期予後についてのエビデンスは乏しい．患者を説得してドパミンアゴニストを漸減・中止することに成功しても，残念ながら，異常行動が収まらない，もしくは再発する場合もある．

　パーキンソン病合併衝動制御障害に対する積極的な介入治療について，最近のレビューによると，いわゆるエビデンスレベルのクラスⅠ，Ⅱに相当する報告が各1報，クラスⅣに相当する報告が5報ある[17]．クラスⅠ研究は，病的賭博を合併したパーキンソン病患者17例をアマンタジン200 mg/日服用群もしくはプラセボ群に割り付けた二重盲検クロス

オーバー試験で，4週間の観察期間後，評価した結果，アマンタジンは有意に病的賭博行動を抑制した[18]．一方で，アマンタジンは衝動制御障害発現と有意に関連する薬剤であるとの報告[19]もあり，さらなる評価が待たれる．

　本症例は，夫の報告をきっかけに，病的買い物と「ホビーイズム」を思わせるアルバイトへの耽溺といった異常行動が判明し，ドパミンアゴニストの減量のみで改善した．リスク因子としては，比較的若年発症であること，ドパミンアゴニストを使用していたことが当てはまるが，元来活発な性格で，新奇探索傾向をもつ可能性もあった．また本症例では，衝動制御障害行動とほぼ同時期に軽躁状態が出現し，ドパミンアゴニスト減量後に消失した．ドパミンアゴニストを含むドパミン補充療法は，ときに軽躁状態をきたすことが知られており，やはり若年発症者にリスクが高いとされる[20]．両者には共通した機序があることを示唆する症例である．

（大江田知子　　澤田秀幸）

文献

1) Holden C: Science, 294: 980-982, 2001.
2) Odlaug BL and Grant JE: Prim Care Companion J Clin Psychiatry, 12, 2010.
3) Weintraub D, et al.: Arch Neurol, 67: 589-595, 2010.
4) Voon V, et al.: Lancet Neurol, 8: 1140-1149, 2009.
5) Voon V, et al.: Arch Neurol, 64: 212-216, 2007.
6) Weintraub D, et al.: Arch Neurol, 63: 969-973, 2006.
7) Valença GT, et al.: Parkinsonism Relat Disord, 19: 698-700, 2013.
8) Garcia-Ruiz PJ, et al.: J Neurol Neurosurg Psychiatry, 85: 840-844, 2014.
9) Seeman P: Synapse, 69: 183-189, 2015.
10) Childress AR, et al.: Am J Psychiatry, 156: 11-18, 1999.
11) Weintraub D, et al.: Mov Disord, 30: 121-127, 2015.
12) Jiménez-Urbieta H, et al.: Neurosci Biobehav Rev, 56: 294-314, 2015.
13) Mestre TA, et al.: Ther Adv Neurol Disord, 6: 175-188, 2013.
14) Mamikonyan E, et al.: Mov Disord, 23: 75-80, 2008.
15) Rabinak CA and Nirenberg MJ: Arch Neurol, 67: 58-63, 2010.
16) Gallagher DA, et al.: Mov Disord, 22: 1757-1763, 2007.
17) Tanwani P, et al.: Psychiatry Res, 225: 402-406, 2015.
18) Thomas A, et al.: Ann Neurol, 68: 400-404, 2010.
19) Weintraub D, et al.: Ann Neurol, 68: 963-968, 2010.
20) Maier F, et al.: Parkinsonism Relat Disord, 20: 421-427, 2014.

解説

a. 正　男性患者に多く，パチンコや競馬などに生活が破綻するほど多額の金銭を費やすことがある．

b. 誤　過食性障害はかならずしも男性患者では多くはない．

c. 正　性行動の亢進は身近な家族などに積極的に質問しなければわからないことも多いため，注意を要する．男性患者により多い．

d. 誤　女性患者により多くみられる．インターネットの普及により，終日パソコンの前に座り，不必要な商品を注文し続けることもある．

e. 誤　抜毛癖はかならずしも男性患者では多くはない．

- a. **誤** 衝動制御障害は，年齢に有意な関連があることが報告されており，高齢患者よりも若年患者，若年発症患者に合併しやすい．
- b. **正** パーキンソン病における衝動制御障害は，ドパミンアゴニストの使用と強い関連がある．
- c. **誤** 認知症は衝動制御障害との関連はそれほど強くない．
- d. **正** ドパミンアゴニストに対する渇望により，高度のジスキネジアを呈しながらも過剰に服用してしまう．その結果，ドパミンアゴニストが過剰となり，衝動制御障害を生じやすくなる．時に衝動制御障害とともにみられるパーキンソン病特有の行動異常である．
- e. **誤** ウェアリング・オフ症状は衝動制御障害との関連はそれほど強くない．

日本語索引

あ

アカシジア ……………………………… 192, 193
悪性症候群 ……………………………………… 130
アデノシン A2A 受容体 ……………………… 95, 161
　──拮抗作用 …………………………………… 162
　──拮抗薬 ………………………………… 95, 161
アパシー ……………………………………… 97, 98
アポモルヒネ ……………………………… 111, 114, 115
アマンタジン ……………… 19, 65, 68, 112, 117, 120, 124, 126,
　　　　　　　　　　　　150, 203, 204, 217, 237, 238
アルツハイマー病 (AD) ……………… 39, 41, 43〜45, 108
　──病理 …………………………………… 42, 44, 45
安静時振戦 ………………… 69, 75, 93, 133, 160, 195
アンヘドニア ……………………………………… 98

い

萎縮 ……………………………………………… 219
イストラデフィリン ……… 93, 95, 107, 108, 115, 159, 161
痛み ………………………………………… 190, 192
一次視覚野 …………………………………… 192
一次性疼痛 ……………………………… 191〜193
易転倒 …………………………………………… 47
　──性 ………………………………………… 48, 66
遺伝性パーキンソン病 ……………………… 114
　──の遺伝子検査 …………………………… 114
糸屑状構造物 ………………………………… 43

う〜お

ウェアリング・オフ …… 25, 27, 72, 90, 92, 94, 105, 107,
　　　　　111, 116, 119, 120, 123, 130, 150〜152, 156,
　　　　　159, 163, 172, 179, 184, 190, 198, 224, 233
ウェルニッケ・マン肢位 ……………………… 66
うつ ……………………………………………… 196
　──症状 ……………………………………… 195
　──病 ………………………………………… 195
運動合併症 …………………………………… 169
運動緩慢 ……………………………… 33, 34, 36

鉛管様筋強剛/固縮 ……………………… 62, 65, 75

嚥下障害 …………………………… 27, 32, 51, 65
嚥下造影 (VF) 検査 ……………………………… 212
エンケファリン受容体 ………………………… 158
エンタカポン …………… 27, 93, 94, 107, 113, 115, 120,
　　　　　　　　　　122, 125, 126, 190, 200, 224
横紋筋融解 ……………………………………… 130
頤筋筋電図 ……………………………………… 229
オランザピン …………………………… 109, 203

か

開眼失行 ……………………… 51, 217〜219, 221
改訂 長谷川式簡易知能評価スケール (HDS-R) …… 13, 69
回内回外運動 …………………… 92, 93, 190, 195
買い物依存 …………………………………… 94, 196
核上性眼筋麻痺 ……………………… 48, 67, 222
過食 …………………………………… 173, 178, 196
　──性障害 (BED) ………………………………… 235
下腿浮腫 ………………………………………… 90, 100
カテコール-O-メチル基転移酵素 (COMT) 阻害薬 …… 115
寡動 ……………………………………………… 76, 145
カプグラ ……………………………………… 46, 208
　──症候群 ……………………………………… 46
　──症状 ……………………………………… 208
仮面様顔貌 …… 75, 120, 133, 145, 160, 206, 210, 211, 225
感覚障害 ………………………………………… 82
眼瞼痙攣 ………………………………………… 51
感情失禁 ………………………………………… 37
緩徐眼球運動 ……………………………… 34, 37
感染症 ……………………………………… 200, 202
観念運動失行 …………………………………… 66
丸薬まるめ様振戦 …………………… 75, 92, 143

き

気分安定 ……………………………………… 162
記銘力障害 ……………………………………… 66
キュー (合図) ………………………………… 112
嗅覚識別検査 ……………………………………… 32
嗅覚低下 …………………………………… 97, 145
嗅覚テスト ……………………………………… 26

吸気性喘鳴 ······················· 37, 215, 216
球症状 ·························· 34, 35, 37
強迫的性行動 ······························ 235
起立性低血圧 ············ 29, 39, 136, 211, 222, 225
筋強剛 ··· 33, 34, 36, 65, 82, 120, 190, 210, 217, 218, 220
筋固縮 ······················ 27, 69, 93, 145, 225

く〜こ

クエチアピン ············ 109, 198, 203, 205, 224, 228, 231
首下がり ··················· 33, 34, 37, 141, 146, 210
グリア細胞内封入体 ························· 51
繰り返し行動 ····························· 97
クリッペル・トレノネー・ウェーバー症候群 ····· 81, 84
グルコセレブロシダーゼ（GBA） ········ 69, 70, 72
クロザピン ······························ 203
クロナゼパム ················ 67, 226, 228, 230, 231

痙性麻痺 ································ 82
経頭蓋超音波検査 ·························· 26
経鼻的持続陽圧呼吸 ······················· 228
ゲルストマン症候群 ························ 63
幻覚 ··············· 90, 118, 198, 200, 202, 204, 205
幻視 ···················· 69, 105, 161, 198, 199, 205
幻聴 ·······························198, 200

抗コリン薬 ····················· 159, 160, 162, 202
後側弯症 ······························· 146
巧緻運動障害 ···············82, 93, 156, 160, 195
喉頭内視鏡検査 ·······················213, 215
喉頭軟化症 ······························ 215
絞扼痛 ································ 190
誤嚥 ·························· 51, 65, 198
　──性肺炎 ·························· 51, 65
　──による湿性咳嗽 ······················ 198
小刻み歩行 ················· 12, 40, 113, 138, 217
黒質-線条体系 ··························· 118
腰曲がり ····· 133〜136, 141, 144, 146, 147, 160〜162
固縮 ··································· 76
コリンエステラーゼ阻害薬 ··················· 203

さ 行

錯視 ································· 209

視覚性幻覚 ····························· 156
磁化率強調画像（SWI） ···················· 35, 36
四肢周囲径 ······························· 83
視床下核（STN） ························· 175
　──刺激療法（STN-DBS） ····· 163, 173, 178, 187, 193
　──手術 ··························120, 126

歯状核赤核淡蒼球ルイ体萎縮（DRPLA）············ 38
ジスキネジア···· 25, 27, 72, 90, 92, 94, 105, 106, 111, 119,
　　　　120, 124, 150, 152, 156, 169, 179, 182, 190, 232, 233
　──，日常生活に支障となる ············ 164, 179
ジストニア ······················· 65, 117, 175
　──関連痛 ························192, 193
姿勢 ·································· 161
　──異常 ······························ 162
　──反射障害 ·········· 27, 40, 47, 48, 50, 69,
　　　　　　　　　　　120, 133, 160, 211, 218, 220
　──保持障害 ················· 33, 34, 36, 138
持続陽圧呼吸 ··························· 215
　──療法 ······························ 216
疾患修飾療法 ·························· 7, 10
失語症 ································· 65
湿性咳嗽 ··························· 198, 200
　──，誤嚥による ······················ 198
シヌクレイノパチー ······················· 229
α-シヌクレイン ·················· 46, 82, 84, 202
　──病理 ····························· 145
シャルコー（Charcot）徴候 ················· 223
周期性四肢運動障害（PLMD） ··············· 227
十字サイン ····················· 27, 79, 83, 222
出産時外傷後脳症 ························· 80
純粋無動症 ······························ 51
上下肢周囲径 ···························· 82
衝動性眼球運動 ··························· 47
衝動制御障害（ICD） ······ 94, 98, 99, 101, 118, 125, 136,
　　　　　　　　156〜158, 165, 173, 178, 180, 232, 235
衝動的強迫行動 ··························· 99
小歩症 ································ 190
自律神経障害 ···························· 29
シロドシン ····························· 217
新奇探索傾向 ··························· 236
神経因性膀胱 ················· 51, 52, 66, 211, 213
神経原線維変化 ··························· 46
　── globose 型 ························ 49
　──，タウ陽性の ······················· 51
進行性核上性麻痺（PSP） ······ 36, 50〜52, 54, 67,
　　　　　　　　　　　　　　217〜221, 230
　──の疑い（possible PSP） ················ 48
　──の診断 ··························· 220
進行性非流暢性失語（PNFA） ················ 51
心縦隔比 → 心臓・縦隔取り込み比
振戦 ··························· 76, 145, 190
心臓・縦隔取り込み比（H/M比） ········ 25, 71, 88
心臓弁膜症 ··························· 90, 94
シンナリジン ···························· 20
人物誤認 ······························ 161

錐体外路徴候 ···························· 65

垂直性核上性眼球運動障害 ····················· 66, 220
垂直性核上性眼筋麻痺 ························· 48, 50
垂直性眼球運動障害 ······························· 36
垂直性眼筋麻痺 ···································· 50
睡眠時無呼吸 ···································· 212
　──症候群(SAS) ························ 226, 228
睡眠障害国際分類(ICSD) ·························· 229
睡眠ポリソムノグラフィー検査(PSG検査) ···· 212, 225
すくみ ·· 172
　──足 ················ 113, 145, 150, 160, 218
　　足をともなう純粋無動症(PAGF) ············ 51
　──現象 ······································ 217
スリット状高信号 ·································· 27
スルピリド ································ 19, 20, 24

静止時振戦 ······························ 27, 36, 206
性衝動亢進 ······································ 178
声帯外転麻痺 ······················· 35, 212 ～ 216
　──の治療 ···································· 215
　──の特徴 ···································· 215
性欲過剰 ······················· 94, 156 ～ 158, 196
切迫性尿失禁 ···························· 100, 120, 211
セネストパチー ·································· 202
セレギリン ········ 27, 111, 113, 115, 117, 152, 196, 197
前駆期パーキンソン病 ·························· 4, 7, 10
　──の研究用診断基準 ·························· 10
前屈姿勢 ·· 146
染色体22q11.2欠失症候群 ······················ 74, 76
前帯状皮質 ································ 192, 194
選択的セロトニン再取り込み阻害剤(SSRI) ·········· 99
選択的セロトニン・ノルアドレナリン
　　再取り込み阻害剤(SNRI) ······················ 98
前頭側頭型認知症(FTD) ··························· 66
前頭葉解放現象 ···································· 66
せん妄 ·· 199
前臨床期パーキンソン病 ·························· 4, 7

双極刺激 ·· 177
側坐核 ···································· 194, 196
ゾニサミド ·························· 105, 107, 115, 154, 158

● た　行

体性感覚誘発電位(SEP) ························ 82, 83
大脳基底核 ······································ 194
大脳皮質 ·· 65
大脳皮質基底核症候群(CBS) ······ 36, 51, 63 ～ 66, 222
　──の疑い ···································· 62
大脳皮質基底核変性症(CBD) ·············· 65, 80, 81, 83
　──様の片側大脳・上下肢萎縮をきたした
　　パーキンソン症候群(HPHA) ················ 81, 82

大脳皮質徴候 ······································ 65
多系統萎縮症(MSA) ·········· 31, 35, 36, 211, 214, 223
　──における死因 ···························· 214
　──の診断基準 ································ 30
　──の全経過 ································ 214
　──，パーキンソニズム優位の ··· 26, 27, 32, 34 ～ 36,
　　　　　　　　　　　　　　　　　　　210, 211
脱水 ·· 202
単極刺激 ·· 177
淡蒼球手術 ································ 120, 126
淡蒼球内節(GPi) ································ 181
淡蒼球内節脳深部刺激療法(GPi-DBS) ······ 179, 182,
　　　　　　　　　　　　　　　　　　　187, 193
　──刺激設定 ·································· 186

蓄尿障害 ·· 216
中型有棘神経細胞 ···························· 95, 162
中枢性疼痛 ······························· 191 ～ 193
中脳水道灰白質 ······························ 192, 194
中脳水道周囲灰白質 ······························ 194
中脳被蓋 ···························· 48, 50, 52, 219, 220
　──の萎縮 ···················· 48, 50, 52, 218 ～ 220
中脳皮質系 ······································ 118
中脳辺縁系 ······································ 118
重複記憶錯誤 ···································· 209

定位脳手術 ······································ 126
挺舌 ·· 190
定電流設定 ······································ 176

動作緩慢 ····························· 62, 133, 210, 217
動作時振戦 ·· 69
島皮質 ···································· 192, 194
頭部外傷 ·· 78
徒手筋力検査(MMT) ······························ 206
突進 ·· 172
　──歩行 ······································ 145
突発性睡眠 ···································· 90, 94
ドネペジル ············· 65, 67, 97, 100, 109, 192, 198,
　　　　　　　　　　　　　　200, 207, 208, 230
L-ドパ ··· 33, 36, 65, 67, 94, 117, 123, 133, 150, 230, 237
　── infusion test ···························· 165
　──血中濃度プロファイル ···················· 123
　──チャレンジテスト ·············· 12, 14, 16, 75
　──反応性 ···································· 165
　──の増量 ···································· 36
　──の長期服用 ································ 123
　──誘導性ジスキネジア(LID) ················ 237
L-ドパ・カルビドパ配合剤 ·········· 119, 205, 217, 224
ドパミン ·· 123
　──依存 ······································ 157

（ドパミンつづき）
　　——代替療法 ･･････････････････ 136
　　——チャレンジテスト ･･････････ 160, 161
　　——調節障害(DDS) ･･････ 98, 99, 101, 125, 136, 158, 196, 235
　　——の再取り込み機構 ････････････ 123
ドパミンアゴニスト ･･････ 33, 94, 95, 117, 202, 237
　　——離脱症候群(DAWS) ･･････ 98, 100, 101, 135, 136, 196, 237
ドパミンD_2受容体アゴニスト ･･･････････ 193
ドパミンD_3受容体 ･････････････････ 196, 236
ドパミントランスポーターシンチグラフィー ･･･ 18, 23, 35, 38, 44, 79～81, 94,
トリヘキシフェニジル ･･････････ 145, 150, 159, 160
ドロキシドパ ･････････････････････ 224

● な 行

匂い識別覚検査(OIST-J) ･･････････････ 171
二相性ジスキネジア ･･････ 112, 117, 124, 164, 172, 190
日内変動 ･･････････････････････ 114, 123
　　——，運動症状の ･･････････････ 114, 115, 123
日中過眠 ･･････････････････････････ 90
尿排出障害 ･････････････････････････ 216
認知機能障害 ･･･････････････････････ 167
認知症 ･･･････････････････････････ 199

脳炎後パーキンソニズム ･･･････････････ 80
脳幹型レヴィ小体 ･････････････････ 46, 209
脳血管性パーキンソニズム ･･･････････････ 54
脳深部刺激療法(DBS) ･･････ 25, 145, 161, 172, 179, 184
脳深部破壊術 ･･･････････････････････ 145
脳波 ･･･････････････････････････ 167

● は 行

バイシクルサイン ･･････････････････ 31, 32
肺線維症 ･････････････････････････ 94
パーキンソニズム ･････････････････ 22, 138
　　——を悪化させる薬物 ･･････････････ 22
パーキンソン症候群 ･･････････････ 17, 25, 140
パーキンソン病(PD) ･･････ 2～7, 10, 144, 205
　　——，若年性 ･････････････････････ 74
　　——症状日誌 ･･･････････････････ 123
　　——，前駆期 ･･･････････････････ 7, 10
　　——，前臨床期 ･･･････････････････ 4, 7
　　——治療ガイドライン2011 ･････････････ 93
　　——，認知症をともなう(PDD) ･････ 192, 208
　　——の再定義 ････････････････････ 2
　　——のサブタイプ ･･･････････････････ 3
　　——の新診断基準 ･･･････････････････ 5

　　——の診断基準 ････････････････ 10
　　——の絶対的な除外基準 ････････････ 7
　　——の全経過 ･･･････････････ 214
　　——の相対的な除外基準 ････････････ 7
　　——の発症の定義 ･･･････････････ 3, 4
　　——の非運動症状 ･･･････････････ 144
　　——の臨床的にほぼ確実例 ･････････ 6
　　——，臨床期 ･････････････････ 7
歯車様筋強剛 ･･･････････ 33, 92, 138, 156
歯車様筋固縮 ････････････････ 133, 190
麦角系ドパミンアゴニスト ･･････････ 94
パニック発作 ･･･････････････････ 137
バビンスキー徴候 ･･･････････････ 62, 143
パレイドリア ･････････････････････ 106
ハロペリドール ･･･････････････････ 201
反復常同行動 ･････････････････ 94, 196

ピークドーズ・ジスキネジア ･･････ 112, 121, 124, 150～152, 163, 172, 198, 224
ピサ症候群 ･･････････ 35, 37, 139, 141, 142
皮質型レヴィ小体 ･････････････ 46, 209
皮質性感覚障害 ･･････････････ 63, 64, 66
皮質性ミオクローヌス ･･････････････ 66
ヒドロコルチゾン ･･････････････････ 210
病的買い物 ･･････････････････ 178, 235
病的賭博 ･･･････････ 94, 158, 173, 178, 196, 235
非流暢性失語 ･････････････････ 62, 64
ビンスワンガー型白質脳症 ･･･････････ 59
頻尿 ･････････････････････････ 100

副甲状腺機能低下症 ･････････････ 74, 76
腹側線条体 ･･･････････････････ 196
服薬アドヒアランス ･･･････････････ 16
浮腫(高度の圧痕が残る) ･･･････････ 97
プラミペキソール ･･････ 33, 97, 98, 113, 133～135, 137, 150, 196, 197, 204, 224, 230
　　——徐放剤 ･･････････････ 111, 113, 146
フルドロコルチゾン ･･････････････ 39, 228
フルナリジン ･･･････････････････ 20
フレゴリ症状 ･･････････････････ 208
分割投与 ･･････････････････････ 150

ペルゴリド ･････････････････････ 119
片側萎縮 ･･･････････････････････ 81
便秘 ･･････････････････････････ 145

報酬系 ･･････････････････････ 236
歩行障害 ･･････････････････････ 82
ポストポリオ症候群 ･･･････････････ 80
ボツリヌス治療 ････････････････ 67, 219～221
ホビーイズム ･･････････････････ 235

● ま 行

マイヤーソン徴候 ·················· 13, 18, 195, 206
末梢性COMT阻害薬 ······························ 122

無快感症 ··· 98
無感情 ··· 51
無動 ··· 65

メトリジン ····································· 224

妄想 ························· 198, 200, 202, 204, 205
モサプリド ····································· 224
モノアミン酸化酵素B(MAO-B)阻害薬 ······· 115, 123

● や〜わ

夜間SpO$_2$モニタリング ···················· 213, 215
薬剤性パーキンソン症候群 ························ 18
薬物渇望 ······································· 137

指叩き ··· 195

抑肝散 ··· 203
4リピートタウオパチー ·························· 66

^{11}C-ラクロプライドPET ················· 79, 82, 83

リスペリドン ······························ 198, 200, 203
リバスチグミン ································· 230
臨床期パーキンソン病 ····························· 7

レヴィ関連神経突起 ······················· 40, 43, 44
レヴィ小体(LB) ························· 40, 43, 44
── 型認知症(DLB) ········· 3, 7, 38〜41, 43〜45,
70, 72, 83, 208
── 型認知症の病理学的分類 ···················· 45
── 病理 ································· 42, 45
レストレス・レッグス症候群(RLS) ··············· 194
レム睡眠関連行動異常症 → レム睡眠行動障害(RBD)
レム睡眠行動障害(RBD) ················ 40, 100, 117,
145, 225, 228, 230
── の診断と鑑別 ····························· 229
── の治療 ··································· 230

老人斑 ·· 46
ロチゴチン ································ 111, 232
── 貼付剤 ···························· 114, 116, 192
ロピニロール ················ 33, 93, 138, 190, 205, 232

外国語索引

A〜C

A型ボツリヌス毒素 ················· 223
A10細胞 ························· 192
AD (Alzheimer disease) ········· 39, 41, 44, 108
AGGF1 遺伝子 ······················ 84
anhedonia ·························· 98
apathy ·························· 97, 98
astrocytic plaque ·················· 66

Babinski sign ·················· 62, 143
BED (binge eating disorder) ········ 235
Braak ···························· 145
 ―― 仮説 ···················· 82, 145
 ―― 分類 ················ 43, 45, 229

camptocormia ············· 135, 144, 146
Capgras syndrome ·················· 46
CBD (corticobasal degeneration) ······ 65, 80, 81, 83
CBS (corticobasal syndrome) ······ 36, 51, 63, 222
central pain ················· 191〜193
Charcot sign ······················ 223
clinical criteria for possible CBD ········ 67
clinically established PD ············· 6
clinically probable PD ················ 6
clinical research criteria for probable CBD ······· 67
COMT阻害薬 ······················ 115
craving ·························· 158

D〜F

D_2 受容体アゴニスト ··············· 193
D_3 受容体 ···················· 196, 236
DAT-SPECT ······················ 80, 81
DAWS (dopamine agonist withdrawal syndrome) ········ 98, 100, 135, 136, 196, 237
DBS (deep brain stimulation) ······ 25, 145, 161, 179
DDS (dopamine dysregulation syndrome) ······ 98, 99, 125, 136, 158, 196, 235
delayed on ············ 114, 116, 117, 122, 123
 ―― 現象 ························ 16
DIP (drug induced Parkinson syndrome) ········· 18
diphasic dyskinesia ········ 112, 124, 164, 172, 190
DLB (dementia with Lewy bodies) ···· 3, 7, 38〜40, 43, 44, 70, 83, 208
 ――, probable
  (DLBのほぼ確実例) ············ 41, 43, 44
DRPLA (dentate-ruburo-pallido-luysian atrophy) ····· 38
dyskinesia ············ 25, 72, 90, 92, 105, 111, 119, 150, 156, 169, 179, 190, 232

emotional incontinence ·············· 37

FAB (frontal assessment battery) ······· 13, 41, 48, 63, 69, 80, 219
finger tapping ···················· 195
floppy epiglottis ·················· 215
FTD
 (前頭側頭型認知症) ················ 66

G〜K

GBA (グルコセレブロシダーゼ) ········ 69, 70, 72
Gerstmann syndrome ················ 63
GPi-DBS ··············· 179, 181, 182, 187, 193
 ―― 刺激設定 ···················· 181

HDS-R (改訂 長谷川式簡易知能評価スケール) ···· 13, 69
H/M比 (心臓・縦隔取り込み比) ········ 25, 71, 88
Hoehn & Yahr 重症度分類 ······ 40, 172, 173
hot cross bun sign ············· 27, 79, 223
HPHA (hemiparkinsonism-hemiatrophy)
 症候群 ························ 81〜83
humming bird sign ····· 48, 52, 79, 83, 84, 219, 220, 222

ICD (impulse control disorder) ···· 94, 98, 99, 118, 125, 136, 157, 159, 165, 167, 173, 174, 185, 232, 235
ICSD (International Classification of Sleep Disorders) ······················ 229
^{123}I-IMP脳血流シンチグラフィー
 (IMP-SPECT) ········ 48, 63, 70, 81, 165, 167, 173, 174, 185, 186, 195, 218〜220
impulsive and compulsive behavior ··········· 99

JESS (Japanese version of Epworth sleepiness scale) ······················ 226

Klippel-Trenaunay-Weber syndrome ·············· 81, 84
kyphoscoliosis ···················· 146

◎ L〜N

LB (Lewy body) ･･････････････････････････････ 44
lesioning effect ･･････････････････････････ 168, 177
LID (levodopa-induced dyskinesia) ･････････････ 237
limbic ･････････････････････････････････････ 175
LN (Lewy neuritis) ･････････････････････････････ 44
LUNSERS (Liverpool University Neuroleptic side effect rating scale) ･･･････････････････････ 18

MAO-B阻害薬 ･･････････････････････････ 115, 123
medium spiny neuron ････････････････････ 95, 162
MIBG (3-メタヨードベンジルグアニジン) ･･･････ 83
¹²³I-MIBG心筋シンチグラフィー ･････ 12, 14, 18, 23, 25, 29, 35, 38, 44, 63, 70, 79, 80, 92, 96, 133, 165, 173, 184, 190
MMSE (mini-mental state examination) ･･･ 13, 18, 41, 48, 63, 69, 80, 120, 138, 156, 219, 225, 233
morning off ････････････････････････････････ 129
motor fluctuation ･･･････････････････････ 114, 123
MSA (multiple system atrophy) ･･･ 35, 36, 211, 214, 223
——, probable ･････････････････････････････ 212
MSA-P (multiple system atrophy with predominant parkinsonism) ･･･････････････ 27, 210

nasal CPAP ････････････････････････････････ 228
neuropil thread ･･････････････････････････････ 43
NINDS-SPSP (National Institute of Neurological Disorders and the Society for Progressive Supranuclear Palsy) 診断基準 ･･････････ 48, 220
NMDA型グルタミン酸受容体遮断薬 ･････････ 126
no on ････････････････････････････ 114, 116, 117, 123
—— 現象 ･･････････････････････････････････ 16

◎ O〜Q

off症状 ････････････････････････････････････ 127
——, 早朝の ･･････････････････････････ 127, 129
on-off ･････････････････････････････････････ 123
OSIT-J (odor stick identification test for Japanese) ･････････････ 75, 88, 171, 180, 186

PAGF (pure akinesia with gait freezing) ･････････ 51
pareidolia ･･････････････････････････････････ 106
Parkin ･････････････････････････････････････ 82
pathological shopping ･････････････････････ 235
PD (Parkinson's disease) ･････････････ 4〜7, 70, 205
——, clinical ･･･････････････････････････････ 7
——, clinically established ･･･････････････････ 6
——, clinically probable ･･････････････････････ 6
——, preclinical ･･････････････････････････ 4, 7
——, prodromal ･･････････････････････････ 4, 7
PDD (Parkinson's disease with dementia) ････ 192, 208
peak-dose dyskinesia ･･･ 112, 121, 124, 150, 163, 198, 224
penguin silhouette sign ･････････････････････ 52, 220
pill-rolling tremor ･････････････････････ 75, 92, 143
Pisa syndrome ･･･････････････････････ 35, 139, 141
pitting edema ･･･････････････････････････････ 97
PLMD (periodic limb movement disorder) ････････ 227
PNFA (progressive non-fluent aphasia) ･････････ 51
primary pain ･････････････････････････････ 191〜193
PSG検査 ･････････････････････････ 212, 225, 226, 229
PSP (progressive supranuclear palsy) ･････ 36, 50〜52, 54, 218, 230
possible PSP ････････････････････････････････ 48
probable PSP ･･･････････････････････････････ 48
PSP-P (PSP-parkinsonism) ･････････････････････ 51
PSP-RS (PSP-Richardson's syndrome) ･･････････ 51
punding ･･････････････････････ 94, 97, 99, 101, 178, 196, 235

QUIP (Questionnaire for Impulsive-Compulsive Disorders in Parkinson's Disease) ･･････････ 167

◎ R〜T

RBD (REM sleep behavior disorder) ･･････ 40, 117, 145, 225, 228〜230
RBDSQ-J (Japanese version of the REM behavior disorder screening questionnaire) ･･･････ 226, 229
RECOVER 試験 ･････････････････････････････ 192
red flag sign ･････････････････････････････････ 31
repetitive behavior ･･････････････････････････ 97
Riolan筋 ･･･････････････････････････････ 220, 221
RWA (REM sleep without atonia) ･･･････ 227, 229, 230

SAS (sleep apnea syndrome) ････････････････ 226, 228
SBR (specific binding ratio) ･････････････････････ 80
Schellong起立試験 ･････････････････････････ 206
Schwab & England Activities of Daily Living scale ･･ 172
SEP (somatosensory evoked potential) ･･･････ 82, 83
short step ･･･････････････････････････････････ 12
SNRI ･･･････････････････････････････････････ 98
somatomotor ･･･････････････････････････････ 175
SSRI ･･･････････････････････････････････････ 99
STN-DBS ･･････････････････････････････････ 163
—— 刺激設定 ･･････････････････････････ 168, 175
—— とGpi-DBSとの比較 ･････････････････････ 188

tap test ････････････････････････････････････ 84
troublesome dyskinesia ･････････････････ 164, 179
tufted astrocyte ･･･････････････････････････ 50, 67
T-type Ca²⁺ channel blocker ･･････････････････ 158

U〜Z

UK PD ブレインバンクのパーキンソン病診断基準 … 29
UPDRS (unified Parkinson's disease rating scale)
　part Ⅲ …………… 12, 40, 75, 81, 114, 121, 146, 150, 160, 161, 172, 199, 225, 233
UPDRS part Ⅳ（治療合併症）……………………114

VF（videofluorography）……………………………212
WAB (western aphasia battery) ………………… 63
wearing-off …………… 25, 72, 90, 92, 105, 111, 119, 130, 150, 156, 163, 172, 179, 184, 190, 198, 224, 233

エキスパートに学ぶ
パーキンソン病・パーキンソニズムQ&A　©2017
定価（本体6,500円＋税）

2017年1月20日　1版1刷

監修者　髙橋　良輔
編者　　大江田　知子
　　　　金子　　鋭
　　　　斎木　英資
　　　　澤本　伸克
　　　　髙橋　牧郎
　　　　山門　穂高

発行者　株式会社　南山堂
　　　　代表者　鈴木　幹太

〒113-0034　東京都文京区湯島4丁目1-11
TEL 編集(03)5689-7850・営業(03)5689-7855
振替口座　00110-5-6338

ISBN 978-4-525-24191-9　　Printed in Japan

本書を無断で複写複製することは，著作者および出版社の権利の侵害となります．
JCOPY ＜(社)出版者著作権管理機構　委託出版物＞
本書の無断複写は著作権法上での例外を除き禁じられています．複写される場合は，そのつど事前に，(社)出版者著作権管理機構(電話 03-3513-6969, FAX 03-3513-6979, e-mail: info@jcopy.or.jp)の許諾を得てください．

スキャン，デジタルデータ化などの複製行為を無断で行うことは，著作権法上の限られた例外（私的使用のための複製など）を除き禁じられています．業務目的での複製行為は使用範囲が内部的であっても違法となり，また私的使用のためであっても代行業者等の第三者に依頼して複製行為を行うことは違法となります．